KALASHATRA GOVINDA

TANTRA MASSAGE

Die hohe Kunst der erotischen Berührung

IRISIANA

Inhalt

5 Berührung – Balsam für die Liebe

6 Mehr Mut zu Nähe und Zärtlichkeit

6 Die Blume der Liebe erblühen lassen
7 Liebe geht durch die Haut
8 Tantra-Massage für die Zweisamkeit
9 Spüren statt Denken: Wecken Sie Ihre Sinne

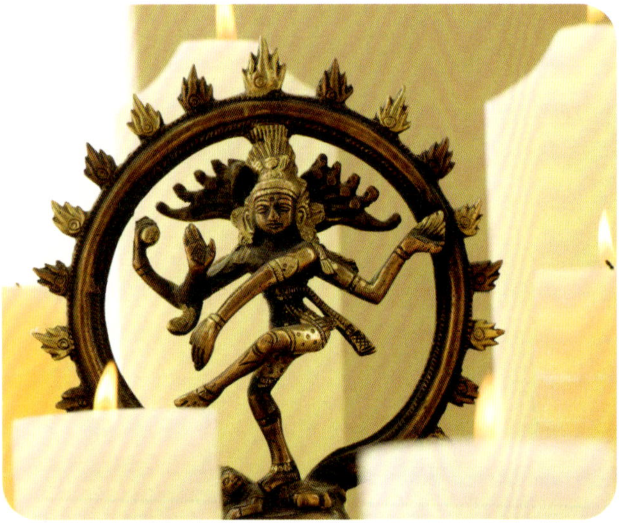

Das Tantra-Massageritual führt zu einem bewussten, meditativen Umgang mit der Lust.

10 Berührung als Meditation
10 So wirkt die Tantra-Massage

12 Was Sie über die Tantra-Massage wissen sollten

13 Massage – die Urform der Therapie
14 Das Besondere an der Tantra-Massage

18 Der spirituelle Hintergrund

18 Kurzer Blick auf die Geschichte
18 Shakti und Shiva
19 Kundalini, die Kraft der Schlange
20 Die sieben Chakras

25 Erste Schritte – die Vorbereitung

26 Raum für Geborgenheit schaffen

26 Ungestört sein
27 Wohlige Wärme
27 Die richtige Unterlage
28 Kissen, Farben, Blumen, Licht ...
29 Verführerische Düfte
31 Musik für die Seele

32 Die innere Einstimmung

33 Die Körperhaltung zu Hilfe nehmen
33 Massageöle für die Liebe
34 Basisöle für die Tantra-Massage
35 Ätherische Öle – der Duft der Sinnlichkeit
36 Sinnliche Massageöl-Rezepte
38 **Special: Ayurveda-Ölmischungen**

41 Die Tantra-Massage Schritt für Schritt

42 Tipps für die Praxis

42 Die wichtigsten Massagetechniken
45 Die Entdeckung der Langsamkeit

46 Das Ritual beginnt

46 Zum Auftakt ein Bad zu zweit
46 In den Palast der Liebe eintreten
48 Die heilende Energie der Hände wecken

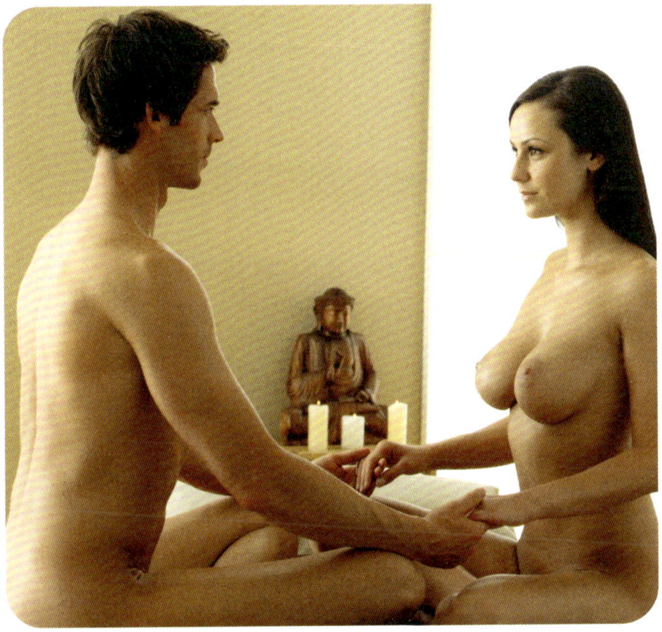

Gehen Sie mit Ihrem Partner auf eine spannende Entdeckungsreise zu mehr Liebe, Nähe und Erotik.

50 Die fünf Stufen der Tantra-Massage

50 1. Kontakt aufnehmen
52 2. Die sechs Schmetterlinge
54 3. Die Ölmassage
55 Füße
58 Beine
60 Gesäß
65 Rücken und Nacken
74 Hände, Arme und Schultern
79 Gesicht
85 Brust
89 Bauch und Hüften
91 4. Yoni- und Lingam-Massage
96 5. Die Chakras verbinden

101 Erotische Streicheleinheiten für zwischendurch

102 Minimassagen für mehr Lust und Leidenschaft

102 Federn, Samt und Seide
103 Chakra-Massage mit Edelsteinen
104 Die Haut-auf-Haut-Massage

108 Glossar / Literaturempfehlungen
109 Register
112 Impressum / Bildnachweis

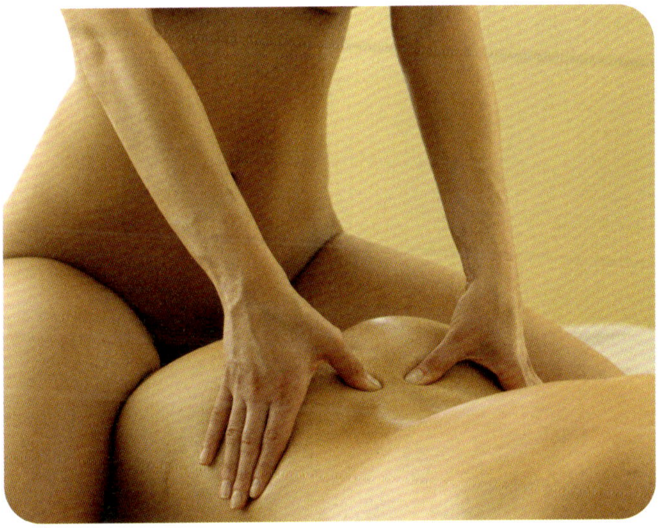

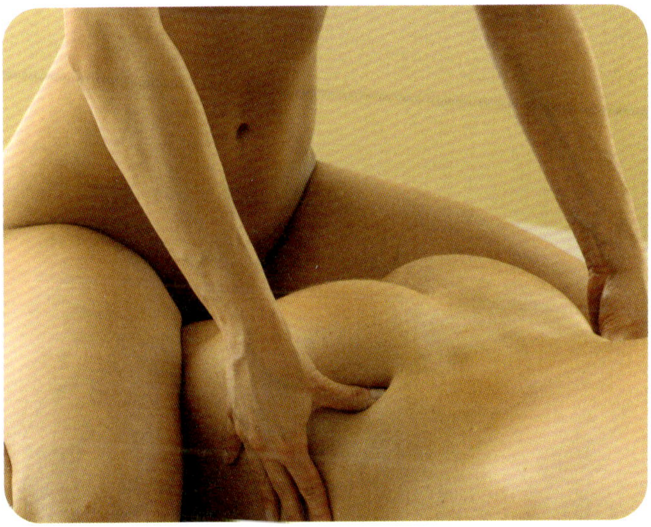

Mit einfachen Massagetechniken und viel Gespür wecken Sie die Freude, Lebenslust und Ekstase Ihres Partners.

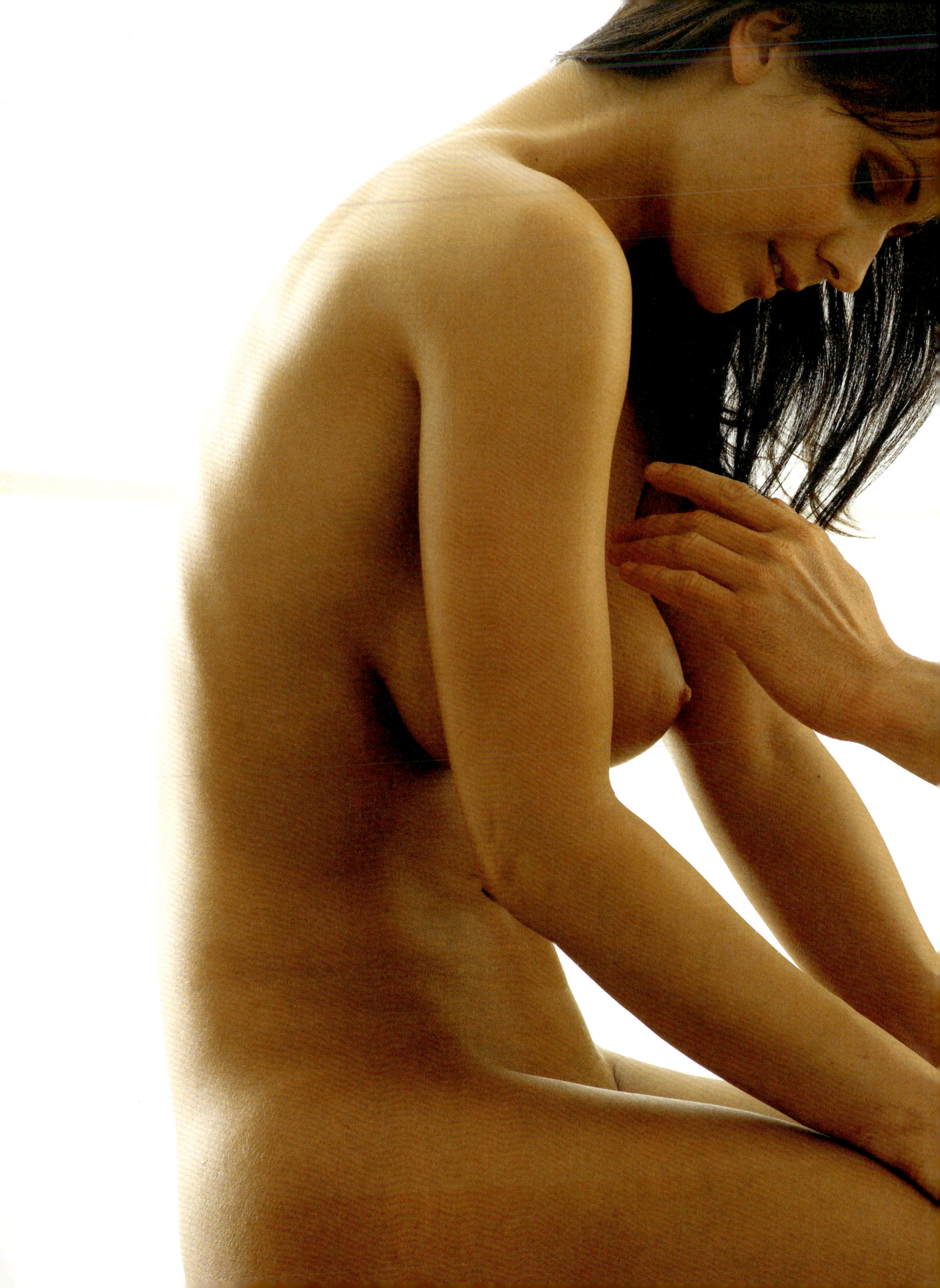

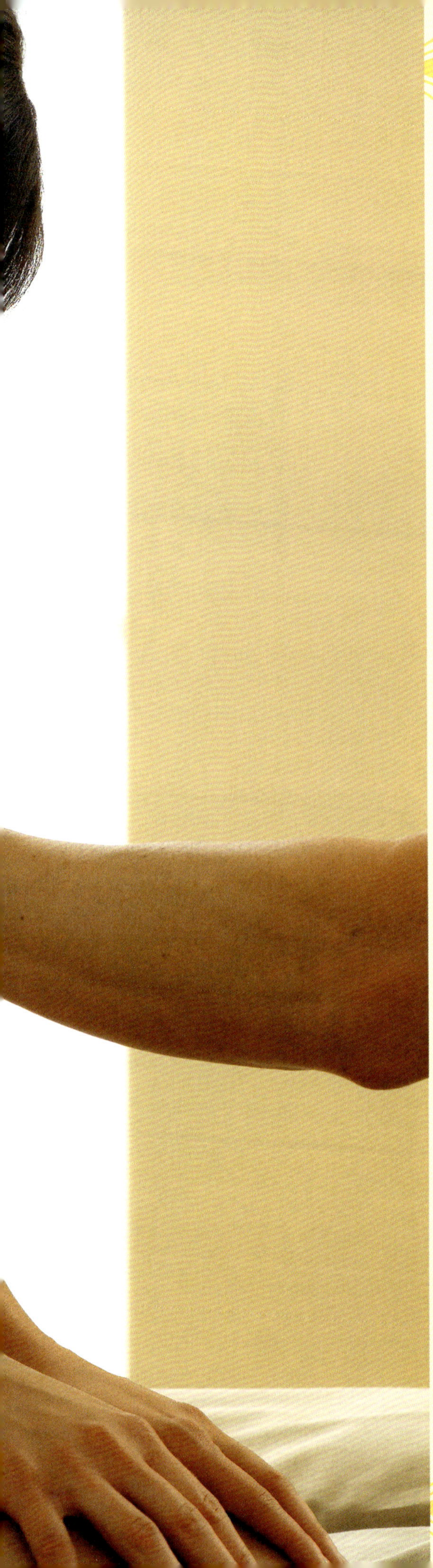

Berührung –

Balsam für die Liebe

Berührungen wirken wohltuend und heilend, denn sie schaffen Vertrauen und Geborgenheit. Gerade im Tantra ist jedoch jede körperliche Berührung zwischen zwei Menschen zugleich auch eine Berührung von Herz zu Herz. Die Tantra-Massage lädt Sie dazu ein, gemeinsam mit Ihrem Partner auf eine spannende Entdeckungsreise zu gehen und dabei Liebe, Lust und Erotik inniger und intensiver als je zuvor zu erleben.

Mehr Mut zu Nähe und Zärtlichkeit

»Der edelste aller Sinne ist der Tastsinn, denn in ihm wohnt die Seele. Dehnt sich der Tastsinn aus, wächst zugleich auch die Seele …«
Charaka Samitha

Die Tantra-Massage bietet Ihnen viele einfache Möglichkeiten, mehr Nähe und Zärtlichkeit in Ihre Beziehung zu zaubern. Im Mittelpunkt steht dabei die Berührung – die sinnliche Berührung von Haut zu Haut, die im Tantra zugleich immer auch eine Berührung von Herz zu Herz und Seele zu Seele sein sollte.

Tantra lädt Sie und Ihren Partner dazu ein, sich hautnah auf die Magie der Berührung einzulassen. Erotische Massagen, die in einer Atmosphäre der Achtsamkeit durchgeführt werden, vertiefen die Beziehung zwischen Mann und Frau und können Paaren vollkommen neue, ekstatische Dimensionen des Zusammenseins eröffnen. Regelmäßig angewendet, ist die Tantra-Massage nicht nur ein Weg zu mehr Wohlbehagen, tiefer Hingabe und gesteigerter sexueller Energie, sondern sie kann sogar Beziehungen heilen.

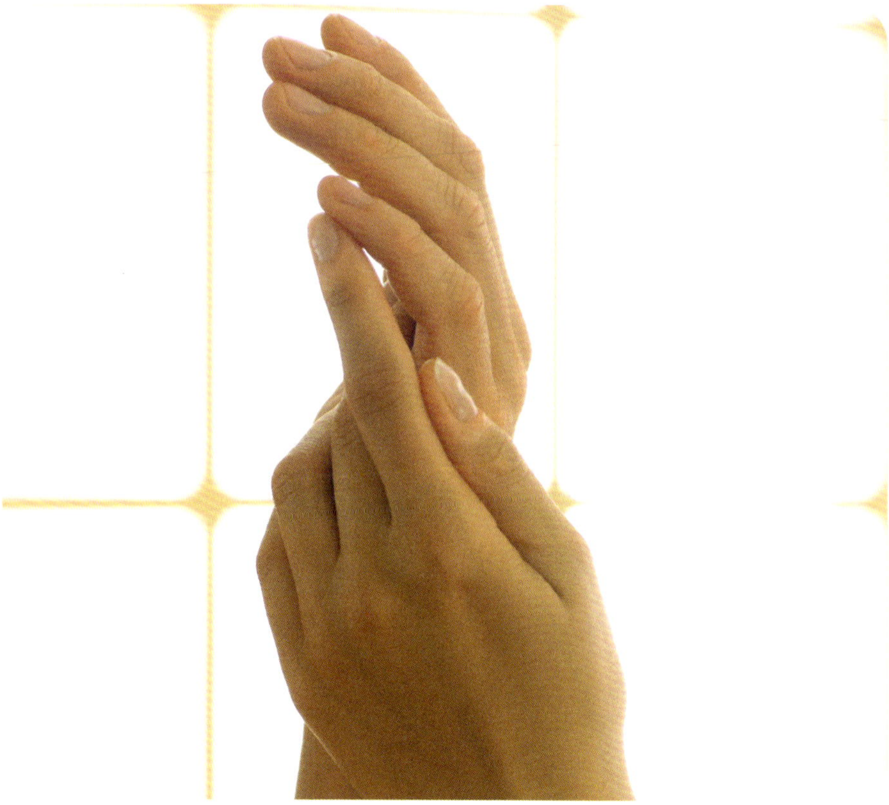

Berührungen sind wichtig für die Gesundheit von Körper und Seele.

Die Blume der Liebe erblühen lassen

Haben Sie schon einmal verliebte Pärchen beobachtet? Dann ist Ihnen bestimmt aufgefallen, dass Verliebte in ständigem Körperkontakt sind: Sie umarmen sich, gehen Hand in Hand und lassen keine Gelegenheit aus, um sich zu berühren. Bei frisch Verliebten scheint es manchmal, als würde ein geheimer Magnetismus dafür sorgen, dass keiner von beiden auch nur eine Sekunde lang vom anderen lassen kann – tatsächlich stimmt das in gewisser Weise, da der intensive Austausch zwischen den weiblichen und männlichen Energien magnetähnliche Anziehungskräfte weckt.
Die körperliche Berührung ist die Brücke, auf der das eine Herz zum anderen findet. Sogar der menschliche Energiekörper – die Aura – profitiert vom körperlichen Kontakt. Zärtliche Berührungen zwischen zwei Menschen drücken Nähe und Intimität aus. Besonders deutlich wird das in der Bindung zwischen Müttern und ihren Kleinkindern. Und ebenso dort, wo junge Paare eng umschlungen im rosaroten Himmel schweben. Doch was ist mit all den Menschen, die nicht verliebt sind?
Zärtlichkeit, Nähe sowie Berührungen sind für jeden Menschen wichtig. Psychologen weisen darauf hin,

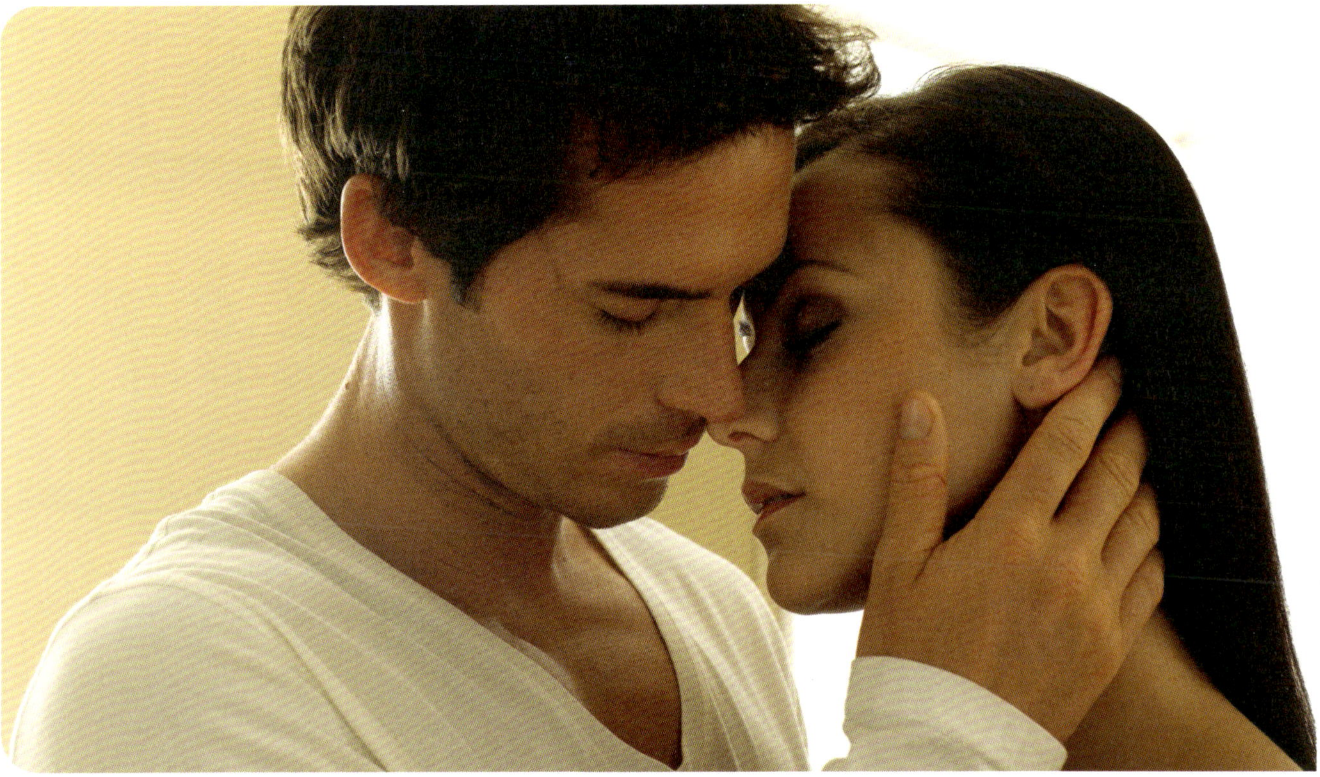

Zärtliche Berührungen sind bei frisch verliebten Paaren normal und drücken ihre Nähe und Intimität aus. Auch für länger dauernde Beziehungen ist der Austausch von Zärtlichkeiten jedoch wichtig.

dass Hautkontakt eine wichtige Voraussetzung für körperliche und seelische Gesundheit ist. Im Tantra sagt man sogar, dass der sinnliche Kontakt die einzige Möglichkeit ist, die Seele eines anderen Menschen wirklich tief zu berühren.

Umso bedauerlicher ist es, dass Berührungen in hoch zivilisierten Gesellschaften weitgehend tabu sind. Ein kurzes Händeschütteln und eine seltene Umarmung – viel mehr wird im Allgemeinen gesellschaftlich kaum akzeptiert; es sei denn, es geht um erotische Begegnungen.

Doch wie sieht es in langjährigen Beziehungen mit der Erotik aus? Berühren sich Verheiratete besonders oft und innig? Leider nein. Eher scheint das Gegenteil der Fall zu sein: Je länger Beziehungen dauern, desto seltener kommt es zum Austausch von Zärtlichkeiten. Das ist umso bedauerlicher, als Psychologen herausgefunden haben, dass die Wahrscheinlichkeit einer Scheidung bei Paaren größer wird, je seltener sie sich im Alltag berühren.

Um wachsen und gedeihen zu können, brauchen wir Menschen die Berührung so sehr wie Blumen das Wasser. Während es etwa im Orient ganz normal ist, dass jeder Mensch – vom einfach lebenden Landarbeiter bis zum Großstadtbewohner – einige einfache Massagetechniken kennt, ist dies im Westen eher die Ausnahme. Die Tantra-Massage hilft dabei, die Kunst der Berührung zu erlernen. Und sie hilft, die zarte Blume der Liebe neu erblühen zu lassen. Sinnliche Berührungen bieten jedem Paar die Chance, dem eigenen Partner auf eine ganz neue Weise zu begegnen. Achtsamkeit, Wachheit und Offenheit sind dabei die wichtigsten Voraussetzungen, denn sie helfen, neue Wege zu gehen und verfestigte Alltagsmuster aufzulösen.

Liebe geht durch die Haut

Der Hautkontakt bildet die Basis für eine gesunde Entwicklung. Wir wissen heute, dass es schwerwiegende Folgen haben kann, wenn Kleinkinder nur selten berührt und in den Arm genommen werden. Bei den betroffenen Kindern treten Aggressionen, Konzentrationsmangel, Bindungsunfähigkeit und andere Pro-

bleme gehäuft auf. Doch nicht nur in der Kindheit, auch danach ist Hautkontakt natürlich eine wichtige Voraussetzung für seelische Gesundheit und körperliches Wohlbefinden.
Die Haut ist mit einer Oberfläche von rund 1,6 Quadratmetern das größte unserer Sinnesorgane. Millionen von Sinneszellen registrieren nicht nur feinste Temperaturunterschiede, sondern auch jede noch so leiche Berührung. Über kleinste Tastkörperchen – die Rezeptoren – werden Berührungsreize an das Gefühlszentrum im Gehirn weitergeleitet. Angenehme Berührungen setzen dort Glückshormone wie Oxytocin frei: Diese häufig auch als »Kuschelhormon« bezeichnete Substanz löst Ängste und erzeugt einen wohligen, entspannten Zustand. Je mehr Sinneszellen aktiviert werden, desto größer ist die Wirkung. Während bei einem einfachen Händedruck nur rund 15.000 Rezeptoren angesprochen werden, sind es bei einer Umarmung bereits mehr als 100.000. Keine andere Form der Berührung stimuliert Haut und Seele so sehr wie eine Ganzkörpermassage. Neben der Ausschüttung von Oxytocin regen Tantra-Massagen auch die Produktion von Endorphinen an. Diese Glückshormone wirken nicht nur schmerzlindernd, sie haben auch einen starken Einfluss auf unsere Stimmung. Folglich ist es nicht verwunderlich, dass wir uns nach der Massage so entspannt und zufrieden fühlen.
Abgesehen von den physiologischen und psychologischen Wirkungen wird in der Tantra-Massage aber auch Wert auf die energetischen Wirkungen gelegt: Über die Reize, die die Haut während der Massage erfährt, kann auch die Aura, die Energiehülle des Körpers, positiv beeinflusst werden.

Tantra-Massage für die Zweisamkeit

Jeder Mensch sehnt sich danach, geliebt und angenommen zu werden. Das gilt nicht nur für uns selbst, sondern natürlich auch für unseren Partner. Es ist daher wichtig, seiner oder seinem Geliebten immer wieder zu zeigen, dass er oder sie sich bei uns geborgen fühlen darf. Wir können das zum Beispiel durch die Wahl unserer Worte tun – ganz einfach

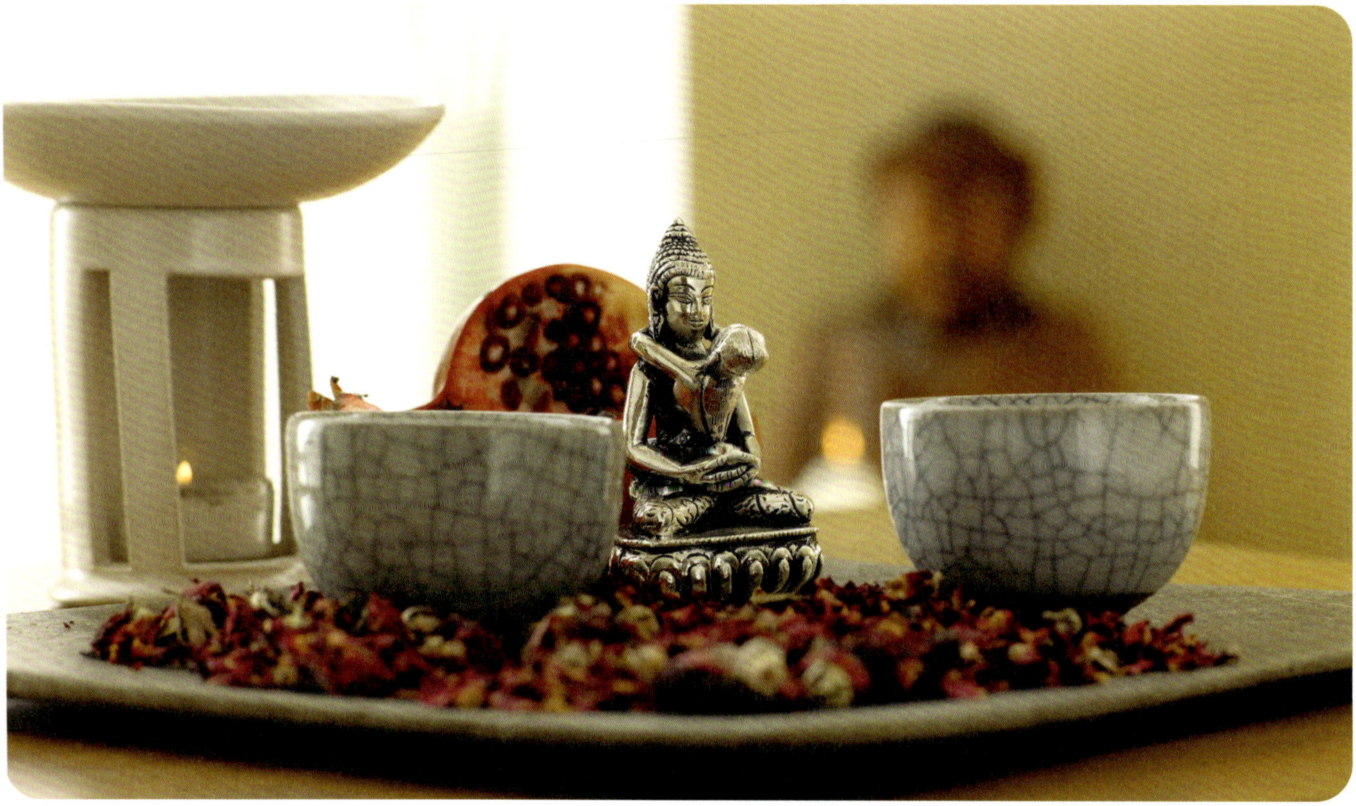

Schaffen Sie vor der Tantra-Massage eine ruhige Atmosphäre, die Ihnen das Entspannen erleichtert.

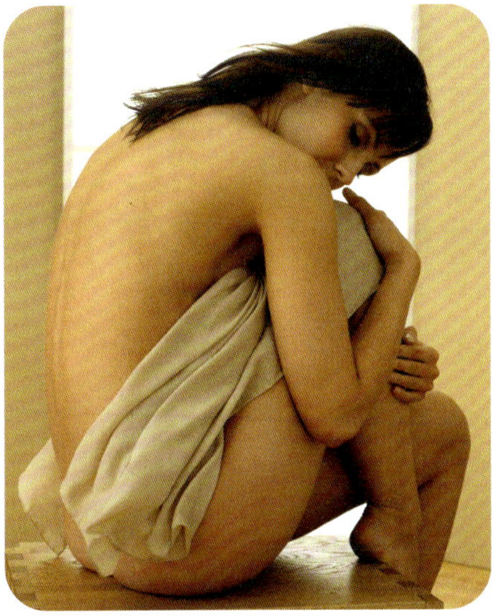

Tantra-Massagen lassen Vertrauen und Geborgenheit wachsen.

indem wir liebevolle und freundliche Worte benutzen. Noch direkter aber können wir Liebe und Mitgefühl ausdrücken, indem wir unseren Partner zärtlich berühren. In der Tantra-Massage werden Berührungen gezielt in Form kleiner Rituale gepflegt. Diese Rituale bauen Vertrauen auf und bewirken eine tiefe Entspannung von Körper und Seele.

Eine entspannte, ruhige Atmosphäre zu schaffen ist der erste – und vielleicht wichtigste – Schritt bei der Tantra-Massage. Gerade in unserer Zeit, in der Stress, Hektik und Termindruck zum Alltag gehören, ist es oft nicht leicht, richtig abzuschalten. Doch für Paare – wie auch für jeden Einzelnen – ist Entspannung überlebenswichtig, denn Anspannungen und Stress wirken sich immer negativ aus: auf die Gesundheit, die Lebensfreude, die Sexualität und natürlich auch auf die Liebe.

Die Liebe hat zwei große Feinde: Stress ist der eine, Routine ist der andere. Stress raubt unsere Lebensenergie, während die Gleichförmigkeit des Alltags dazu führt, dass unsere Lebendigkeit und Lebensfreude und damit auch das Interesse an unserem Partner nach und nach immer mehr auf der Strecke bleiben. Tantra ist das ideale Gegenmittel – sowohl gegen den Stress als auch gegen die Routine: Mit jeder noch so kurzen Tantra-Massage führen Sie ein kleines Ritual der Liebe und Achtsamkeit durch und schaffen eine Insel der Ruhe und Zärtlichkeit. Auf diesen Inseln entwickeln Sie Ihre Sensibilität und Wachheit. Sie beginnen, sich und Ihren Partner intensiver zu erleben. So bietet jede Massage letztlich die Chance, zu sich zu kommen und sich als Paar das Kostbarste zu schenken, was es in der Liebe gibt – gemeinsame Zeit!

Spüren statt Denken: Wecken Sie Ihre Sinne

Man könnte Tantra auch den »spirituellen Weg der Sinnlichkeit« nennen. Tatsächlich besteht ein wichtiges Ziel sämtlicher Tantra-Techniken darin, die Sinnlichkeit zu wecken – dies gilt natürlich auch für die Tantra-Massage. Zärtliche Hände, duftende Öle und eine erotische Atmosphäre sorgen für sinnliche Erlebnisse, die uns tief »berühren« können.

Unsere Lebendigkeit hängt sehr von unserer Fähigkeit ab, die Welt über unsere Sinne wahrzunehmen. Mit etwas Übung können wir unsere Sinne entwickeln und verfeinern. Das lohnt sich, denn sinnliche Menschen sehen, hören, schmecken und spüren mehr als andere.

Die Wirkungen im Überblick

Durch Tantra-Massagen

- erzeugen Sie eine Atmosphäre der Nähe und Geborgenheit
- entwickeln Sie Ihre Sinne und Ihre Sinnlichkeit
- stärken Sie Ihre sexuellen Energien
- können Sie Blockaden in den Chakras, den sieben Energiezentren, lösen
- reinigen Sie Ihre Aura und die Ihres Partners
- lernen Sie, sich auf Ihr Gespür und Ihre Intuition zu verlassen
- können Sie neuen Raum für liebevolle Begegnungen schaffen
- lösen Sie Muskelverspannungen und seelische Anspannungen auf
- kommt es zu einem Austausch zwischen weiblichen und männlichen Energien
- werden Glückshormone wie Oxytocin oder Endorphine im Gehirn freigesetzt
- werden Nacken-, Rücken- und Kopfschmerzen gelindert
- wird das Immunsystem gestärkt

Insbesondere der Tastsinn ist bei vielen Menschen relativ schlecht entwickelt. In diesem Fall sind Tantra-Massagen ideal, denn sie verbessern das Ge-fühl für uns selbst und unseren Partner. Tantra fordert uns dazu auf, alle unsere Sinne zu entfalten.

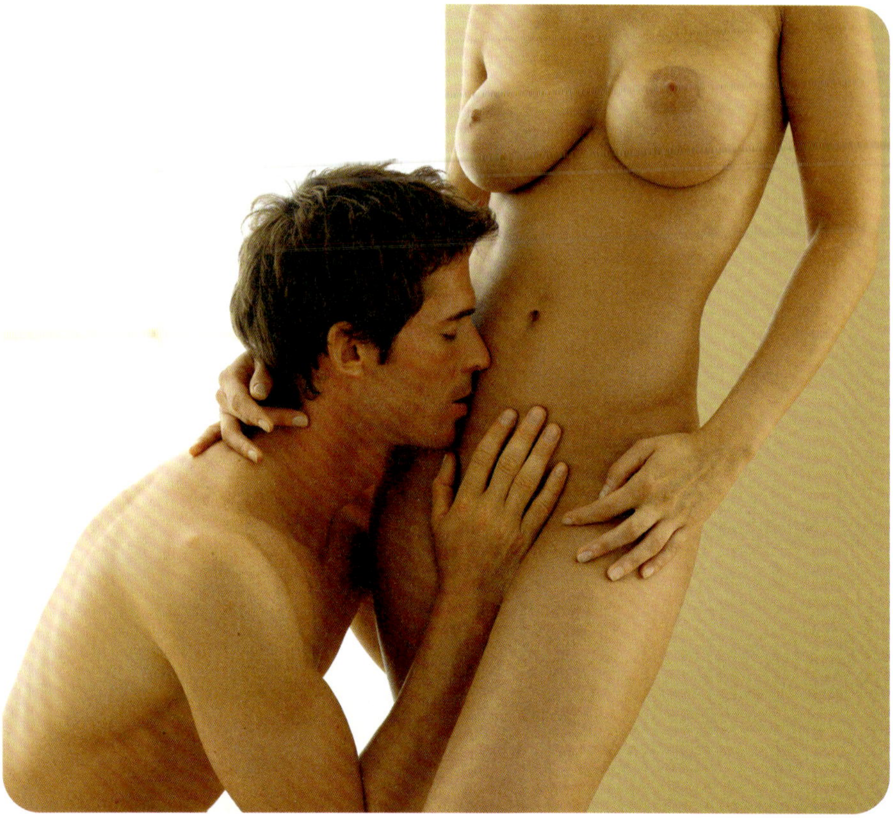

In der Tantra-Massage ist jede Berührung eine lebendige Kommunikation der Partner, eine Sprache ohne Worte.

Nur wenn wir die Tore zur Welt weit öffnen und uns gezielt den Schönheiten des Daseins zuwenden, können wir sinnerfüllt und intensiv leben und lieben.

Berührung als Meditation

Die Tantra-Massage sollte immer in einer sinnlichen und ruhigen Atmosphäre durchgeführt werden. Angenehme Reize wie Düfte, Klänge, Wärme oder wohlige Berührungen dienen dabei alle nur einem einzigen Zweck – die Zweisamkeit ungestört zu genießen.

Im Tantra geht es noch um etwas anderes: Tantra und Yoga entstammen den gleichen Wurzeln. Während Yoga allerdings eher asketisch ausgerichtet ist, setzt Tantra ganz auf Lust und Lebensfreude. Die Unterschiede sind jedoch nicht so groß, wie sie scheinen mögen: Ebenso wie Yoga ist auch Tantra eine Form der Meditation. Während man im Yoga jedoch für sich allein meditiert, ist Tantra eine Meditation zu zweit.

Gerade in der Tantra-Massage ist der meditative Aspekt besonders wichtig. Jede Berührung ist eine Kommunikation ohne Worte. Genau diese Art der Kommunikation wird in der Tantra-Massage besonders gepflegt. Nur dadurch ist ein intensiver energetischer Austausch zwischen Mann und Frau möglich. Meditation ist übrigens weder kompliziert noch exotisch, sondern ganz nahe liegend: Es geht lediglich darum, sich auf seine eigene Mitte und auf den Augenblick zu konzentrieren, tief in sich hineinzuspüren und sich für neue Erfahrungen zu öffnen.

Eines der Ziele der Tantra-Massage besteht darin, Ängste, Hemmungen und sexuelle Blockaden abzubauen und Paaren mehr innere Freiheit zu schenken. Diese tief verwurzelten Blockaden können natürlich nicht von heute auf morgen aufgelöst werden – doch Berührungen, die in einer meditativen Stimmung ausgetauscht werden, bauen schnell ein stabiles Fundament auf, auf dem Nähe und Vertrauen wachsen und gedeihen können.

So wirkt die Tantra-Massage

»Die Massage erzeugt wohligen Duft, löst Schwere, Erschöpfung, Müdigkeit, Juckreiz, Appetitlosigkeit und sexuelle Ermüdung. Es ist eine wundervolle Technik, die die Probleme dieser und der höheren Welten lösen kann …«

Sushruta Samitha

Jede Art von Massage wirkt sich sowohl auf den Körper als auch auf die Seele positiv aus. Massagen haben heilende Wirkungen und gehören nicht umsonst zu den ältesten Therapiemethoden der Menschheit. Wissenschaftler haben sogar herausgefunden, dass regelmäßige Berührungen unsere Lebenserwartungen um einige Jahre erhöhen können. Viele Wirkungen der Tantra-Massage entsprechen denen anderer Massageformen – doch einige gehen auch weit darüber hinaus.

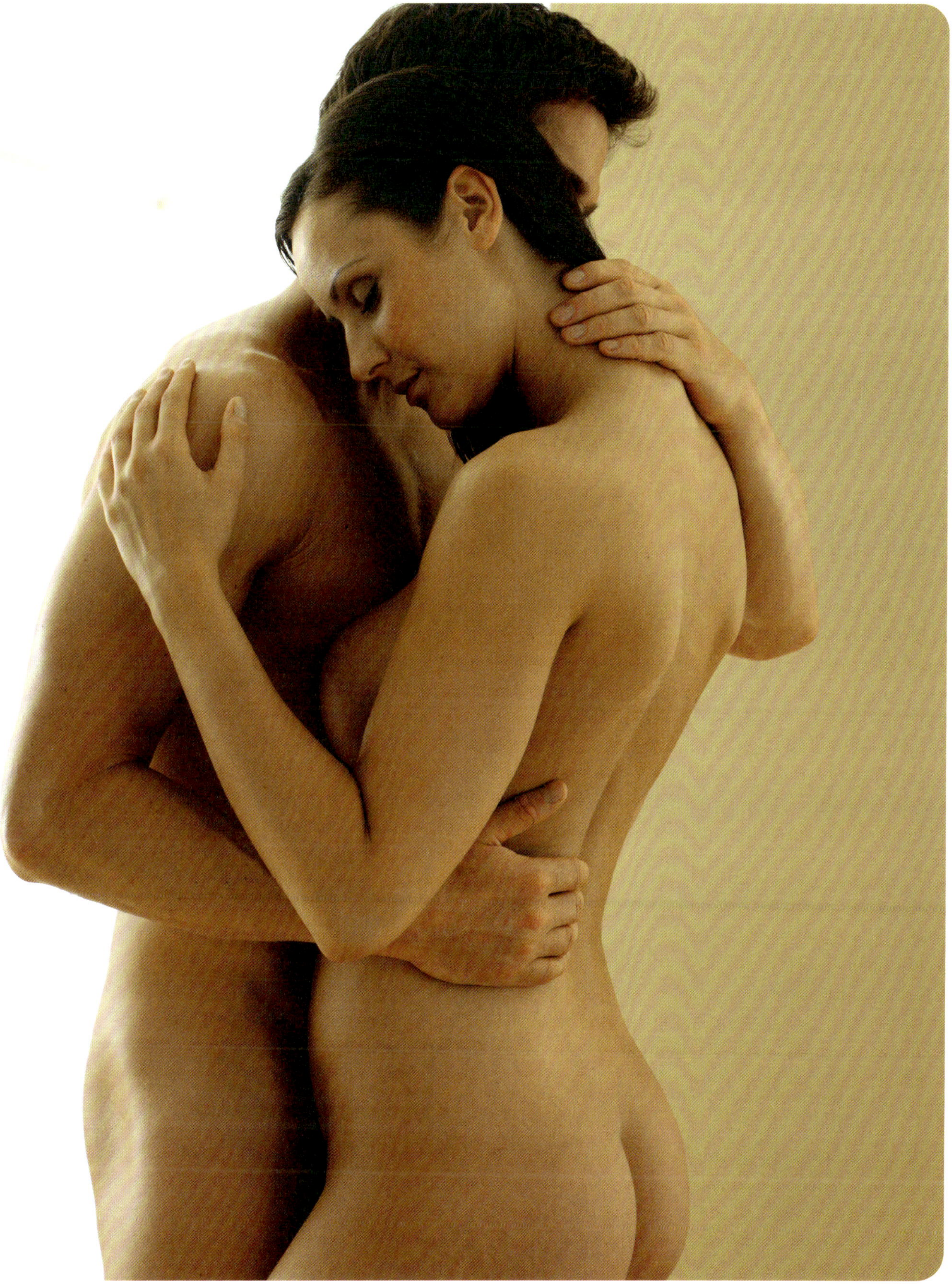

Regelmäßige Berührungen haben heilende Wirkungen für Körper und Seele und erhöhen die Lebenserwartung.

Was Sie über die **Tantra-Massage** wissen sollten

Seit einiger Zeit findet Tantra auch hierzulande eine zunehmende Zahl von Anhängern. Doch auch wenn immer öfter Tantra-Kurse angeboten werden – noch immer dürfte die fernöstliche Liebeskunst für viele ein Buch mit sieben Siegeln sein. Sicher wird es jedoch nicht mehr lange dauern, bis auch Tantra ähnlich beliebt sein wird wie Yoga oder Ayurveda, da Tantra dem westlichen Menschen gerade heute sehr viel zu bieten hat.

Noch vor wenigen Jahrzehnten waren indische Weisheitslehren wie Yoga, Tantra oder Ayurveda in der westlichen Welt so gut wie unbekannt. Yoga war die erste der drei Methoden, die sich in Europa und in den USA verbreiten konnte: Heute weiß fast jeder, was Yoga bedeutet. Bei Ayurveda hat das länger gedauert. Mittlerweile jedoch hat sich auch die altindische Heilkunde als fester Zweig der alternativen Therapie im Westen etabliert. Es versteht sich, dass die klassischen indischen Lehren an westliche Verhältnisse angepasst werden müssen, um praktikabel zu sein und ihre Wirkung zu entfalten. Täglich komplizierte Yogastellungen und schwierige Atemtechniken zu üben oder Shiva-Gebete zu rezitieren ist für den westlichen Menschen nicht sinnvoll.

Trotzdem schwören viele Menschen – gerade aus den westlichen Kulturen – auf Yoga, da schon kurze, einfache Übungsprogramme neue Energien schenken, den Körper jung halten und den Geist entspannen.
Auch Tantra muss mit den westlichen Bedürfnissen und Möglichkeiten in Einklang gebracht werden. Vor allem die Tantra-Massage bietet dafür einen geradezu idealen Einstieg, denn

- sie ist leicht erlernbar
- sie kann von jedem Paar völlig problemlos angewendet werden – unabhängig vom Alter der Partner, von ihrer Religion oder der Dauer ihrer Beziehung
- sie kann auch dann durchgeführt werden, wenn man nur über wenig Zeit verfügt – obwohl es selbstverständlich besser ist, sich bewusst Zeit dafür zu nehmen

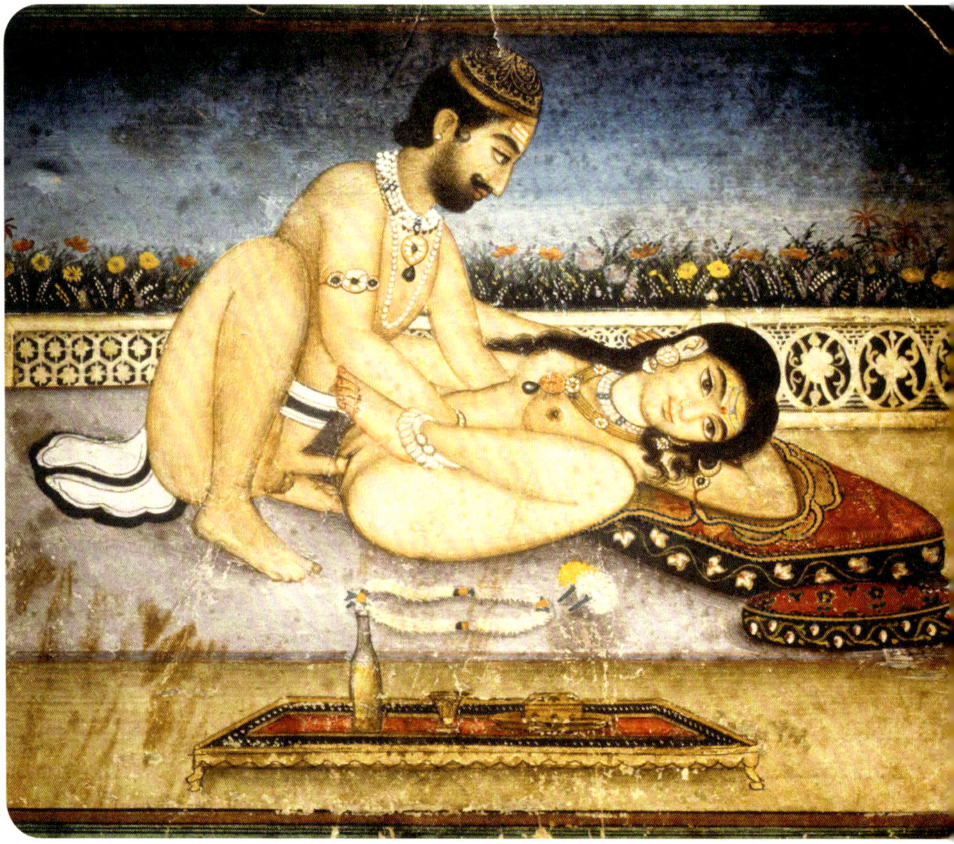

Illustrationen aus einem indischen Album zur Liebeskunst des Tantrismus.

- sie ist eine wunderbare Vorbereitung auf die sexuelle Vereinigung – kann aber auch unabhängig davon genossen werden.

Massage – die Urform der Therapie

Zunächst einmal ist die Tantra-Massage eine Form der Massage – eine Be-Hand-lung also. Dabei ist ein Partner der Gebende und der andere der Empfangende. Die heilende Berührung gehört zu den ältesten Behandlungsweisen überhaupt. Weltweit haben sich die unterschiedlichsten Arten von Massagen entwickelt – einige von ihnen sind bereits mehrere Jahrtausende alt.

Im Alten Ägypten waren Massagen mit aromatischen Salben schon zu Zeiten der Pharaonen beliebt. Neben Ganzkörpermassagen kannte man bereits damals einfache Formen der Fußreflexzonenmassage sowie sexuell anregende Massagen. In Europa waren es die Griechen, die als erste aphrodisische Massagen einsetzten. In Griechenland galt Aphrodite als Göttin der Lust, Sinnlichkeit und Liebe und als Kennerin sexuell anregender Pflanzen. Bei den Griechen – ebenso wie später bei den Römern – wurde die Erotik in vielerlei Varianten gepflegt: unter anderem in Form von Massagen.

Doch auch in der Heilkunst genossen Massagen hohes Ansehen: So empfahl bereits Hippokrates, der Urvater der Medizin, den Ärzten der Antike, die »Kunst des Reibens zu erlernen«. Zu den Massageformen, die im Westen heute besonders verbreitet sind, gehören die schwedische Massage sowie die Bindegewebs- und die Fußreflexzonenmassage. Während Massagen in Thailand und vielen Gegenden Indiens zum täglichen Leben gehören und vor allem dem Wohlbefinden dienen, werden Massagen im Westen meistens therapeutisch eingesetzt. Eine Ausnahme bildet die erotische Partnermassage, die gewisse Ähnlichkeiten zur Tantra-Massage aufweist, wenngleich der spirituelle Aspekt dabei kaum eine Rolle spielt.

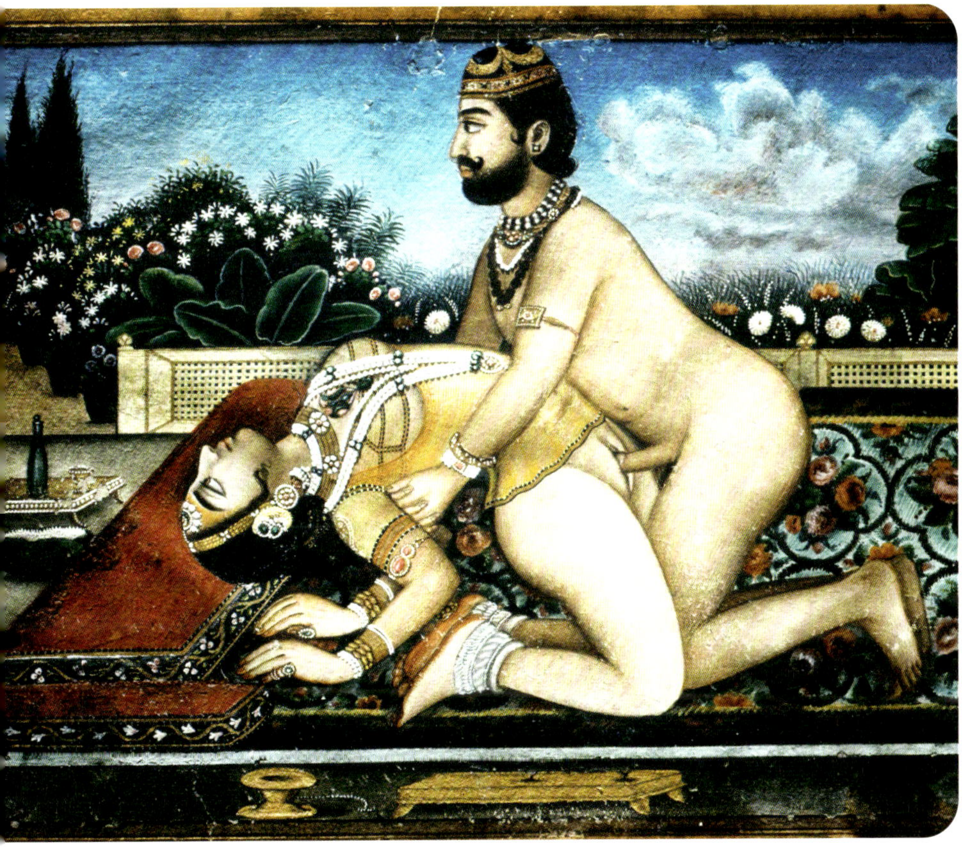

Sie stammen aus dem ausgehenden 18. und beginnenden 19. Jahrhundert.

Tantra-Massage und Ayurveda

Viele Techniken der Tantra-Massage wurden vom Ayurveda – der indischen »Wissenschaft vom langen Leben« – beeinflusst. Vor allem die würzigen Ölmischungen, die in der Ayurveda-Massage eingesetzt werden, um die Lebensenergie in Balance zu bringen und Körper und Seele zu entspannen, spielen auch in der Tantra-Massage eine große Rolle. Beide Methoden, Tantra und Ayurveda, haben die gleichen Wurzeln: Sie stammen aus Indien und sind Jahrtausende alt, werden aber erst wesentlich später in den Veden, den Heiligen Schriften Indiens, beschrieben. Ebenso wie Tantra beschäftigt sich auch der Ayurveda mit der Kontrolle der universellen Lebensenergie – doch während es im Tantra um die Liebe geht, wendet sich Ayurveda ganz der Heilung zu.

Wörtlich übersetzt bedeutet Ayurveda »Lebensweisheit«. Ebenso wie Tantra wurzelt die Ayurveda-Philosophie tief in der indischen Mythologie.

Ziel des Ayurveda ist es, Krankheiten zu vermeiden und die Harmonie im Körper, in den Gefühlen, Gedanken und in der Lebensweise wiederherzustellen. Im Mittelpunkt der Therapie stehen Pulsdiagnosen, Reinigungsmethoden und eine typgerechte Ernährung. Ferner kommen Meditation, Atemtechniken und Ölmassagen, wie sie auch in der Tantra-Massage eingesetzt werden, zur Anwendung.

Das Besondere an der Tantra-Massage

Im Gegensatz zu den meisten westlichen Massageformen dient die Tantra-Massage nicht in erster Linie der Linderung von Beschwerden. Selbstverständlich stärken auch Tantra-Massagen das Immunsystem und regen den Lymphfluss an. Doch die heilenden Wirkungen beziehen sich im Tantra vor allem auf das Heil-Werden der Liebenden in ihrer Beziehung zueinander.

Bei der Tantra-Massage geht es um den geistigen Aspekt der Erotik und um gegenseitiges Vertrauen. Und es geht darum, die sexuelle Lust zu entfalten und blockierte Energien zu befreien. »Energie« ist in der Tantra-Massage ein Schlüsselbegriff. Das verwundert nicht, da alle fernöstlichen Massage- und Heilmethoden sich seit jeher intensiv mit dem Phänomen der Lebensenergie – die in Indien als Prana bezeichnet wird – beschäftigen.

Was also unterscheidet die Tantra-Massage praktisch von anderen Massageformen? Das Besondere an der Tantra-Massage lässt sich in einigen einfachen Prinzipien zusammenfassen, die nachfolgend erläutert werden.

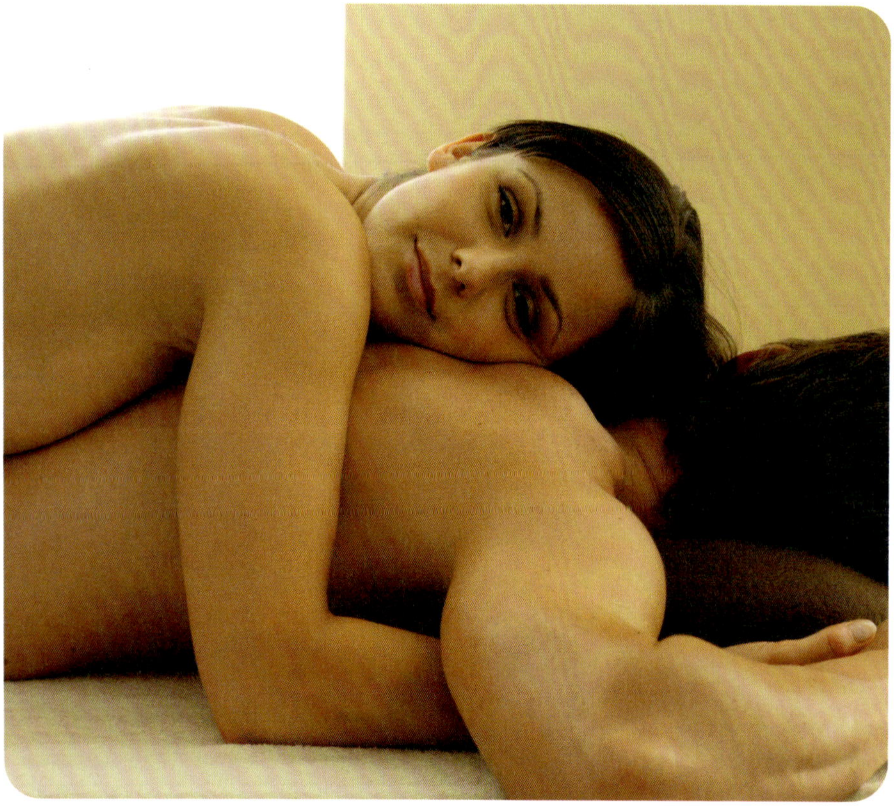

Tantra hat heilende Wirkung für die Beziehung der Liebenden zueinander.

Verwandeln Sie die Massage in ein Ritual

Tantra-Massagen sollten nach einem festen Ablauf durchgeführt werden. Dabei gilt es, einige Spielregeln einzuhalten. Das betrifft nicht die Techniken der Massage – da können Sie ruhig Ihrer Intuition trauen –, sondern vielmehr die Gestaltung der Atmosphäre.

Machen Sie jede kleine Massage-Sitzung zu einem Ritual. Rituale bieten Ihnen die Chance, den Alltag hinter sich zu lassen und ganz bei sich und Ihrer oder Ihrem Liebsten anzukommen. Sie schenken den nötigen Abstand, um die Aufmerksamkeit wieder auf das Wesentliche lenken zu können. Gerade in der Partnerschaft sind Rituale wichtig, da sie Geborgenheit geben und Nähe schaffen.

Ein Ritual durchzuführen heißt übrigens nicht, dass Sie etwas Verrücktes tun müssen – im Gegenteil: Es sind ganz einfache Dinge, die aus alltäglichem Tun bewusste und feierliche Handlungen machen. Oft genügt es, sich einen festen Zeitraum zu reservieren, in dem Sie mit Ihrem Partner ungestört sind. Besser ist es aber, eine feierliche, tantrische Atmosphäre zu schaffen, beispielsweise durch angenehme Düfte, schöne Farben, Blumen und leise Musik.

Tantra ist im Grunde nichts anderes als eine ritualisierte Form der erotischen Begegnung. Jede Tantra-Massage lädt Sie und Ihren Partner dazu ein, Zärtlichkeiten und Berührungen zu pflegen, indem Sie ihnen einen rituellen Rahmen geben.

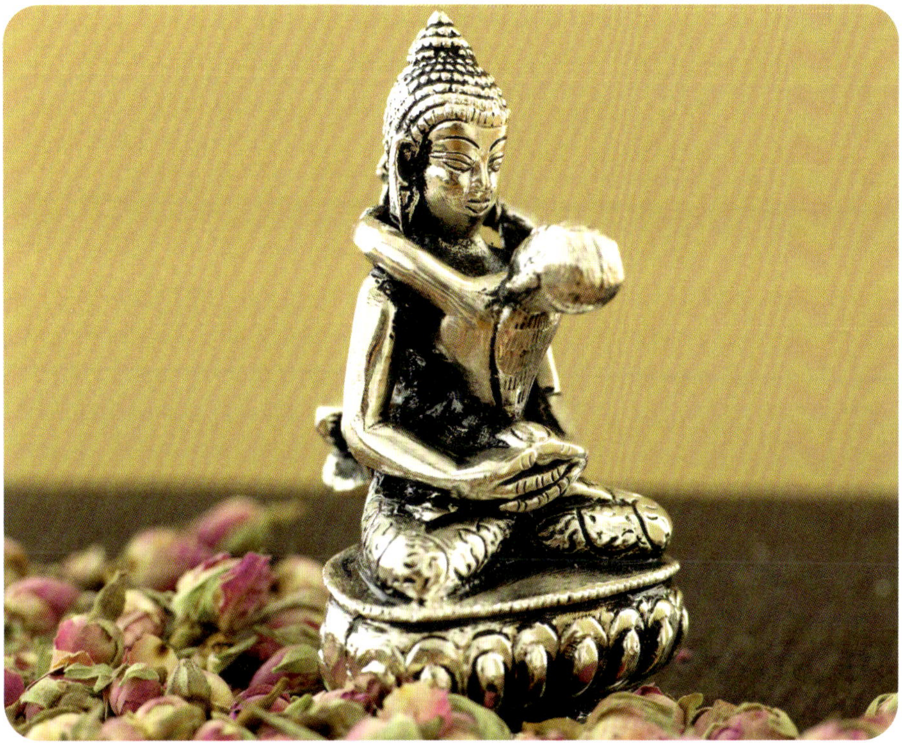

Tantra-Rituale unterstützen den harmonischen Austausch zwischen männlichen und weiblichen Energien.

Zulassen statt Machen

Vergessen Sie den Gedanken, dass Sie bei der Tantra-Massage etwas machen müssen. Natürlich werden Sie später noch genaue Anleitungen für die Massage bekommen – doch diese dienen vor allem der Orientierung und sind nur Anregungen, die Ihnen dabei helfen, in die Massage hineinzufinden. Hineinfinden, Loslassen und Zulassen – darum geht es in der Tantra-Massage. Auf Leistung oder gar Perfektion kommt es also überhaupt nicht an.

Wenn Sie sich ganz auf sich selbst und Ihren Partner konzentrieren und den Dingen ihren Lauf lassen, werden Ihre Hände ganz von selbst die richtigen Stellen finden. Viel wichtiger als das, was Sie tun, ist nämlich, wie Sie es tun. Ideal ist es, wenn Ihre Tantra-Massage zu einer Meditation zu zweit wird. Dazu ist es nötig, die Wahrnehmung nach innen zu richten: Was spüren Sie? Welche Gefühle tauchen auf? Was geschieht mit Ihrem Atem, während Sie massieren oder massiert werden?

Die Kunst der Tantra-Massage besteht darin, entspannt zu bleiben, die Aufmerksamkeit vollkommen auf das Hier und Jetzt zu lenken und für alles offen zu sein, was in Ihnen und in Ihrem Partner vorgeht.

Lassen Sie die Energie fließen

Bei der Tantra-Massage geht es nicht zuletzt darum, blockierte Energie zu befreien. Bereits durch einfache Massagegriffe können Sie die Lebensenergie Ihres Partners ausgleichen oder seine sexuellen Energien wecken, die laut Tantra im Beckenboden ruhen. Dazu müssen Sie weder Chakras auswendig lernen noch Meridiane oder andere Energiebahnen studieren: Es genügt völlig, sich beim Massieren darüber im Klaren zu sein, dass Tantra-Massagen auch eine Form des Energieaustauschs sind.

Energie – Prana – ist lebenswichtig. Ohne Energie können wir weder lieben noch wachsen. Zustände wie Müdigkeit, Erschöpfung, Gereiztheit oder körperliche Beschwerden sind ein Zeichen dafür, dass unser Energiefluss gestört ist.

Energieblockaden können aber nicht nur beim Einzelnen, sondern auch innerhalb der Partnerschaft auftreten. Bei Verliebten fließt die Energie vollkommen frei. Mit fortschreitender Dauer der Beziehung gestaltet sich das häufig schwieriger: Streitigkeiten, mangelndes Verständnis für den anderen, Unaufmerksamkeit oder Stress stören den Energiefluss zwischen Mann und Frau.

Die bewusste, liebevolle Berührung ist der Schlüssel, der verschlossene Türen zwischen Paaren schnell wie-

Was ist **das Besondere?**

- Verwandeln Sie die Massage in ein Ritual.
- Zulassen statt Machen.
- Lassen Sie die Energie fließen.
- Bringen Sie Geben und Empfangen in Harmonie.
- Entdecken Sie die spirituelle Dimension.

der öffnen kann. Gerade während der Tantra-Massage strömt Energie ständig von den Händen zur Haut und von Herz zu Herz.

Mit etwas Übung können Sie mit den Energien zu spielen beginnen. Als Massierender werden Sie spüren, was Ihr Partner braucht. Ist er müde und erschöpft, können Sie ihn dynamischer behandeln und etwas mehr Druck ausüben. Steht Ihr Partner hingegen unter Hochspannung und hat er zu viel negative Energie angestaut, sollten Sie ihn besonders sanft und entspannend massieren.

Optimal wäre es, wenn beide Partner nach der Massage frisch und voller Energie sind, denn das ist ein sicheres Zeichen dafür, dass es zwischen beiden zu einem harmonischen Austausch der Energien gekommen ist.

Bringen Sie Geben und Empfangen in Harmonie

Tantra-Massage sollte eine lebendige Kommunikation zwischen beiden Partnern sein – eine Sprache ohne Worte. Dabei werden Berührungen, Zärtlichkeiten und – wie wir gesehen haben – Energien ausgetauscht. Trotzdem ist es von Bedeutung, dass die Rollen klar verteilt sind.

Im Gegensatz zu den alltäglichen Zärtlichkeiten, bei denen Paare sich gegenseitig streicheln oder liebkosen, gilt bei der Tantra-Massage: Der eine gibt, der andere empfängt. Gewechselt wird also nicht innerhalb der Massage-Sitzung, sondern erst beim nächsten Mal. Der Grund dafür ist einfach: Aus Sicht des Tantra ist es sehr wichtig, dass die Partner beide Rollen kennen und genießen lernen. Nur wenn wir beides sein können – der Aktive und der Passive –, kann Empathie entstehen, die Fähigkeit, sich vollkommen in den anderen hineinzuversetzen.

Leider gibt es in fast jeder Partnerbeziehung eingeschliffene Muster. Auch wenn es den Paaren nicht bewusst ist, übernimmt im Alltag oft der eine die Regie, während der andere folgt. Insbesondere in langjährigen Partnerschaften ist es oft nicht einfach, diese Muster zu durchbrechen. Obendrein haben Männer häufig Probleme damit, loszulassen und sich ihrer Partnerin hinzugeben, wogegen es den Frauen bisweilen recht schwer fällt, eine aktive Rolle einzunehmen und die Führung zu übernehmen. Selbstverständlich existieren auch gegenteilige Beispiele, denn nicht nur das Geschlecht, sondern auch die Persönlichkeit und der Charakter bestimmen, zu welcher Rolle wir uns hingezogen fühlen.

Tantra ist keineswegs gegen Rollenspiele – ganz im Gegenteil, das Spiel mit den Rollen wird hierbei ganz bewusst genutzt, um neue Erfahrungen zu machen. Die Tantra-Massage fordert Sie lediglich dazu auf, die Rollen gerecht zu verteilen – schließlich wäre es höchst einseitig, wenn immer nur ein Partner in den Genuss der Massage käme.

Bringen Sie Geben und Nehmen in Harmonie, indem Sie bei der Tantra-Massage regelmäßig die Rollen tauschen. Haben Sie die aktive Rolle inne, dann sollten Sie ganz bewusst die Führung übernehmen. Werden Sie massiert, sollten Sie alle Ängste, Anspannungen und Hemmungen – und damit auch die Kontrolle – vollkommen fallenlassen. Lassen Sie sich überraschen, für welche aufregenden erotischen Erfahrungen diese einfache Rollenspielregel in Ihrer Partnerschaft sorgen wird.

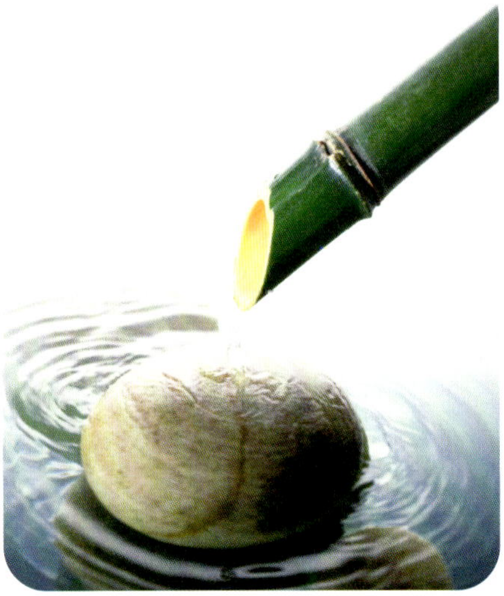

Der eine Partner gibt, der andere empfängt.

Entdecken Sie die spirituelle Dimension

Überspitzt formuliert: Bei der Tantra-Massage geht es nicht darum, Muskeln durchzukneten, sondern darum, gemeinsam mit dem Partner kosmisches Bewusstsein und vollkommene Harmonie zu erlangen. Mit anderen Worten: Denken Sie stets daran, dass die Tantra-Massage einen geistigen Hintergrund hat.

Viele Tantra-Seminarangebote erwecken den Anschein, als wäre Tantra vor allem eine Einladung, einfach nur guten Sex zu konsumieren. Doch das täuscht. Zwar spielt die Sexualität im Tantra eine wichtige Rolle – aber nicht im Sinne schneller Triebbefriedigung. Konsum führt in die Abhängigkeit, während Tantra Freiheit und Offenheit schenkt. Vor diesem Hintergrund hat Tantra viel mehr mit Slow-Food als mit Fast-Food gemeinsam.

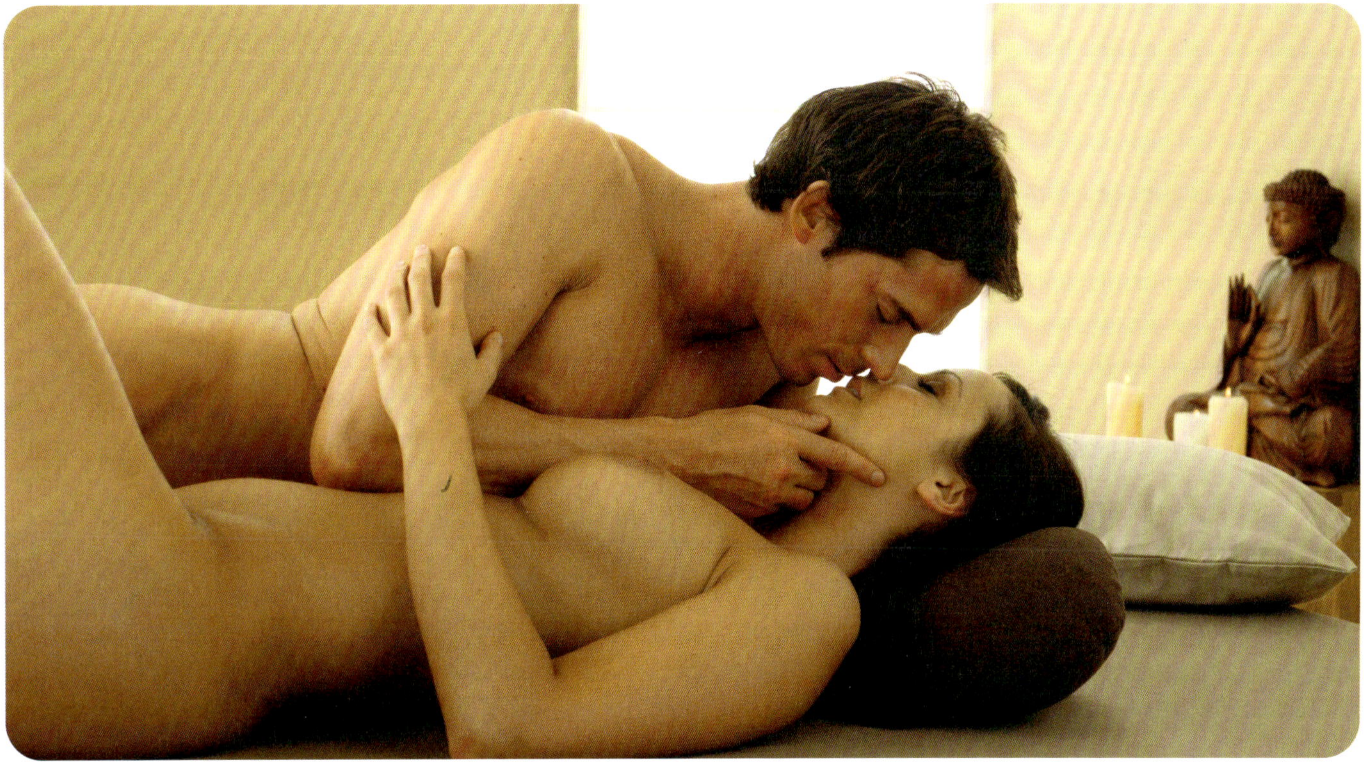

Die Tantra-Massage ist eine Meditation zu zweit. Ziele sind sowohl spirituelles Wachstum als auch der bewusste, meditative Umgang mit der Lust.

Der ausgiebige Genuss ist allerdings kein Selbstzweck, sondern ein Weg zum bewussten, meditativen Umgang mit der Lust und zu spirituellem Wachstum.

Mithilfe der Tantra-Massage lernen Sie, hinter die Oberfläche zu blicken und die Geheimnisse Ihres Partner zu entdecken. Im Sinne des Tantra repräsentieren die oder der Geliebte das Göttliche in seiner weiblichen beziehungsweise in seiner männlichen Form. Shiva und Shakti – die männliche und die weibliche Urenergie – leben in jedem Mann und in jeder Frau. Tantra lädt dazu ein, den fehlenden Teil unserer Ganzheit im Partner zu finden und in ihm den kosmischen Geliebten zu entdecken.

Bei der Tantra-Massage wird nicht zwischen Körper und Geist unterschieden: Natürlich streicheln Sie die Haut und massieren die Muskeln und das Gewebe, doch tatsächlich berühren Sie Ihren Partner nicht nur körperlich, sondern auch geistig und seelisch – sofern Sie einfühlsam dabei vorgehen.

Tantra-Massagen helfen dabei, falsche Moralvorstellungen abzulegen. Das ist wichtig, da sich eine körperfeindliche Einstellung gegen die Philosophie des Tantra richtet, nach der der Körper der Tempel der Seele ist. Wer den Körper ablehnt, lehnt auch die Lust ab – das kann eine Vielzahl von Problemen verursachen. Dazu gehören Berührungsängste, Hemmungen oder Potenzprobleme ebenso wie Schuldgefühle, Versagensängste und Orgasmusschwierigkeiten. Dass diese Probleme nicht nur den Einzelnen, sondern immer auch die Partnerschaft belasten, versteht sich von selbst.

Im Tantra – ebenso wie in der Tantra-Massage – sollte es keine Tabus geben. Im Gegenteil: Wir sollten lernen, unsere sexuelle Natur zu achten und vollkommen zu akzeptieren. Gesellschaftliche Normen sind dabei ganz und gar unwichtig, denn laut Tantra sind Liebe, Erotik und Sexualität heilig.

Tantra ist nichts anderes als der Yoga der Liebe. Ebenso wie Yoga zielt auch Tantra letztendlich darauf ab, Samadhi – die höchste Glückseligkeit – zu erleben. Der Unterschied besteht darin, dass man im Yoga den Weg zum Gipfel alleine geht, während wir die Reise im Tantra gemeinsam mit unserem Partner antreten.

Der spirituelle **Hintergrund**

Die folgenden Seiten richten sich an diejenigen, die noch mehr über den spirituellen und mythologischen Hintergrund der Tantra-Massage wissen wollen. Sie sind hilfreich, um bestimmte Zusammenhänge besser verstehen zu können – aber sie sind kein Muss. Wenn Sie lieber gleich zur Praxis übergehen wollen, um hautnah Erfahrungen zu sammeln, dann sollten Sie die folgenden Abschnitte einfach überspringen und im Kapitel »Erste Schritte – die Vorbereitung« ab Seite 25 weiterlesen.

Kurzer Blick auf die Geschichte

Der Ursprung des Tantra geht auf die ersten Hochkulturen der matriarchalisch geprägten Zivilisation zurück und ist viele Jahrtausende alt. Tantra ist ein Sanskrit-Begriff, der mit »Gewebe« oder »Zusammenhang« übersetzt werden kann, sich ursprünglich jedoch auf die Tantras – eine hinduistische Literaturgattung – bezieht. In ihnen werden Gespräche zwischen der männlichen Gottheit Shiva und der Göttin Parvati – die eine Personifizierung Shaktis ist – beschrieben. Es geht in diesen Dialogen vorwiegend um geheime Rituale, die dazu dienen, die Sinnlichkeit und Sexualität auf eine göttliche Stufe zu erheben.

Alte Zeugnisse tantrischer Lebenslust finden wir in den Ruinen indischer Tempel, beispielsweise in den Überresten des Sonnentempels in Konarak. In zahlreichen erotischen Stellungen wird dort das Liebesspiel zwischen männlichen und weiblichen Gottheiten gezeigt.

Zu den wohl bekanntesten Tantra-Schriften gehört das Kamasutra, das um das 4. Jahrhundert nach Christus entstand und sich – genauso wie andere Tantras – gegen die orthodoxe Autorität der damaligen indischen Gesellschaft richtete, indem es mit sexuellen Tabus brach und die gesellschaftliche Vorherrschaft des Mannes in Frage stellte.

Tantra bekennt sich seit alters her zur Gleichberechtigung zwischen Mann und Frau. Mehr noch: Tantra verehrt die göttliche Urmutter – Shakti – als Schöpferin des Lebens. Die Rückbesinnung auf das Weibliche brachte den Tantra-Anhängern zahlreiche – vor allem männliche – Feinde ein, was auch der Grund dafür ist, dass die Rituale unter strenger Geheimhaltung zelebriert wurden.

In seiner weiteren Geschichte wurde Tantra sowohl vom Buddhismus als auch vom chinesischen Daoismus beeinflusst. In seiner klassischen Form wird der Tantrismus heute nur noch in wenigen Teilen Indiens gepflegt. Inzwischen hat sich jedoch eine zeitgemäße, westlich beeinflusste Tantra-Kultur gebildet. Unabhängig von der jeweiligen Schule sind viele Säulen der ursprünglichen Lehre dabei mehr oder weniger erhalten geblieben. Dazu gehören

- die Ritualisierung der Erotik und Sexualität
- die Entfaltung der Sinnlichkeit durch den Geschmackssinn, Düfte und Berührungen
- die meditative Grundhaltung
- die Steigerung sexueller Energien
- die Verfeinerung des Körperbewusstseins und die Entwicklung der Chakras, der Kraftzentren im Menschen.

Shakti und Shiva

Im Tantra geht es letztendlich um die Vereinigung von Mann und Frau – jedoch weniger im biologischen als vielmehr im spirituellen Sinne: Tantra pflegt das göttliche Spiel zwischen Mann und Frau. Die Gottheiten Shakti und Shiva verkörpern den weiblichen und männlichen Pol. Shakti entspricht der Mondenergie beziehungsweise dem chinesischen Yin, Shiva der Sonnenenergie oder dem chinesischen Yang. Ebenso wie Yin und Yang ergänzen sich Shakti und Shiva im ewigen Wechselspiel.

Shakti – die Mutter aller Dinge

Shakti (Sanskrit: Kraft) steht im Tantra für das weibliche Urprinzip, die

höchste Göttin. Dank der Shaktis, der von männlichen Gottheiten ausgesendeten Energien, erschuf sie das ganze sichtbare Universum.
Shakti ist dementsprechend die Mutter aller Dinge und erscheint in der indischen Mythologie sowohl als Kali – die Zerstörerin – als auch als Parvati – die liebevolle, wohltätige Göttin der Sinnlichkeit. Shakti symbolisiert das Prinzip der ursprünglichen Lebenskraft. Vom Schöpfungsprozess müde geworden, ruht die weibliche Urenergie in Form der Kundalini – der Kraft der schlafenden Schlange – im Beckenboden, also im untersten Chakra.
Durch Tantrapraktiken wie beispielsweise die Tantra-Massage kann die sexuelle Urkraft geweckt und somit auch die Basis für die weitere spirituelle Entwicklung geschaffen werden.

Shiva - die Kraft des Männlichen

Shiva (Sanskrit: Der Gnädige) verkörpert die männliche Energie und gilt im Hinduismus als allmächtiger Herrscher der Welt. Im Tantra wird Shiva als der aktive Pol der Erotik und Sexualität verehrt, ebenso als Herrscher über den Tod und als Gott des Erwachens und der Erkenntnis. Er repräsentiert das kosmische Bewusstsein, das seinen Sitz im obersten Chakra hat. So, wie in jedem Menschen die weibliche Urenergie Shakti ruht, kann jeder Mensch auch Shiva und somit das reine, göttliche Bewusstsein in sich entwickeln.
Zu den bekanntesten Darstellungen Shivas gehören Nataraja – der kosmische Tänzer in Menschengestalt – sowie das Lingam-Symbol, ein phallisch geformter Kultstein.

Kundalini, die Kraft der Schlange

Ebenso wie bestimmte Yogaformen zielt auch Tantra darauf ab, »die Kundalini zu erwecken«. Was bedeutet das? Die bilderreiche Sprache des Alten Indiens benutzte die Schlange als Symbol für die Lebensenergie. Kundalini bedeutet Schlangenkraft, und das Erwecken dieser Kraft entspricht dem Prozess des geistigen Erwachens.
Kundalini wird meistens in Form einer zusammengerollten Schlange dargestellt, die im Beckenboden ruht. Durch Atemübungen, Liebesstellungen und eine gesunde Lebensweise sowie durch Massagen kann diese Energie aktiviert werden. Sobald die Kundalini und damit die Lebensener-

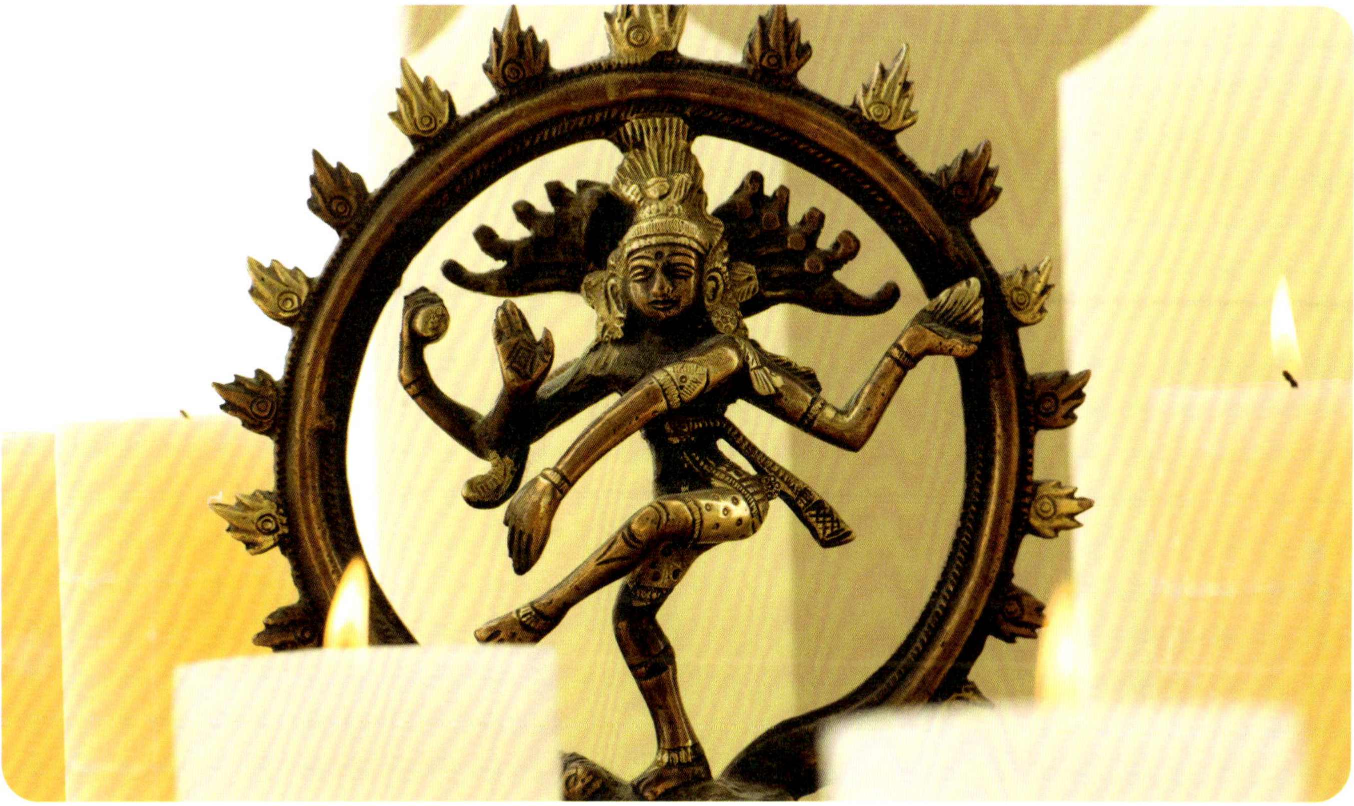

Shiva Nataraja, der König des Tanzes, tanzt die Welt, ihre Rhythmen, ihre Entstehung und ihren Untergang.

gie erwacht, steigt sie nach und nach an der Wirbelsäule aufwärts, wobei sie alle sieben Energiezentren – die so genannten Chakras – passiert und miteinander verbindet.
Ähnlich wie in der europäischen Symbolik des Aeskulapstabes wird der Prozess der Ent-Wicklung bildlich durch die Schlange dargestellt, die sich um die Wirbelsäule herum aufwärts schlängelt. Letztendlich geht es bei der Entfaltung der Kundalini-Energie folglich darum, die sexuelle Kraft zu entwickeln – sie von unten nach oben, von der irdischen in die himmlische Sphäre zu lenken und beide Pole miteinander zu verbinden. Dieser Prozess spiegelt sich auch in der Tantra-Massage wider – wo zunächst von unten nach oben – von den Füßen zum Kopf – und anschließend in umgekehrter Richtung – wieder zurück zur Quelle der sexuellen Lebensenergie – zum Beckenbereich – gearbeitet wird.

Die sieben Chakras

Die Tantra-Massage ist im gleichen Maße eine erotische wie auch eine energetische Massage. Was die energetische Seite anbelangt, so ist sie vor allem eine Form der Chakra-Massage, da bei der Tantra-Massage alle sieben Energiezentren im Menschen harmonisiert werden.
Sie können die Chakras auch ohne Vorkenntnisse und ganz intuitiv behandeln. Besser ist es allerdings, sich mit ein paar Grundinformationen zu den sieben Chakras vertraut zu machen, da Sie Ihr Bewusstsein beim Massieren dann noch besser auf die Energie des jeweiligen Chakras einstellen können:
Die Chakras (Sanskrit: Wirbel oder Räder) sind Bewusstseinszentren beziehungsweise Energiewirbel, die keinen anatomischen Hintergrund haben, sondern zur menschlichen Aura gehören. Die sieben Chakras sind entlang der Wirbelsäule angeordnet, und ihre Energie beeinflusst unsere Organ- und Drüsenfunktionen genauso wie unsere Gefühle und Gedanken.
Jedes einzelne Chakra ist ganz konkreten körperlichen und seelischen Aspekten zugeordnet. Durch Yoga- und Atemübungen oder durch die Tantra-Massage kann die Energie in den Chakras auf sanfte Weise angeregt und harmonisiert werden, was sich auf Körper, Seele und Geist heilsam auswirkt.
Obwohl es bei der Tantra-Massage vor allem darum geht, die unteren Chakras und somit den Sitz der sexuellen Energien zu aktivieren, sollte man bei der Massage auch an die höher gelegenen Kraftzentren – vor allem an das Herz-Chakra – denken.
Im Folgenden erhalten Sie eine Kurzübersicht über die Chakras und die wichtigsten Aspekte, unter anderem über die ihnen traditionell zugeordneten Farben und Symbole.

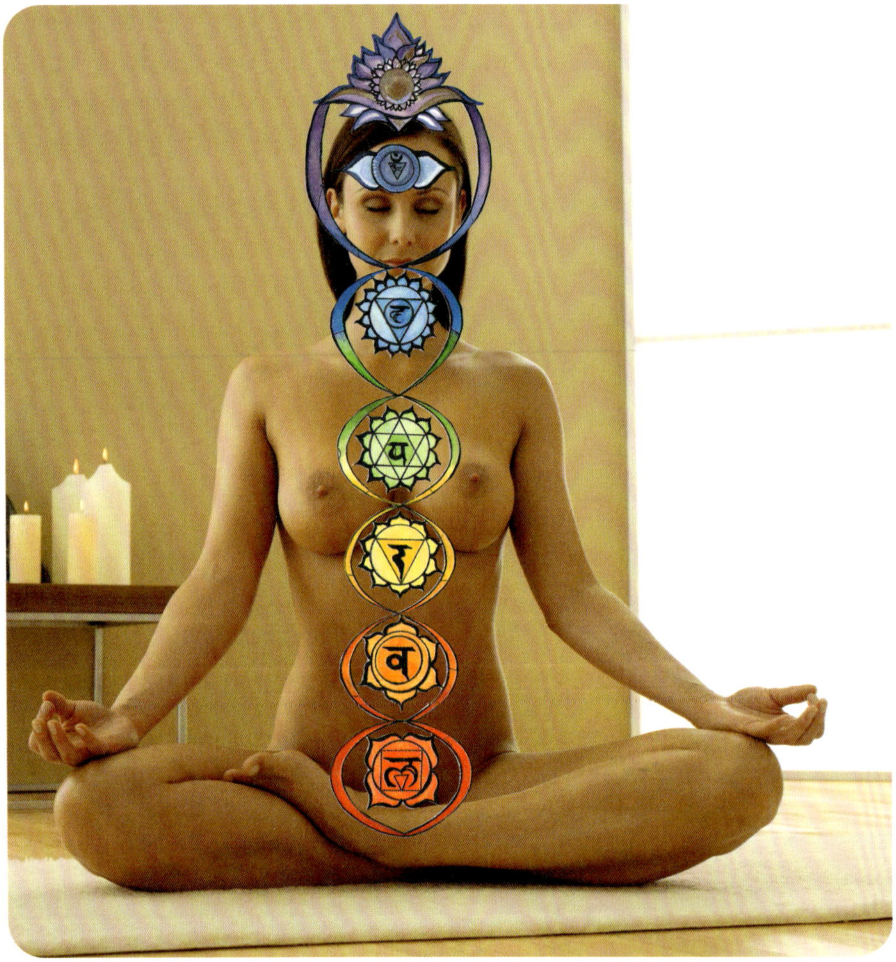

Die sieben Chakras, Bewusstseinszentren im menschlichen Körper, durchstrahlen den ganzen Leib – vom Beckenboden bis zum Schädeldach.

Muladhara-Chakra oder Basis-Chakra

Farbe: rot
Symbol: Quadrat
Lage: Dammbereich, Beckenboden, Steißbein
Zentrale Bedeutung: Überleben, Arterhaltung, Ur-Energie
Einflussbereich: Nebennieren, Nieren, Dickdarm, Enddarm, Ausscheidungsorgane, Knochen, Steißbein
Positive Bewusstseinsaspekte: Lebenskraft, Lebenswille, Selbst- und Arterhaltung, Ausdauer, Rhythmus, Naturverbundenheit, Erdung, Urvertrauen
Negative Bewusstseinsaspekte: Selbstsucht, Triebhaftigkeit, Trägheit, existentielle Ängste
Körperliche Hinweise auf Störungen: Darmerkrankungen, Verstopfung, Blasen- und Nierenerkrankungen, Prostataleiden, Knochenerkrankungen, Blutarmut, Blutdruckschwankungen
Seelische Hinweise auf Störungen: Ängste, Kraftlosigkeit, Mangel an Vertrauen, schwache sexuelle Energie, Schwierigkeiten, sich selbst anzunehmen

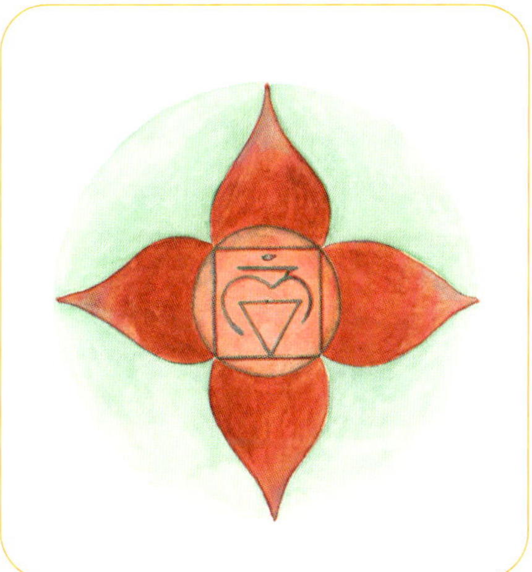

Muladhara-Chakra – fördert Urvertrauen und Sicherheit.

Svadhisthana-Chakra oder Sexual-Chakra

Farbe: orange
Symbol: Mondsichel
Lage: Kreuzbein, knapp oberhalb der Geschlechtsorgane
Zentrale Bedeutung: Sexualität, Fortpflanzung
Einflussbereich: Keimdrüsen, Geschlechtsorgane, Unterleibsorgane, Kreuzbein, Beckenraum
Positive Bewusstseinsaspekte: Leidenschaft, sexuelle Lust, Körperbewusstsein, Vitalität, Attraktivität, Kreativität, heilende Energie, Zeugungskraft, Lebensfreude
Negative Bewusstseinsaspekte: Lustabhängigkeit, Zwanghaftigkeit, Triebhaftigkeit, Aggressivität
Körperliche Hinweise auf Störungen: Geschlechtskrankheiten, Menstruationsbeschwerden, Prostataerkrankungen, Impotenz, Rückenschmerzen im unteren Rücken, Erkrankungen von Blut und Lymphe, Hauterkrankungen
Seelische Hinweise auf Störungen: Kraftlosigkeit, sexuelle Unlust, depressive Verstimmungen, Lebensfeindlichkeit

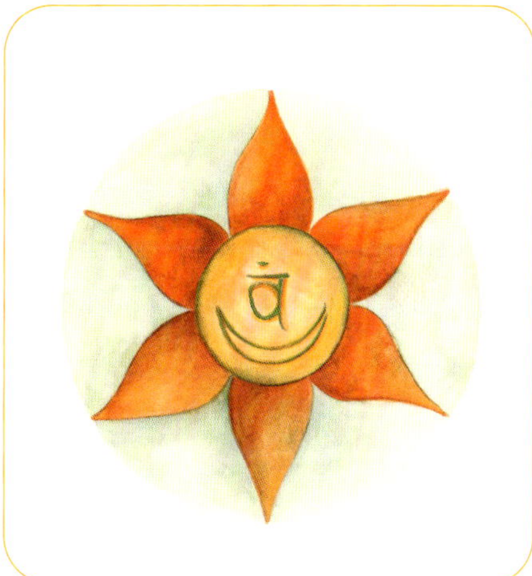

Svadhisthana Chakra – das Tor zu Sinnlichkeit und Lebenslust.

Manipura-Chakra oder Nabel-Chakra

Farbe: gelb
Symbol: Dreieck
Lage: oberhalb des Nabels, Magenbereich, Lendenwirbelsäule, Sonnengeflecht
Zentrale Bedeutung: Gefühle
Einflussbereich: Bauchspeicheldrüse, Leber, Milz, Magen, Gallenblase, Bauchhöhle, vegetatives Nervensystem
Positive Bewusstseinsaspekte: Mitgefühl, Empathie, Sensibilität, Ichgefühl, Emotionalität, Sehnsucht, Durchsetzungsvermögen
Negative Bewusstseinsaspekte: Gefühlskälte, Sentimentalität, Selbstmitleid, Eifersucht, Machtbesessenheit, Rücksichtslosigkeit
Körperliche Hinweise auf Störungen: Magenbeschwerden, Erkrankungen von Leber, Milz und Gallenblase, Bauchschmerzen, Verdauungsstörungen, Übergewicht, Rückenschmerzen im Lendenwirbelsäulenbereich, Nervenerkrankungen
Seelische Hinweise auf Störungen: Wut, Ängste, Gereiztheit, Schlafstörungen, Albträume

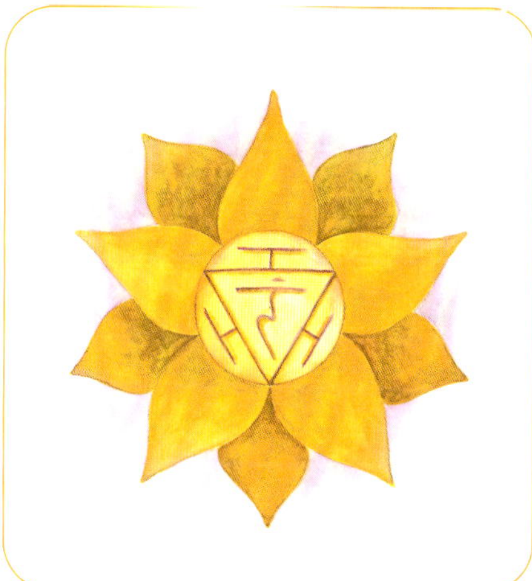

Manipura-Chakra – der Schlüssel zur Emotionalität.

Anahata-Chakra oder Herz-Chakra

Farbe: grün
Symbol: Hexagramm
Lage: Brustwirbelsäule, auf Herzhöhe, jedoch in der Brustmitte
Zentrale Bedeutung: Liebe, Menschlichkeit
Einflussbereich: Thymusdrüse, Herz, Kreislauf, Blut, Brustkorb
Positive Bewusstseinsaspekte: Liebe, Kommunikation, Gefühlswärme, künstlerischer Ausdruck, Gruppenbewusstsein, Selbstwertgefühl, Nächstenliebe
Negative Bewusstseinsaspekte: Überheblichkeit, Eigenliebe, Lieblosigkeit, Härte
Körperliche Hinweise auf Störungen: Herzbeschwerden, Angina pectoris, Herzklopfen, Herzrhythmusstörungen, Schmerzen im Brustbereich, zu hoher Blutdruck, zu niedriger Blutdruck, Lungenerkrankungen, Atembeschwerden, Asthma
Seelische Hinweise auf Störungen: Kontaktschwierigkeiten, Gefühlskälte, Einsamkeit, Gefühl des Isoliertseins, Angst vor Einsamkeit

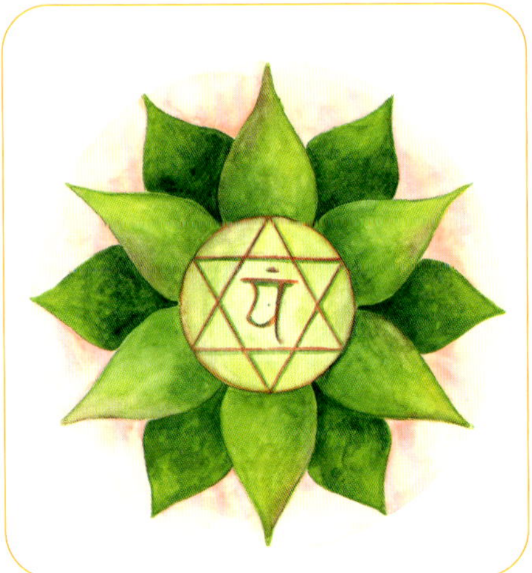

Anahata-Chakra – fördert Liebe, Toleranz und Mitgefühl.

Vishuddha-Chakra oder Hals-Chakra

Farbe: hellblau
Symbol: Kreis
Lage: Halswirbelsäule, Kehlkopf
Zentrale Bedeutung: mentale Energie, Kommunikation
Einflussbereich: Schilddrüse, Nebenschilddrüsen, Hals, Kiefer, Luftröhre, Atmung, Stimme, Kehlkopf, Speiseröhre, Halswirbelsäule
Positive Bewusstseinsaspekte: Kommunikationsfähigkeit, harmonisches Ichbewusstsein, Interesse, rationales Denken, Unterscheidungskraft, Beherrschung von Wort, Sprache und Ton, Bewusstsein von Individualität
Negative Bewusstseinsaspekte: Ehrgeiz, Intoleranz, Ruhmsucht, Realitätsflucht, Illusion, Überbetonung des Intellekts, Manipulation anderer
Körperliche Hinweise auf Störungen: Hals-, Zahnschmerzen, Mandelentzündung, Nacken- und Schulterschmerzen, Beschwerden im Bereich der Halswirbelsäule, Schilddrüsenleiden, Sprachstörungen
Seelische Hinweise auf Störungen: Schüchternheit, Hemmungen, Verwirrung, Angst vor Isolation

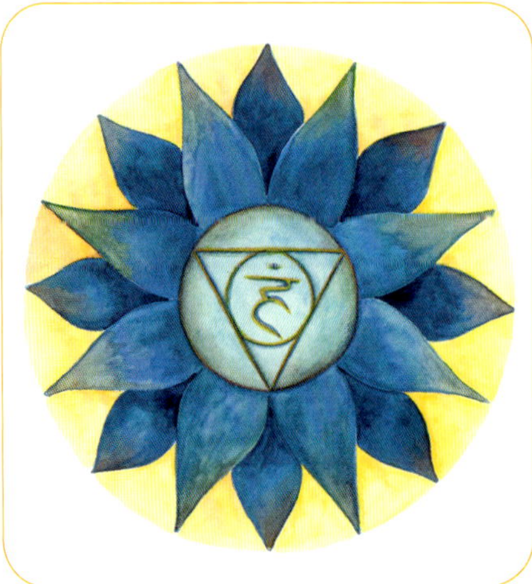

Vishudda-Chakra – wirkt auf Kommunikation und mentale Kraft.

Ajna-Chakra oder Stirn-Chakra

Farbe: dunkelblau
Symbol: Dreieck, Kreis mit zwei Flügeln
Lage: zwischen den Augenbrauen, in der Mitte der Stirn
Zentrale Bedeutung: Intuition, Weisheit
Einflussbereich: Hirnanhangdrüse, Kleinhirn, Gesicht, Augen, Ohren, Nase, Nebenhöhlen, Hormonsystem, Nervensystem
Positive Bewusstseinsaspekte: Selbstbewusstsein, Seelenverbundenheit, schöpferische Energie, Intuition, Erfahrung der Ganzheit, geistige Erkenntnisse, Erleuchtung, heilende Energie, Vorstellungskraft, selbstverantwortliches Handeln
Negative Bewusstseinsaspekte: Selbstsucht, Selbstverherrlichung, Machtstreben, Egoismus, verantwortungsloses Handeln
Körperliche Hinweise auf Störungen: Kopfschmerzen, Migräne, Gehirnerkrankungen, Augenleiden, nachlassende Funktion der Sinnesorgane, Geisteskrankheiten, Erkrankungen des Nervensystems

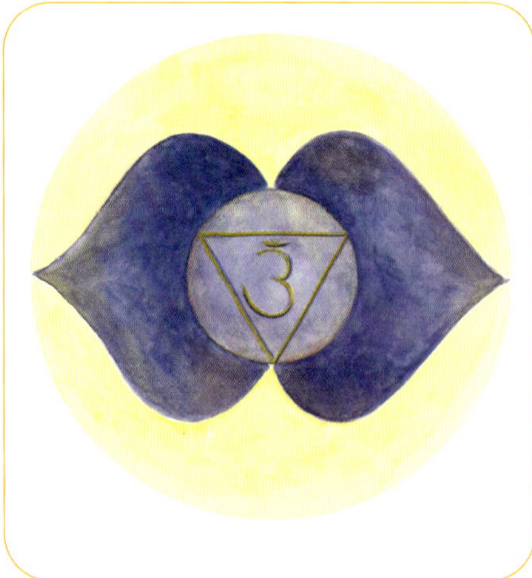

Ajna-Chakra – stellt die Verbindung zur geistigen Welt her.

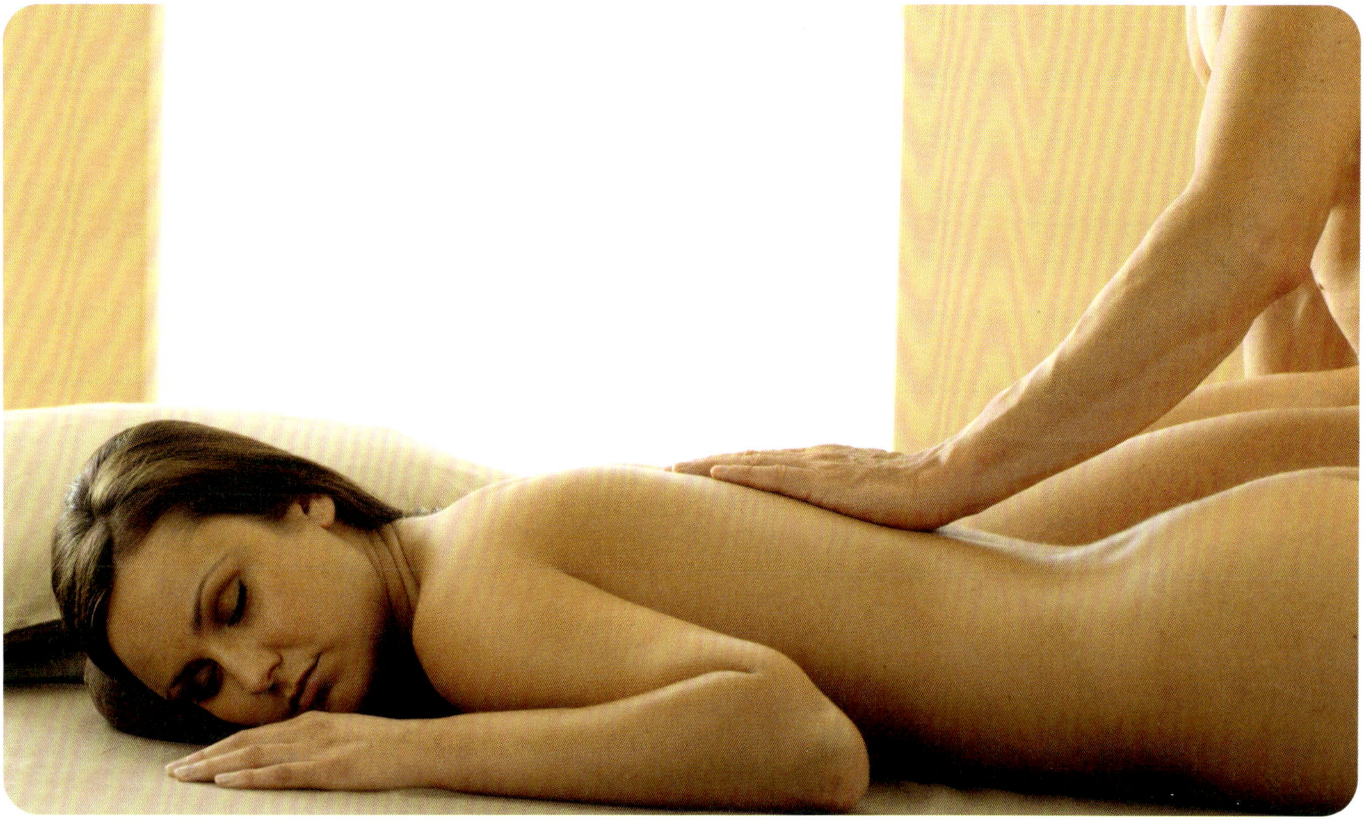

Mit der Chakra-Lehre lassen sich wichtige Energiezentren im Körper aktivieren und harmonisieren – so lassen sich Blockaden lösen und Probleme bewusst machen.

Seelische Hinweise auf Störungen: Konzentrationsschwäche, Gedankenflucht, Gefühl von Sinnlosigkeit, Mangel an Orientierung im Leben, Ängste

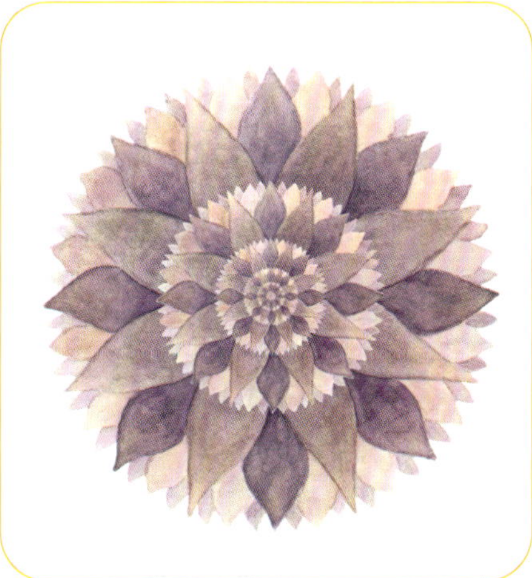

Sahasrara-Chakra – steht für die Verbundenheit mit dem Kosmos.

Sahasrara-Chakra oder Kronen- und Scheitel-Chakra

Farbe: weiß, violett
Symbol: Lotusblüte
Lage: Scheitel
Zentrale Bedeutung: Spiritualität, Erfahrung geistiger Welten
Einflussbereich: Mittelhirn, Zirbeldrüse, Augen, gesamter Organismus
Positive Bewusstseinsaspekte: Verbundenheit mit dem Universum, geistige Kraft, Spiritualität, Religiosität
Negative Bewusstseinsaspekte: schwarze Magie, Ichauflösung, Desinteresse am Weltlichen, Rückzug
Körperliche Hinweise auf Störungen: Kopfschmerzen, chronische Erkrankungen, Immunschwäche, Nervenleiden, Atemstörungen, Krebs

Seelische Hinweise auf Störungen: geistige Erschöpfung, Mangel an Lebensfreude, Dumpfheit, Depression, Sinnlosigkeit, Kraftlosigkeit

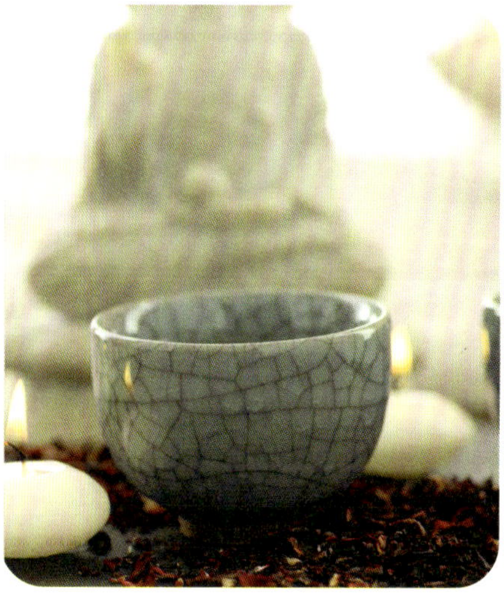

Hauptthemen des Kronen-Chakras sind Erleuchtung und Spiritualität.

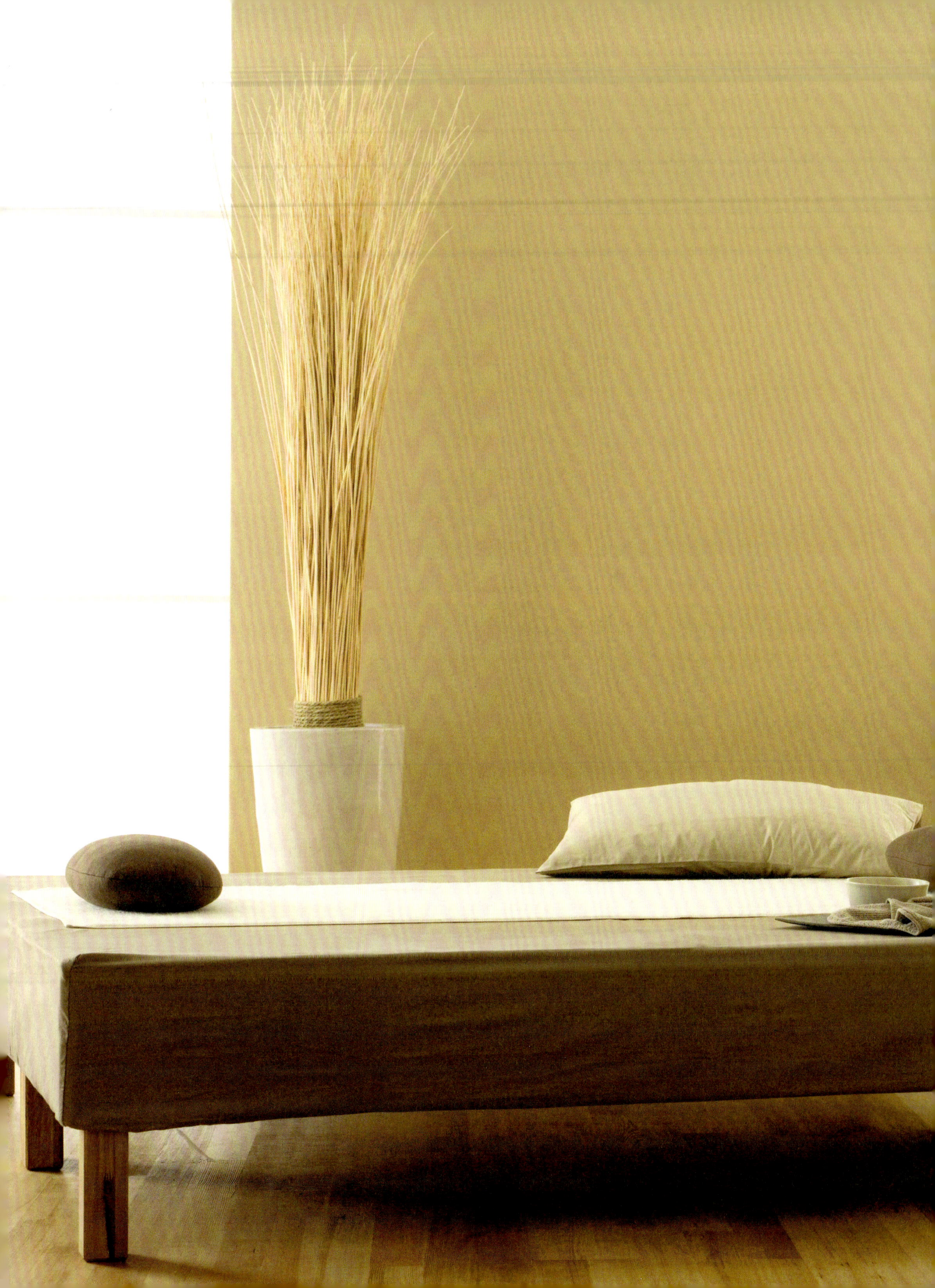

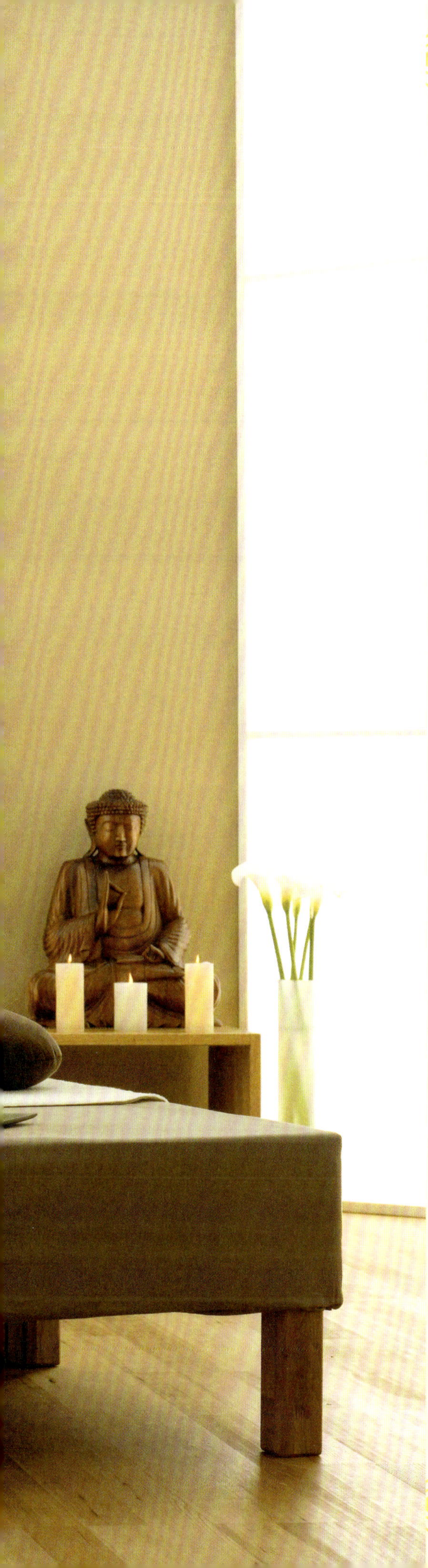

Erste Schritte –

die Vorbereitung

Bereits mit wenigen und einfachen Mitteln können Sie eine erotische Atmosphäre zaubern und für Geborgenheit und Harmonie sorgen. Verführerische Düfte, wohlige Wärme und betörende Ölmischungen tragen dazu bei, dass Sie und Ihr Partner tief in die Tantra-Massage eintauchen können.

Raum für Geborgenheit schaffen

Im Tantra gehört bereits die Vorbereitung zum Ritual der Liebe. Für die Tantra-Massage gilt, dass die Einstimmung der erste und vielleicht wichtigste Schritt ist. Denn immerhin gibt er die Richtung für die ganze weitere Massagesitzung vor. Sie sollten die Tantra-Massage stets wie ein kleines, intimes Fest vorbereiten, damit Ihr Partner und Sie sich rundherum wohl und geschützt fühlen können.

Mit nur wenigen Handgriffen können Sie jeden beliebigen Massageplatz in Ihren ganz individuellen Tantra-Tempel verwandeln. Dafür ist alles erlaubt, was beiden gefällt und den grauen Alltag durchbricht: Stellen Sie schöne Blumen auf, verwenden Sie aromatische Düfte, sorgen Sie für das richtige Licht. Wichtig ist nicht, dass alles perfekt ist, sondern dass Sie Ihrer Fantasie dabei freien Lauf lassen.

Natürlich brauchen Sie für die Tantra-Massage weder einen speziellen Massageraum noch eine besondere Massagebank. Es genügt, sich eine kleine Ecke eines Zimmers zu reservieren und einige Decken auf den Boden zu legen.

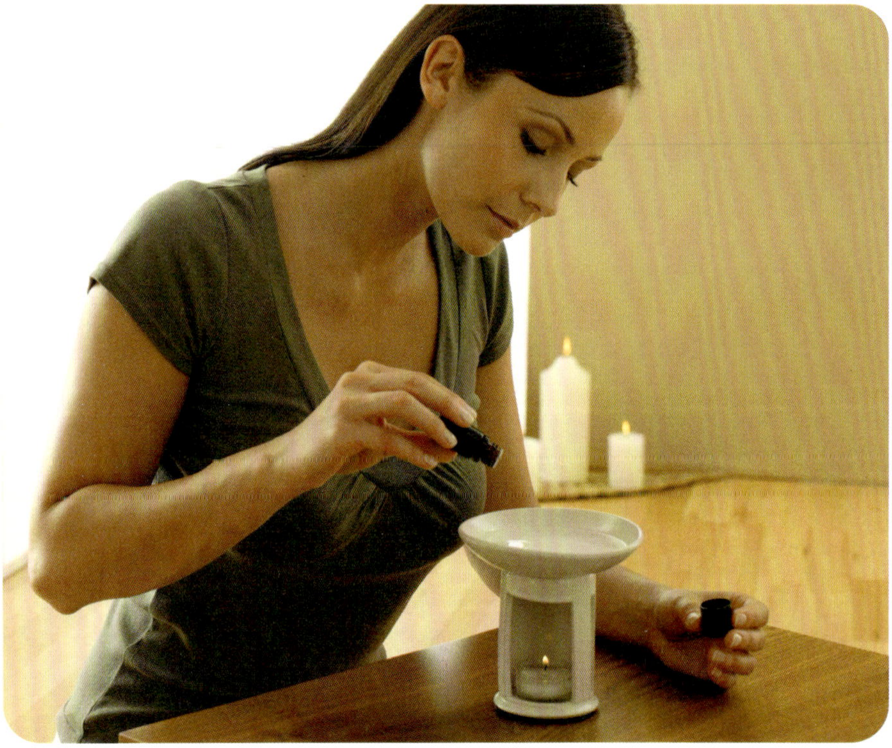

Sanftes Kerzenlicht und aromatische Düfte sorgen für eine wohlige Einstimmung auf die ungestörte Zeit zu zweit.

Allerdings sollten Sie später immer wieder an den gleichen Platz zurückkehren. Durch regelmäßige Tantra-Massagen wird sich an dem von Ihnen ausgewählten Ort eine erotische und sinnliche Atmosphäre aufbauen, die es Ihnen erleichtert, in die Massage hineinzufinden.

»Wie man sich bettet, so liegt man« – dieser Satz gilt erst recht für die Tantra-Massage, denn eine gute Vorbereitung ist nicht nur für das Liegen, sondern auch für das Lieben – und Massieren – wichtig. In den folgenden Abschnitten erfahren Sie

- wie Sie den Raum gestalten und die Sinnlichkeit zu sich einladen
- wie Sie sich selbst einstimmen können
- wie Sie Düfte, Farben und Klänge einsetzen
- welche Ölmischungen für die Tantra-Massage besonders gut geeignet sind.

Ungestört sein

Entspannung und innere Ruhe sind Grundvoraussetzungen für eine einfühlsame Massage. Um sich jedoch auch innerlich entspannen zu können, benötigen Sie zunächst einmal äußere Ruhe.

Während der Tantra-Massage sollten Sie sich von nichts und niemandem stören lassen. Diese Zeit ist wirklich ganz allein für Sie und Ihren Partner

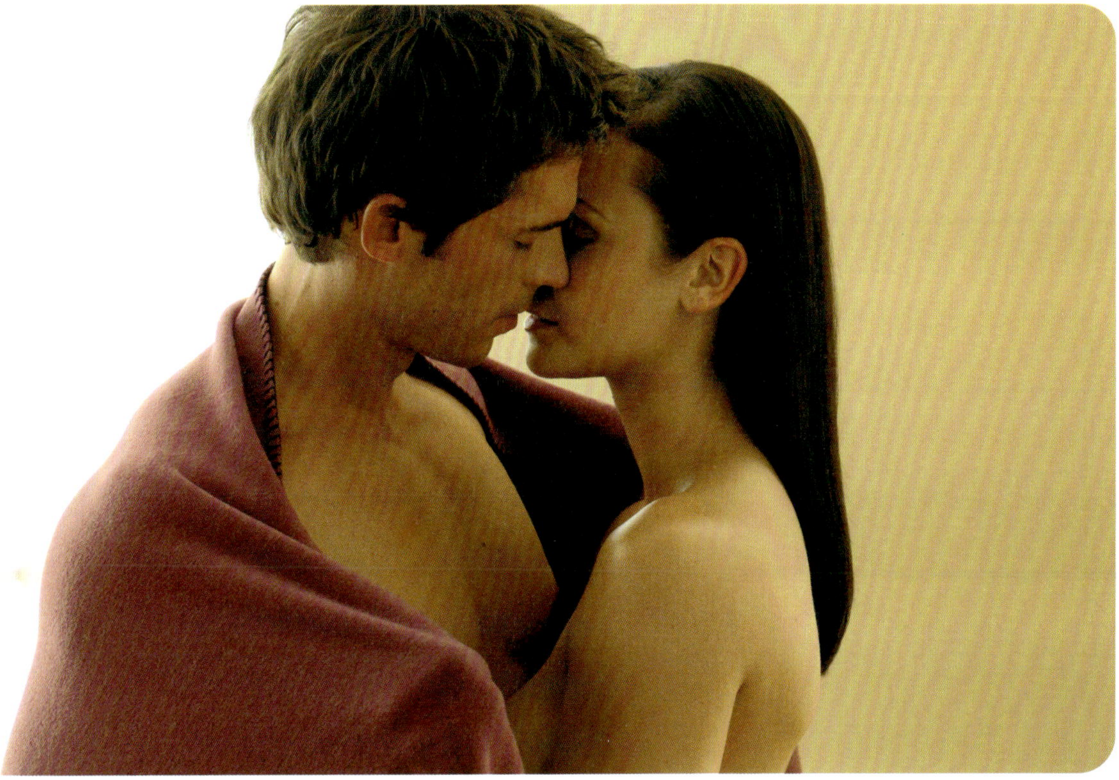

Die innere Wärme, die aus dem Herzen kommt, ist im Tantra von großer Bedeutung. Ebenso wichtig für das Ritual zu zweit ist ein warmer Raum, in dem Sie sich optimal entspannen können.

reserviert – je weniger Ablenkung es gibt, desto besser ist es. Störquellen wie Telefone und Türklingeln lassen sich leicht abstellen. Schwieriger ist es, Mitbewohner – und dazu gehören natürlich auch Kinder – davon abzuhalten, inmitten einer erotischen Massage ins Zimmer zu stürmen. Wählen Sie daher einen günstigen Zeitpunkt aus, und schließen Sie vorsichtshalber die Tür ab.

Wohlige Wärme

Wärme ist im Tantra äußerst wichtig. Damit ist nicht nur die innere Wärme, die aus dem Herzen strahlt, gemeint, sondern auch eine angenehme Raumtemperatur. Im Gegensatz zu den Durchschnittstemperaturen in Indien kann es in Mitteleuropa häufig sehr kalt werden. Umso wichtiger ist es, den Raum gut zu heizen.
Die ideale Raumtemperatur für eine Massage liegt bei mindestens 22 °C – und da man bei der Massage unbekleidet ist, dürfen es sogar ruhig noch zwei bis drei Grad mehr sein. Denn wer friert, kann sich unmöglich entspannen.
In großen Räumen oder bei schlechter Heizung ist es wichtig, noch einige kuschelige Decken zur Hand zu haben. Damit sollten Sie die Körperteile, die Sie gerade nicht behandeln, abdecken. Falls Ihr Partner leicht friert, ist das auch in warmen Räumen sinnvoll. Solange Sie dann beispielsweise Kopf oder Brust massieren, sollten Sie Beine und Bauch einfach zudecken.

Die richtige Unterlage

Achten Sie darauf, dass Sie ausreichende Bewegungsfreiheit haben, da Sie sich während der Massage um Ihren Partner herum bewegen und außerdem ab und zu die Position wechseln müssen.
Als Unterlagen für Tantra-Massagen eignen sich beispielsweise Futons, japanische Bodenmatten, besonders gut. Sie besitzen die ideale Festigkeit. Zwei bis drei Futons aneinandergelegt ergeben eine schöne, große Massagefläche. Natürlich können Sie auch ganz normale Matratzen auf den Boden legen. Im Bett zu massieren ist dagegen eher schwierig, da die meisten Betten zu klein und oft auch zu weich sind.

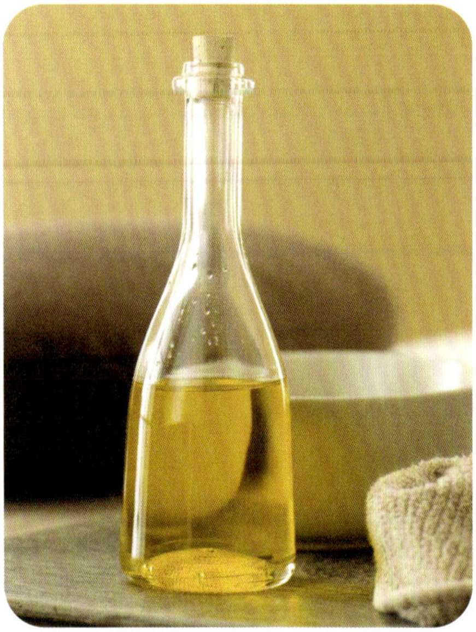

Für viele Teile der Tantra-Massage benötigen Sie ein Massage-Öl.

Am einfachsten und schnellsten geht es, zwei bis drei weiche Decken und ein großes Bettlaken auf einen dicken Teppich zu legen. Doch ganz gleichgültig, für welche Unterlage Sie sich entscheiden: Legen Sie auf jeden Fall noch ein bis zwei große Badehandtücher darauf, da während der Massage ziemlich viel Öl verwendet wird.

Kissen, Farben, Blumen, Licht ...

Um einen gewöhnlichen Raum in einen kleinen Liebestempel zu verwandeln, brauchen Sie lediglich ein wenig Fantasie. Verwöhnen Sie sich und Ihren Partner mit einer farbenfrohen und sinnlich ansprechenden Umgebung. Schmücken Sie Ihren Massageraum mit farbigen Kissen, Decken und vielen bunten Seidentüchern. Besonders geeignet dafür sind Rot-, Orange- und Gelbtöne, da sie eine aktivierende Wirkung auf die vitalen und sexuellen Energien haben – letztlich jedoch sollten Sie aus dem Bauch entscheiden und Ihre persönliche Auswahl treffen.

Stellen Sie eine Vase mit schönen Blumen auf. Wenn Sie möchten, können Sie Ihre Liegewiese zusätzlich mit einzelnen Blütenblättern umrahmen, die Sie in einem großen Kreis anordnen. Ob Sie eher Rosenblüten oder exotische Blumen wie Lilien oder Orchideen verwenden, sollten Sie ganz Ihrem Geschmack überlassen. Auch Grünpflanzen wie Gräser und Farne tragen dazu bei, eine friedvolle und angenehme Atmosphäre zu schaffen.

Neben Kissen, Tüchern und Blumen ist es vor allem die Beleuchtung, die für die richtige Stimmung sorgt. Für die Tantra-Massage brauchen Sie nur sehr wenig Licht: Denn erstens geht es beim Massieren ohnehin mehr um das Spüren als um das Sehen, und zweitens fühlen sich die meisten Menschen sehr unwohl, wenn sie ohne Kleidung grellem Licht ausgesetzt sind.

Bei Kerzenlicht gelingt es am besten, loszulassen und zu entspannen, da Kerzen ein sehr warmes, lebendiges Licht ausstrahlen. Am besten tauchen Sie das gesamte Zimmer in Kerzenlicht, indem Sie viele einzelne Kerzen in Leuchtern rund um den Massageplatz verteilen.

Auch farbiges Licht vermittelt die nötige Ruhe und schafft eine romantische Stimmung. Dafür können Sie beispielsweise Stehlampen mit roten oder gelben Seidentüchern abdecken. Oder Sie verwenden farbige Strahler. Wichtig ist nur, dass beide Partner sich bei der Beleuchtung wohl und entspannt fühlen.

Wenn Sie besonderen Wert auf den rituellen Aspekt legen, sollten Sie spirituelle Symbole verwenden, die die Kraft des Weiblichen und Männlichen versinnbildlichen beziehungsweise Zuneigung oder Bewusstheit repräsentieren. Beispielsweise können Sie eine kleine Buddha-Statue als Symbol für den achtsamen Umgang miteinander aufstellen. Auch Shiva- und Shaktifiguren oder kultische Phallus- oder Vagina-Darstellungen (Lingam- und Yonisymbole) können dabei helfen, sich beim Massieren an den geistigen Hintergrund des Tantra zu erinnern.

Verführerische Düfte

Mit Düften lässt sich die Atmosphäre reinigen und eine harmonische Stimmung erzeugen: Über das Riechfeld in der Nasenschleimhaut erreichen Duftaromen in Sekundenschnelle das Gefühlszentrum im Gehirn und entspannen Seele und Geist. Im Tantra sind jedoch duftende Kräuter und Gewürze auch deshalb beliebt, weil sie eine ausgleichende Wirkung auf die Chakras und den gesamten Energiehaushalt haben.

Mit ätherischen Ölen, die in der Aromatherapie eingesetzt werden, können Sie auch bei der Tantra-Massage für Wohlgerüche sorgen. Achten Sie jedoch darauf, dass Sie ausschließlich hochwertige und naturreine Aromaöle von bester Qualität verwenden – Sie benötigen nur kleinste Mengen davon.

Die Anwendung ist einfach: Träufeln Sie je nach Raumgröße vier bis acht Tropfen einer Essenz in eine mit Wasser gefüllte Duftlampe. Alternativ dazu können Sie auch eine kleine Wasserschale verwenden, die Sie auf die Heizung oder ein Stövchen stellen.

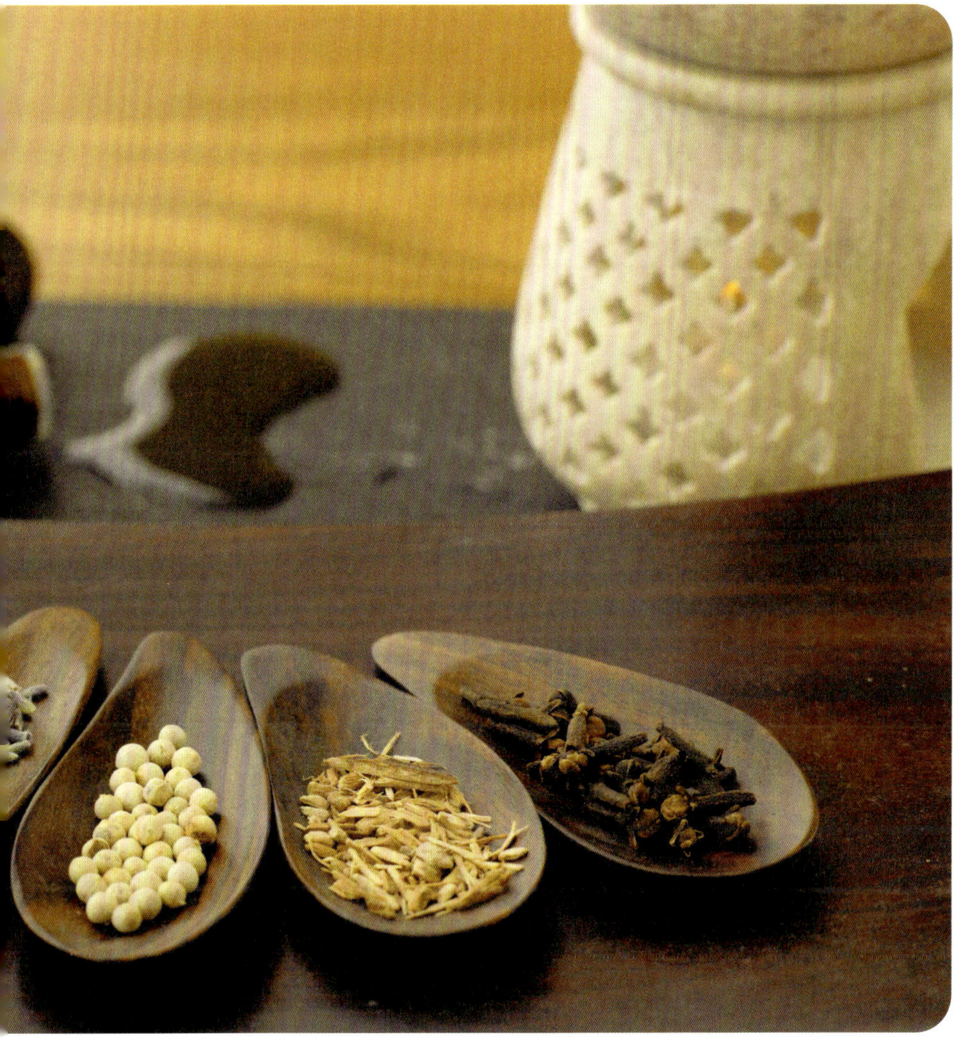

Duftende Kräuter und Gewürze wirken ausgleichend und harmonisierend.

Tantra-Massage Tipp

Neben einzelnen Düften können Sie auch spezielle Duftmischungen einsetzen, mit denen Sie mehrere Chakras gleichzeitig ansprechen. Die folgenden Duftrezepte eignen sich für die Tantra-Massage besonders gut:

- **Erdige Mischung**
  3 Tropfen Nelke und
  3 Tropfen Pfeffer
- **Sinnliche Mischung**
  2 Tropfen Vanille und
  4 Tropfen Sandelholz
- **Vitalisierende Mischung**
  3 Tropfen Lavendel und
  3 Tropfen Rosmarin

Für die Tantra-Massage empfiehlt es sich, solche Düfte zu verwenden, die die sexuellen Energien in den unteren Chakras anregen. Dazu gehören folgende ätherische Öle:

- Nelke – aktiviert das Basis-Chakra
- Rosmarin – aktiviert das Basis-Chakra
- Sandelholz – aktiviert das Sexual-Chakra
- Vanille – aktiviert das Sexual-Chakra
- Pfeffer – aktiviert das Sexual-Chakra
- Myrrhe – aktiviert das Sexual-Chakra
- Zitrone – aktiviert das Nabel-Chakra
- Lavendel – aktiviert das Nabel-Chakra

Erotisierende Räucherungen

Die Beduftung von Räumen mittels ätherischer Öle ist eine ebenso einfa che wie sehr wirkungsvolle Art, Düfte gezielt für das Wohlbefinden einzusetzen. Nach der klassischeren Methode aus Sicht des Tantra ist es jedoch eher üblich, Räucherstäbchen zu verwenden.
Ebenso wie bei ätherischen Ölen gibt es auch bei Räucherstäbchen durchaus erhebliche Qualitätsunterschiede. Kaufen Sie daher nur Räucherstäbchen ohne chemische Zusatzstoffe. Für Lust und Liebe eignen sich die folgenden Sorten besonders gut

- Rose
- Sandelholz
- Jasmin
- Vanille
- Patchouli
- Amber
- Ayurveda-Mischungen

Falls Sie etwas mehr Zeit investieren wollen, um die Atmosphäre des Raumes vor der Tantra-Massage gründlich zu reinigen und negative Energien zu vertreiben, können Sie auch eine traditionelle Räucherung vornehmen. Hier eine besonders aphrodisierende Mischung:

Tantra-Räuchermischung

- 2 Teile Weihrauch
- 2 Teile Sandelholz
- 1 Teil getrocknete Vanille
- 1 Teil getrocknete Rosenblätter

Alle Zutaten sollten gut getrocknet sein, bevor sie im Mörser grob zermahlen werden.

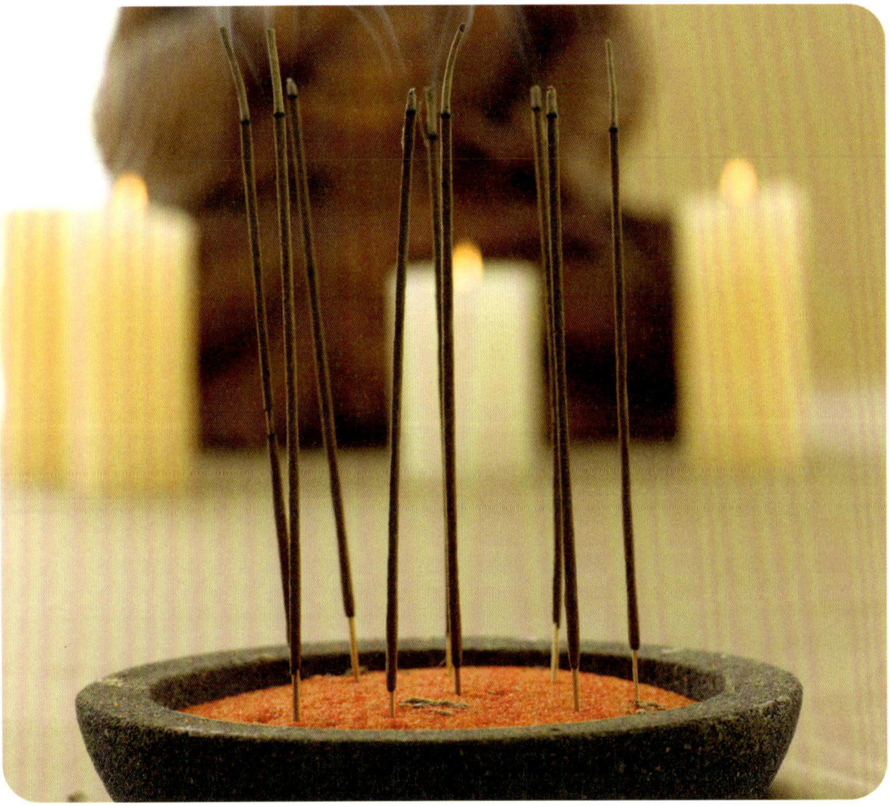

Räucherstäbchen sind die klassische Tantra-Methode zur Raumbeduftung.

> **Vorsicht !**
>
> Lassen Sie die Kohle immer vollständig ausglühen, bevor Sie Ihr Zimmer verlassen, oder löschen Sie sie unter fließendem Wasser.

Das Räucherritual

Sie benötigen eine kleine Räucherschale aus Keramik oder Metall, eine feuerfeste Unterlage, Räucherkohle in Form von Kohlescheiben sowie etwas Sand – alles ist im Esoterikhandel oder per Internet erhältlich, ebenso fertige Räuchermischungen. Zwei weitere hilfreiche Räucherutensilien sind eine Pinzette und eine große Vogelfeder. Mit der Pinzette können Sie die Kohle beim Anzünden halten, ohne sich zu verbrennen; die Feder benützen Sie als Fächer.
Das reinigende Räucherritual dauert nur wenige Minuten:

- Zunächst sollten Sie den Raum kurz gründlich lüften.
- Füllen Sie etwas Sand in Ihr Räuchergefäß, das auf einer feuerfesten Unterlage stehen sollte. Halten Sie die Kohle mit einer Pinzette fest, zünden Sie sie an, und legen Sie sie, sobald sie zu knistern beginnt, in die Räucherschale.
- Pusten Sie die Kohle mehrmals leicht an, bis sie richtig durchglüht, und geben Sie sodann eine Messerspitze Ihrer Räuchermischung in die Mulde der Kohle.
- Fächeln Sie mit der Feder Luft in die Glut, legen Sie, falls nötig, etwas Räucherwerk nach, und umfächeln Sie sich und Ihren Partner mit dem

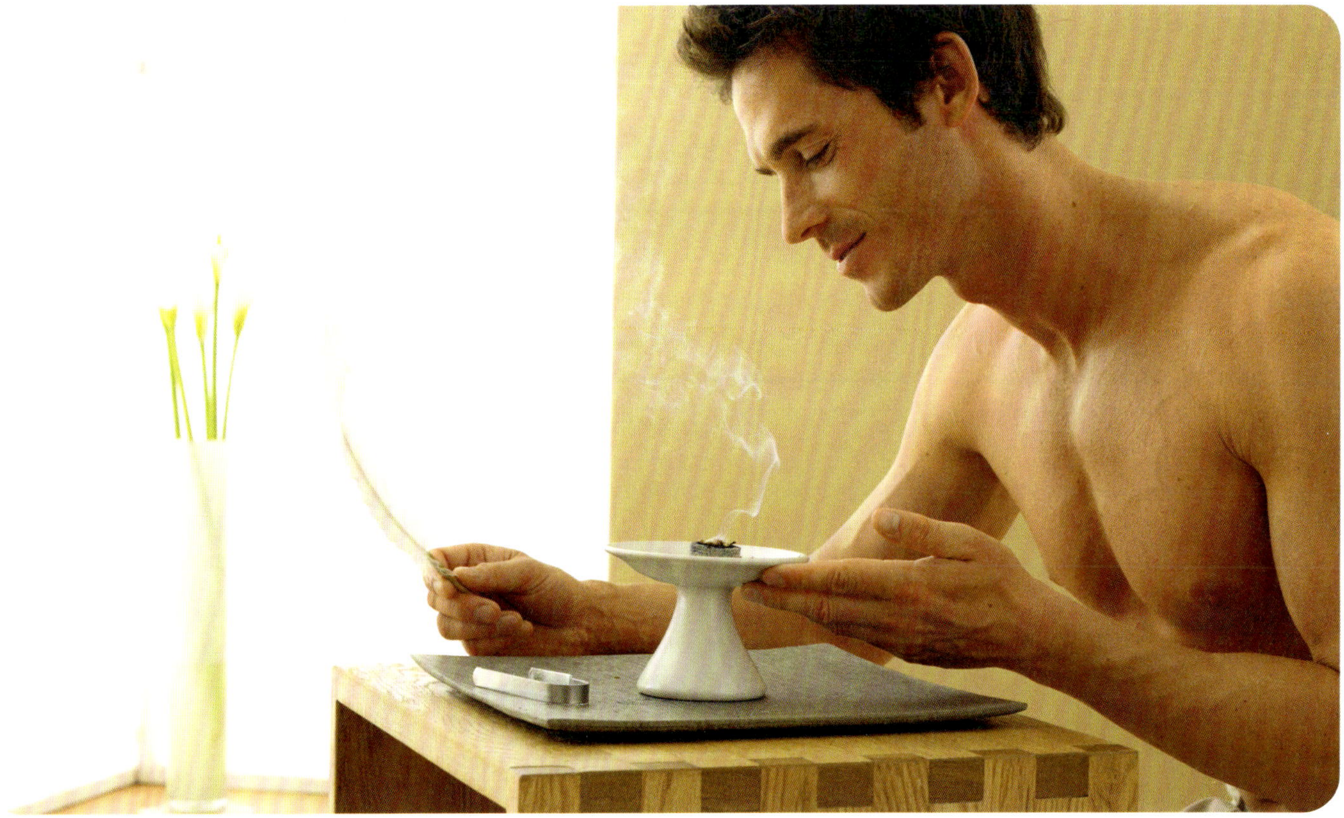

Um negative Energien zu vertreiben und die Atmosphäre des Raumes gründlich zu reinigen, können Sie vor der Tantra-Massage ein kurzes, reinigendes Räucherritual durchführen.

aromatischen Rauch, indem Sie die Feder oder Ihre Handflächen benützen, als wollten Sie im Rauch baden.

- Schließen Sie die Augen, genießen Sie den Duft der Rauchmischung und vergessen Sie alles, was war, sowie alles, was kommen wird. Lassen Sie sich vom Rauch ganz in den jetzigen Moment tragen.

Musik für die Seele

Jedes Paar muss für sich entscheiden, ob während der Massage im Hintergrund Musik laufen soll oder nicht. Einige Menschen werden durch Musik leicht abgelenkt und in ihrer Konzentration gestört – für sie ist Stille sicher die bessere Option. Auch hat jede Musik ihren festen Rhythmus, der nicht immer dazu passt, wie Sie sich bei der Massage bewegen möchten. Andererseits kann kaum ein anderes Mittel Stress und negative Gefühle so schnell vertreiben wie schöne Klänge. In der Musiktherapie wird gezielt mit Musik gearbeitet, um zu entspannen, Ängste und Nervosität abzubauen oder sogar das Immunsystem anzuregen – und das mit großem Erfolg. Im Alten Indien wurde Musik traditionell weniger zur Unterhaltung als vielmehr für die Meditation, für die Heilung und nicht zuletzt auch zur Aktivierung sexueller Energien eingesetzt.

Viele Menschen können sich erotische Augenblicke ohne die passenden Klänge kaum vorstellen. Nichts spricht dagegen, während der Tantra-Massage Musik zu hören. Klassische indische Musik – etwa in Form von Ragas – ist sehr reich an Obertönen und wird auch im Westen oft als besonders spirituell empfunden. Doch natürlich können Sie auch westliche klassische Musik – etwa Werke von Bach, Mozart oder Vivaldi – oder moderne Meditationsmusik wählen. Grundsätzlich gilt für die Musik wie für die Massage: Erlaubt ist, was beiden Partnern gefällt. Erfahrungsgemäß aber ist ruhige, fließende und meditative Musik besonders hilfreich für die Massage. Schnelle, hektische Klänge verleiten dazu, sich auch hektisch zu bewegen, was bei der Tantra-Massage jedoch unbedingt vermieden werden sollte.

Die innere Einstimmung

So wichtig es ist, den Raum vor der Tantra-Massage vorzubereiten, so wichtig ist es auch, sich selbst richtig einzustimmen. Neben der äußeren spielt auch die innere Atmosphäre eine bedeutende Rolle. So, wie ein Musiker sein Instrument stimmt, bevor das Konzert beginnt, sollten beide Partner sich gut einstimmen, bevor Sie mit der Massage beginnen.

Gleichgültig, ob Sie selbst massieren oder eine Massage empfangen – bei der Tantra-Massage findet immer ein intensiver Austausch von Energien statt. Ist einer der beiden Partner verstimmt, wird es für den anderen sehr schwer, die Stimmung zu retten. Einen – äußeren – Raum zu schmücken ist recht einfach: ein paar Blumen, einige Kerzen, schöne Musik und angenehme Düfte, und schon sind gute Voraussetzungen geschaffen. Wie aber gestaltet man den inneren Raum?
Das Wichtigste: Versuchen Sie ganz bei sich anzukommen und Ihre eigene Mitte zu finden. Sammeln Sie Ihren Geist. Konkret bedeutet das: Sperren Sie alles, was zum Alltag gehört – ob Probleme im Beruf, familiäre Sorgen oder Zukunftspläne – aus. Legen Sie sie gemeinsam mit Ihren Schuhen vor der Türe ab, bevor Sie den Massageraum betreten.
Wenn es Ihnen gelingt, sich ganz auf Ihren Partner zu konzentrieren, die Düfte, Klänge und Berührungen vollkommen zu genießen und im Hier und Jetzt zu bleiben, ist es fast gleichgültig, welche Techniken Sie anwenden: Sie werden ganz von selbst eine wohltuende und energiespendende Massage erleben. Sind Sie hingegen unruhig, weil Sie möglicherweise Sorgen und schwere Gedanken quälen, werden Sie – selbst mit der allerbesten Technik – zu keinem guten Resultat kommen.
Glücklicherweise macht Tantra es Ihnen leicht, sich auf den gegenwärtigen Augenblick einzustimmen. Der Schlüssel dazu ist Ihr eigener Partner. Zumindest während der Tantra-Massage sollte er in Ihrem Leben der wichtigste Mensch sein. Geben Sie sich ihm ganz hin. Schenken Sie ihm alles, was Sie im Moment zu schenken haben – Ihre ganze Aufmerksamkeit, Ihre Wärme und Ihre Zärtlichkeit. Sie werden überrascht sein, wie sehr die positive Ausrichtung dabei hilft, innerlich ruhig und gelassen zu bleiben, und wie mühelos und leicht die Massage dadurch wird.

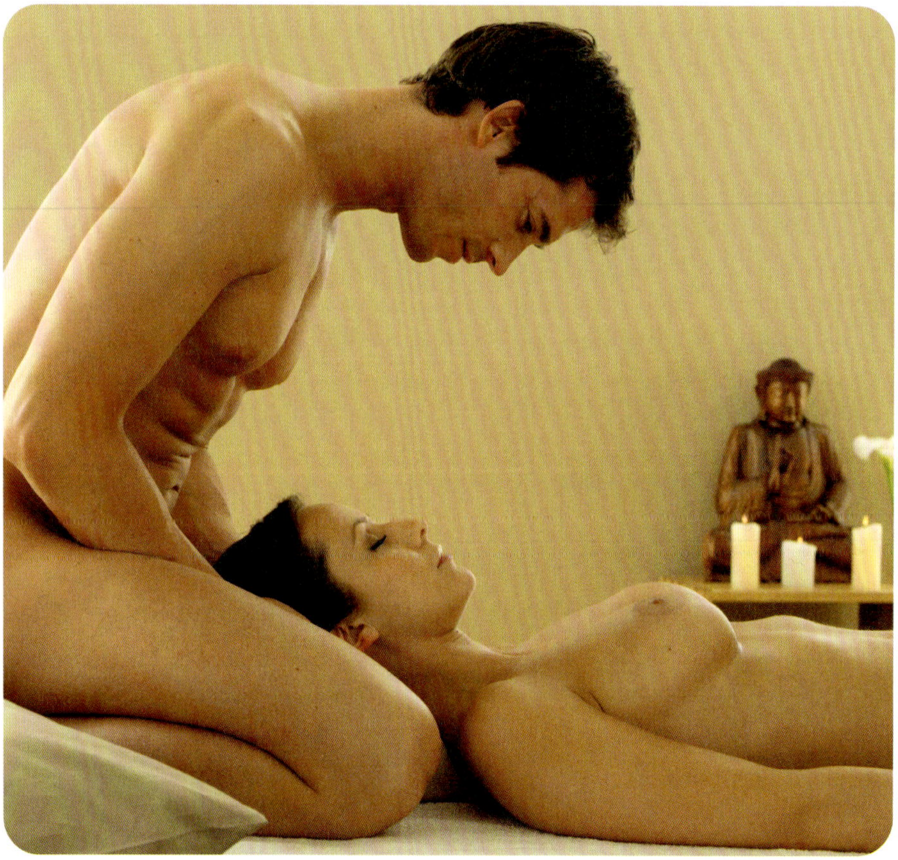

Tauchen Sie mit Ihrem Partner ganz ins Hier und Jetzt ein.

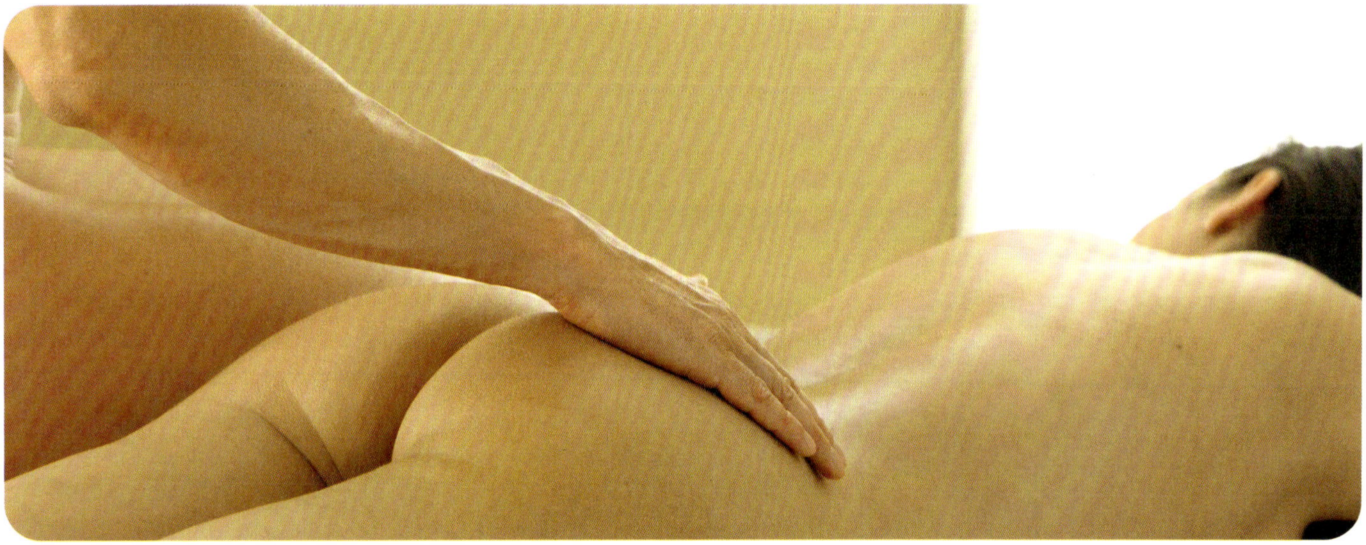

Die Tantra-Massage ist keine Druckmassage, sondern wird vor allem mit streichenden, streichelnden und kreisenden Bewegungen ausgeführt. Verwenden Sie dazu aromatische Öle.

Die Körperhaltung zu Hilfe nehmen

Eine weitere Hilfe, um zu Ruhe und innerer Kraft zu finden: Achten Sie bei der Massage auf Ihre Körperhaltung. Vermeiden Sie es, krumm zu sitzen, und halten Sie Ihre Wirbelsäule möglichst aufrecht. Vermeiden Sie unnötige Muskelanspannungen. Entspannen Sie vor allem das Gesicht und Ihre Schultern.

Versuchen Sie, aus dem Bauch heraus zu massieren. In diesem Fall ist nicht die Intuition damit gemeint, sondern der Körperschwerpunkt. Aus Japan stammt der Begriff »Hara«, der wörtlich übersetzt »Bauch« heißt, im übertragenen Sinne jedoch die »Kraft aus der Mitte« bedeutet. Wenn Sie Ihr Gewicht während der Massage in Ihren natürlichen Schwerpunkt in Bauch- und Beckenraum verlagern, werden Sie ganz automatisch mit Ihrem Körpergewicht anstatt mit Muskelkraft arbeiten und dabei sehr viel Energie sparen.

Wesentlich ist, dass Sie sich wohl fühlen – sowohl während der Tantra-Massage als auch danach. Stimmen die innere und äußere Haltung, werden Sie sich auch dann nicht verausgaben, wenn Sie Ihren Partner lange und ausgiebig massieren. Im Gegenteil: Mit einer entspannten Einstellung werden Sie beide nach der Massage mehr Kraft und Energie haben als vorher.

Massageöle für die Liebe

Anders als im Shiatsu und bei der Akupressur ist die Tantra-Massage keine Druckmassage. Bei Druckmassagen werden einzelne Energiepunkte mit der Daumen- oder anderen Fingerkuppen gedrückt – damit die Finger nicht abrutschen, wird dabei kein Öl verwendet.

Bei der Tantra-Massage kommen im Gegensatz dazu jedoch hauptsächlich streichende und kreisende Bewegungen zum Einsatz – ein gutes Massageöl ist aus diesem Grund hierbei unerlässlich.

Ebenso wie im Ayurveda wird auch im Tantra größter Wert auf die Qualität des Öls gelegt. Nur hochwertige Öle entfalten bei der Tantra-Massage die gewünschten, vielfältigen Wirkungen. Ein gutes Massageöl

- verbessert die Gleiteigenschaften beim Massieren – so können die Hände weich und fließend über die Haut gleiten
- pflegt und nährt die Haut bis in die tiefsten Schichten, sie wird weich und geschmeidig; obendrein bilden die im Öl enthaltenen Fettsäuren einen Schutzfilm, der die Haut vor schädlichen Einflüssen schützt
- reinigt und entgiftet das Gewebe – daher sind Ölbehandlungen in der indischen Heilkunst Ayurveda auch so beliebt
- wirkt erotisierend und stärkt die sexuellen Energien
- hat einen harmonischen Einfluss auf die sieben Chakras.

Achten Sie beim Einkauf auf beste Qualität. Mineralische, vaselinhaltige und chemisch aufbereitete Produkte sind nicht zu empfehlen. Statt dessen sollten Sie sich für reine und kaltgepresste Pflanzenöle entscheiden. Lassen Sie sich am besten in der Apotheke, im Naturkosthandel oder im Reformhaus beraten.

Basisöle für die Tantra-Massage

Für die Tantra-Massage werden zumeist aromatische Mischungen mit ätherischen Ölen verwendet. Als Träger- oder Basisöle dienen dabei wertvolle Pflanzenöle wie beispielsweise Sesam-, Mandel- oder Jojobaöl. Diese Basisöle können selbstverständlich auch pur verwendet werden. Gerade bei sehr empfindlicher Haut oder bei starker Allergieneigung ist das durchaus sinnvoll.
Für die Hautpflege können fast alle pflanzlichen Öle verwendet werden – auch solche, die wir normalerweise nur aus der Küche kennen, etwa Oliven- oder Sonnenblumenöl. Es gibt allerdings einige Pflanzenöle, die sich besonders gut mit ätherischen Ölen mischen lassen, da sie keinen störenden Eigengeruch haben. Hier folgen die besten Basisöle für die Tantra-Massage:

Avocadoöl

Avocadoöl enthält viele wertvolle Ölsäuren und die Vitamine A, D und E. Das Öl zieht schnell ein und schützt vor allem die empfindliche, trockene Haut. Das nährstoffreiche Öl, das aus der Tropenfrucht gewonnen wird, hat eine hellgrüne Farbe und eignet sich auch ausgezeichnet für die Verwendung im Gesicht, da Avocadoöl Falten entgegenwirkt.

Jojobaöl

Jojobaöl ist chemisch gesehen eigentlich gar kein Öl. Es ist vielmehr flüssiges Wachs, das allerdings auf den ersten Blick kaum von Öl zu unterscheiden ist. Das aus den Samen der Wüstenpflanze Simmondsia chinensis gewonnene Öl enthält viele Mineralien und Hautschutzvitamine.
Jojobaöl eignet sich als Basisöl für jeden Hauttyp – vor allem auch für empfindliche Haut. Es ist entzündungshemmend, wirkt der Hautalterung entgegen und ist sehr lange haltbar. Vor einer Anwendung sollte es immer gründlich im Wasserbad erwärmt werden.

Mandelöl

Mandelöl ist seit Jahrhunderten in Ost und West beliebt und wurde als therapeutisches Öl bereits im Altertum eingesetzt. Im Ayurveda gilt Mandelöl als besonders harmonisierend und beruhigend.
Das aus Mandelkernen gepresste Öl wird auch von sensibler Haut sehr gut vertragen. Das leicht süßlich und nussig duftende Öl ist so sanft zur Haut, dass es sich sogar für die

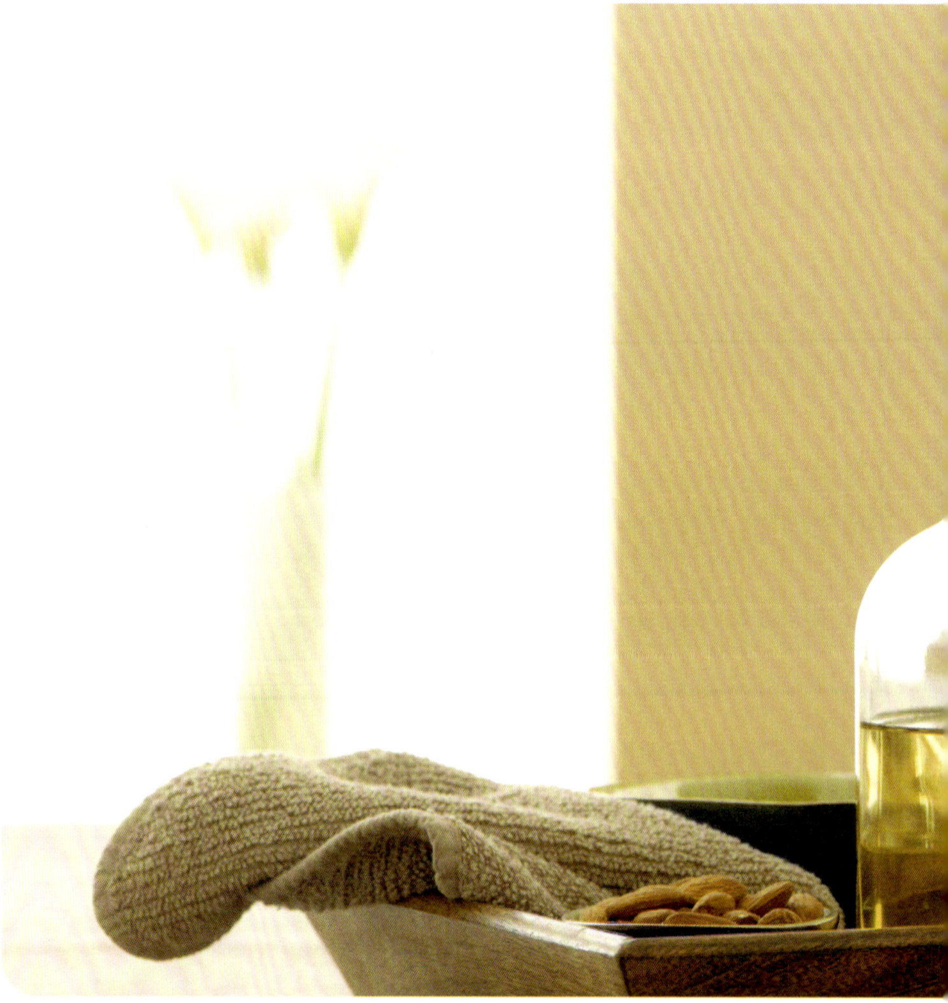

Mit ätherischen Ölen können Sie Ihr individuelles Massageöl zubereiten.

Massage des Intimbereichs eignet – allerdings nur in reiner Form, also ohne die Beimischung ätherischer Öle. Mandelöl ist sehr empfindlich und hält – einmal angebrochen – nur kurze Zeit. Kaufen Sie daher nur kleine Mengen, und lagern Sie das Öl kühl und dunkel.

Sesamöl

In Indien erfreut sich Sesamöl großer Beliebtheit. Das aus den winzigen Sesamsamen gepresste Öl steht im Mittelpunkt der Ayurvedabehandlung, denn es hat viele positive Wirkungen. Zum einen ist Sesamöl reich an essentiellen Fettsäuren und enthält besonders viel hochwertige Linolsäure. Das Öl ist hautfreundlich und dringt tief in die Haut ein, es wirkt Entzündungen entgegen und soll sogar das Wachstum von Krebszellen eindämmen. Sesamöl wird andererseits aber auch wegen seiner energetischen Eigenschaften geschätzt. Bereits in den Veden, Indiens heiligen Schriften, wird Sesamöl als wärmendes, kraftspendendes und nervenstärkendes Öl beschrieben.

Im Ayurveda wird das Sesamöl veredelt, bevor es verwendet wird. Das so genannte gereifte Sesamöl können Sie im Fachhandel, wie etwa in speziellen Apotheken, beziehen. Für die Tantra-Massage können Sie jedoch ohne weiteres auch normales, kaltgepresstes Sesamöl verwenden.

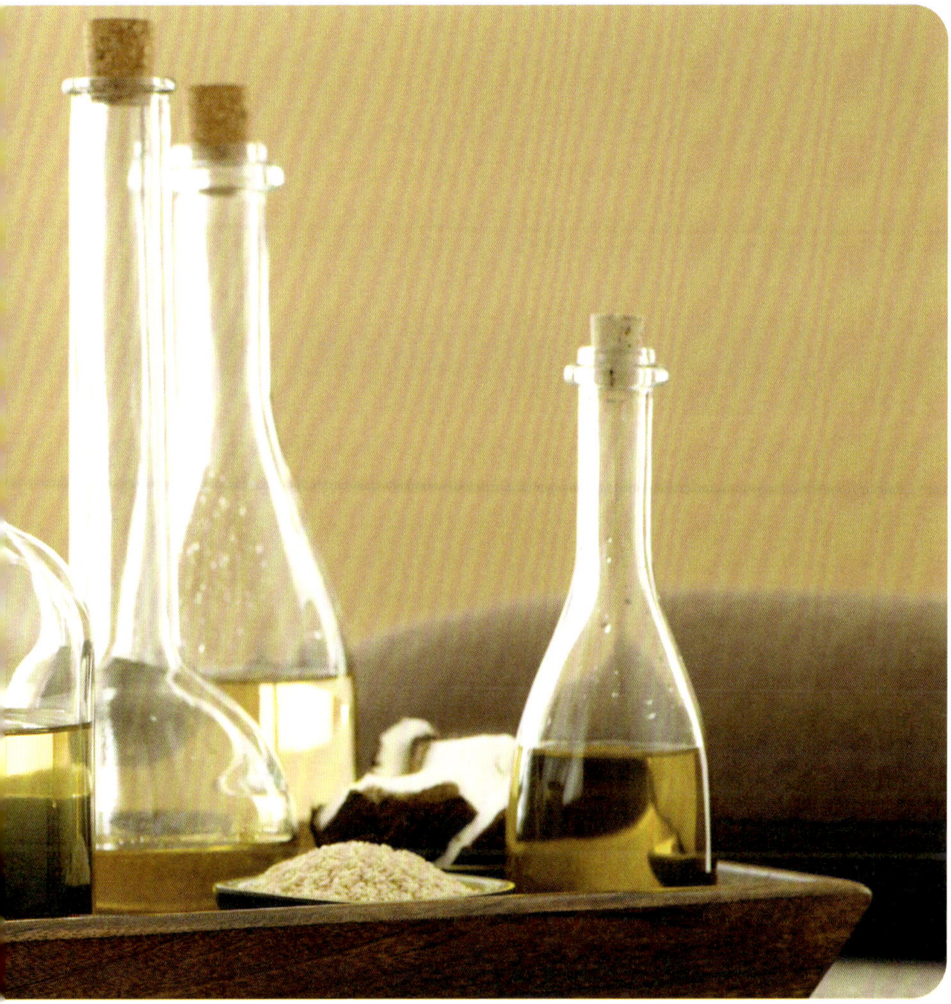

Kokosöl

Kokosöl wird in asiatischen Ländern nicht nur in der Küche verwendet, es ist auch als Massageöl beliebt. Speziell im Ayurveda spielt das aus der tropischen Frucht gewonnene Öl eine große Rolle. Das wunderbar duftende Öl eignet sich besonders gut für trockene Haut. Kokosöl wirkt sich leicht kühlend auf den Energiehaushalt des Körpers aus – in Indien sagt man, dass Kokos bei Menschen mit einem aufbrausenden Temperament beruhigend und abkühlend wirkt. Das Öl ist vor allem für Massagen während der warmen Jahreszeit zu empfehlen, kann aber auch anderen Ölen gut beigemengt werden.

Kokosöl ist im Grunde nichts anderes als Kokosfett, das jedoch schnell flüssig wird, sobald es kurz angewärmt wird.

Ätherische Öle – der Duft der Sinnlichkeit

Es ist nicht schwer, wohlriechende Öle für sinnliche Massagen selbst herzustellen. Alles, was Sie dazu brauchen, sind ein oder zwei gute Basisöle, beispielsweise Mandel- und Sesamöl, sowie ein kleines Sortiment an ätherischen Ölen.

Durch die Zugabe von ätherischen Ölen können Sie Ihrem Massageöl das gewisse Etwas verleihen. Aromatherapeuten wissen, wie sehr Düfte auf Körper und Seele wirken. Die vorwiegend aus Blüten, Blättern,

Wurzeln und Früchten gewonnenen ätherischen Öle stehen nicht nur im Mittelpunkt der modernen Aromatherapie, sondern wurden bereits in vielen alten Kulturen für medizinische und erotische Zwecke eingesetzt.
Die hochkonzentrierten Essenzen aus aromatischen Pflanzen sind auch für die Tantra-Massage ideal. Sie werden sowohl über die Haut als auch über die Atmung aufgenommen. Ätherische Öle wirken nicht nur entgiftend, schmerzlindernd und durchblutungsfördernd, sondern auch entspannend, angstlösend und erotisierend.

Sinnliche Massageöl-Rezepte

Wie im Allgemeinen gilt auch beim Massageöl: Auf die richtige Michung kommt es an. Die Mischung hängt davon ab, was Sie bewirken wollen. Es gibt beispielsweise Ölrezepte, die sich gut als Standardmischungen eignen, während andere ganz gezielt die Energie der Chakras anregen oder speziell für Frauen beziehungsweise für Männer zu empfehlen sind. Im Folgenden finden Sie die besten Ölmischungen für Ihre Tantra-Massage:

Verführerische Ölmischungen für »Sie«

Die folgenden Rezepte sind Shakti-Öle und eignen sich daher besonders gut für die Behandlung von Frauen:

1. Shakti-Ölmischung

- 100 ml Mandelöl
- 8 Tropfen Rose
- 4 Tropfen Jasmin

Vom richtigen Umgang mit ätherischen Ölen

Um optimale Erfolge zu erzielen, sollten Sie beim Einkauf und Umgang mit ätherischen Ölen einige wichtige Punkte beachten:

- Kaufen Sie nur hochwertige, zu 100 Prozent naturreine Öle. Im Gegensatz zu so genannten Duftölen oder naturidentischen Ölen sind reine ätherische Öle verhältnismäßig teuer. Das ist kein Wunder, da große Mengen an hochwertigen Pflanzen benötigt werden, um entweder durch Wasserdampfdestillation oder durch Kaltpressung nur wenige Tropfen ätherisches Öl zu gewinnen. Da die Öle sehr niedrig dosiert werden, lohnt es sich, auf Qualität zu achten.

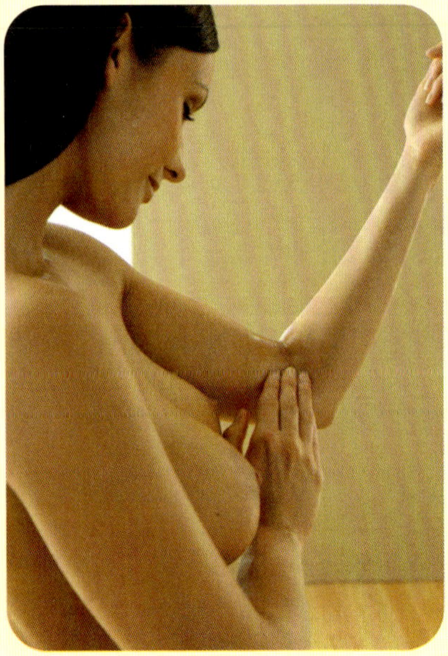

- Ätherische Öle sollten immer dunkel und kühl gelagert werden. Drehen Sie den Schraubverschluss nach Gebrauch gründlich zu. Vor allem fruchtige Öle und Zitrusöle halten nur einige Monate.
- Dosieren Sie die ätherischen Öle nie zu hoch, da sonst die Gefahr besteht, dass die Haut gereizt wird. Führen Sie einen kleinen Allergietest durch, bevor Sie ein Öl großflächig auftragen. Geben Sie auf einen TL Basisöl ein bis zwei Tropfen des ätherischen Öls, das Sie verwenden wollen. Dann massieren Sie das Öl sanft in Ihre Ellenbeuge – oder die Ihres Partners – ein. Warten Sie eine halbe Stunde. Rötet sich die Haut nicht, können Sie die Mischung problemlos verwenden. Ansonsten sollten Sie andere Essenzen wählen oder – bei sehr empfindlicher Haut – nur mit purem Basisöl massieren.
- Verwenden Sie ätherische Öle nie unverdünnt, sondern grundsätzlich nur als Mischung mit einem Basisöl. Vorsicht: Da viele ätherische Öle die Schleimhäute reizen, sollte die Ölmischung weder im Genitalbereich noch im Bereich der Augen angewendet werden! Achten Sie außerdem unbedingt darauf, dass die Fläschchen nicht in Kinderhände geraten.

2. Shakti-Ölmischung

- 60 ml Jojobaöl
- 40 ml Wildrosenöl
- 6 Tropfen Mandarine
- 6 Tropfen Neroli

Erregende Ölmischungen für »Ihn«

Die folgenden Rezepte sind Shiva-Öle; sie sollten vor allem verwendet werden, um Männer zu massieren:

1. Shiva-Ölmischung

- 100 ml Avocadoöl
- 8 Tropfen Sandelholz
- 4 Tropfen Rosmarin

2. Shiva-Ölmischung

- 60 ml Jojobaöl
- 40 ml Sesamöl
- 6 Tropfen Zeder
- 6 Tropfen Rosenholz

Chakra-Öle

Mit den folgenden Ölmischungen können Sie die Energie in den unteren Chakras anregen. Die drei unteren Chakras, die alle in Bauch und Becken liegen, hängen mit Aspekten wie Lebensenergie, Spontaneität und Vitalität zusammen und haben einen – direkten oder indirekten – Einfluss auf die Sexualität.
Durch Tantra-Massagen mit speziellen Ölmischungen können Blockaden in den unteren Chakras besonders gut gelöst werden. Dadurch werden zum einen Hemmungen und Ängste abgebaut, während gleichzeitig die Lust und die Lebensfreude aktiviert werden.

Basis-Chakra-Mischung: Die Urenergie wecken

- 100 ml Mandelöl
- 6 Tropfen Nelke
- 4 Tropfen Rosmarin
- 2 Tropfen Zedernholz

Sexual-Chakra-Mischung: Die erotische Lust befreien

- 60 ml Mandelöl
- 40 ml Kokosöl
- 6 Tropfen Bitterorange
- 5 Tropfen Vanille
- 2 Tropfen Pfeffer

Nabel-Chakra-Mischung: Spontane Emotionen aktivieren

- 60 ml Jojobaöl
- 40 ml Avocadoöl
- 6 Tropfen Lavendel
- 6 Tropfen Anis

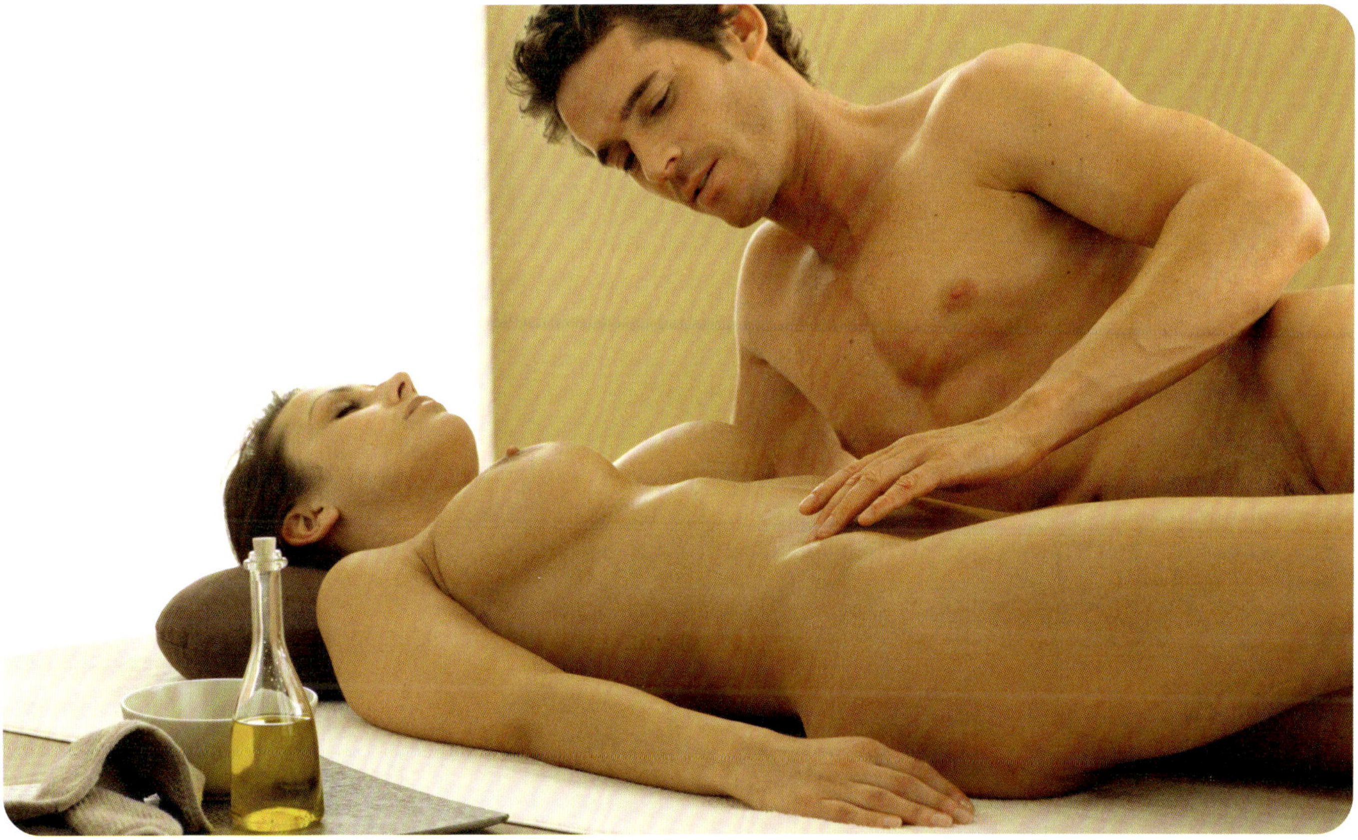

Gerade die Energien in den unteren Chakras können durch Tantra-Massagen mit speziellen Ölen geweckt werden.

Ayurveda-Ölmischungen

Tantra und Ayurveda gehen auf dieselben Wurzeln zurück – und viele Massagetechniken, die im Tantra zur Anwendung kommen, stammen von der Ayurveda-Ölbehandlung – Abhyanga – ab. Daher ist es naheliegend, auch die Tantra-Massage mit Ayurveda-Ölmischungen durchzuführen. Vorteil dieser Behandlung ist, dass Sie dabei nicht nur die erotischen Gefühle wecken, sondern gleichzeitig positiv auf den Konstitutionstyp Ihres Partners einwirken.

Ayurveda-Ölmischungen eignen sich besonders dann, wenn Sie neben den sinnlichen auch die gesundheitlichen Aspekte im Auge haben. Die typgerechte Massage bringt Ihre Energien – beziehungsweise die Energien Ihres Partners – wieder ins Gleichgewicht, löst Stress und fördert die innere Ruhe und Gelassenheit.

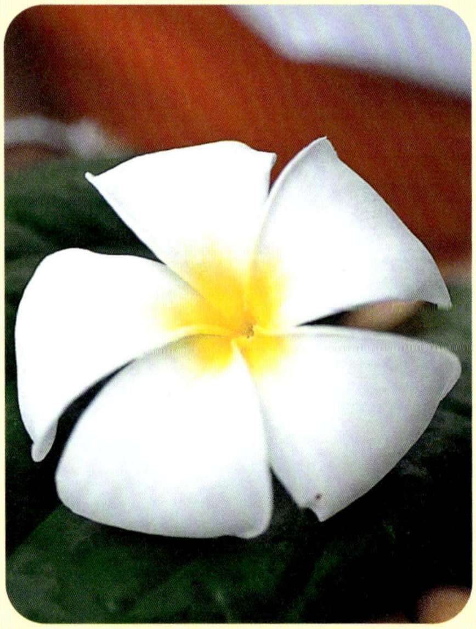

Typgerechte Massagen fördern innere Ruhe und Gelassenheit.

Testen Sie Ihr Dosha

Ayurveda ist eine ganzheitliche Therapieform, die in allererster Linie die Konstitution – oder besser gesagt die jeweiligen Energietypen, die als Doshas bezeichnet werden – behandelt. Die drei Doshas – oder Grundenergien – ergeben sich aus dem unterschiedlichen Zusammenwirken der fünf Elemente: Erde, Wasser, Feuer, Luft und Äther.
Beispielsweise entspricht das Dosha »Vata« der Kombination aus Luft und Äther – Vata-Menschen haben ein lebhaftes Temperament und sind sowohl körperlich als auch geistig sehr beweglich.
Der folgende Kurztest hilft Ihnen, Ihr Dosha zu bestimmen. Führen Sie ihn, wenn möglich, gemeinsam mit Ihrem Partner aus. Anschließend können Sie das Öl mischen, das optimal zu Ihrem Energietyp passt.

Der Vata-Typ: beweglich, luftig, sensibel

1. Haben Sie ein lebhaftes Temperament und viel Phantasie?
2. Neigen Sie zu trockener Haut?
3. Fällt es Ihnen schwer, sich zu entscheiden?
4. Werden Sie bei Belastungen leicht ängstlich oder nervös?
5. Haben Sie einen feingliedrigen, leichten Knochenbau?
6. Frieren Sie leicht?
7. Sind Ihre Augen braun, grau oder sehr dunkel?
8. Schlafen Sie schlecht ein, oder wachen Sie nachts auf?

Der Pitta-Typ: temperamentvoll, hitzig, energiegeladen

1. Haben Sie im Allgemeinen viel Energie?
2. Fällt es Ihnen leicht, Ihre Ziele zu verfolgen und Menschen zu überzeugen?
3. Liegen Ihr Knochenbau und Ihr Gewicht im Durchschnittsbereich?
4. Sind Ihre Augen grau oder grün?
5. Wird Ihnen schnell warm?
6. Würden Sie sich als humorvoll bezeichnen?
7. Haben Sie eine empfindliche Haut?
8. Verlieren Sie leicht die Geduld?

Der Kapha-Typ: geerdet, stabil, gelassen

1. Ist Ihre Statur kräftig, und nehmen Sie leicht zu?
2. Schlafen Sie im Allgemeinen gut und, wenn es geht, auch gerne lang?
3. Haben Sie viel Geduld?
4. Sind Ihre Augen blau oder braun?
5. Würden Sie sagen, dass Sie im Großen und Ganzen zufrieden sind?
6. Nehmen Sie sich für Ihre Arbeit gerne viel Zeit?
7. Reagieren Sie empfindlich auf nebliges, feuchtkaltes Wetter?
8. Werden Sie schweigsam, wenn Sie unter Stress stehen?

Auswertung:
Die Auswertung des Dosha-Tests ist ganz leicht: Zählen Sie einfach zusammen, wie viele Fragen Sie bei den drei Rubriken jeweils mit »Ja« beantwortet haben. Das Dosha mit den meisten Ja-Antworten ist Ihr dominantes Dosha und bestimmt Ihren Energietypus.
Sollten Sie in zwei verschiedenen Rubriken die gleiche Anzahl von Ja-Antworten haben, werden Sie von zwei Doshas in gleichem Maße beeinflusst. In diesem Fall können Sie zwischen den entsprechenden Ölmischungen wählen.

Vata-Ölmischung
Wenn Ihr Partner zum Grundenergie-Typ »Vata« gehört, sollten Sie die folgende Massageöl-Mischung anwenden, um harmonisierend auf sein Temperament und seinen Energiehaushalt einzuwirken.

- 100 ml Sesamöl als Basisöl
- 3 Tropfen Sandelholz
- 3 Tropfen Zimt
- 3 Tropfen Weihrauch
- 3 Tropfen Vetiver

Massage-Tipp: Behandeln Sie Vata-Typen mit sehr langsamen, fließenden Bewegungen und sehr wenig Druck. Verwenden Sie sehr viel Öl.

Pitta-Ölmischung
Wenn Ihr Partner zum Grundenergie-Typ »Pitta« gehört, sollten Sie die folgende Massageöl-Mischung anwenden, um harmonisierend auf sein Temperament und seinen Energiehaushalt einzuwirken.

- 50 ml Sesamöl und 50 ml Kokosöl als Basisöl
- 3 Tropfen Koriander
- 3 Tropfen Rose
- 3 Tropfen Sandelholz
- 3 Tropfen Flieder

Massage-Tipp: Behandeln Sie Pitta-Typen mit gleichmäßigen, fließenden Bewegungen und mittlerem Druck. Verwenden Sie dabei nur so viel Öl, dass die Haut nicht glitschig wird.

Kapha-Ölmischung
Wenn Ihr Partner zum Grundenergie-Typ »Kapha« gehört, sollten Sie die folgende Massageöl-Mischung anwenden, um harmonisierend auf sein Temperament und seinen Energiehaushalt einzuwirken.

- 100 ml Sesamöl als Basisöl
- 3 Tropfen Myrrhe
- 3 Tropfen Thymian
- 3 Tropfen Kardamom
- 3 Tropfen Neroli

Massage-Tipp: Behandeln Sie Kapha-Typen mit dynamischen, fließenden und zwischendurch auch mit zügigen Bewegungen. Da diese Menschen stärkere Impulse benötigen, können Sie in diesem Fall ruhig auch einen kräftigeren Druck einsetzen. Verwenden Sie dabei nur so viel Öl, dass Ihre Hände gut über die Haut gleiten können.

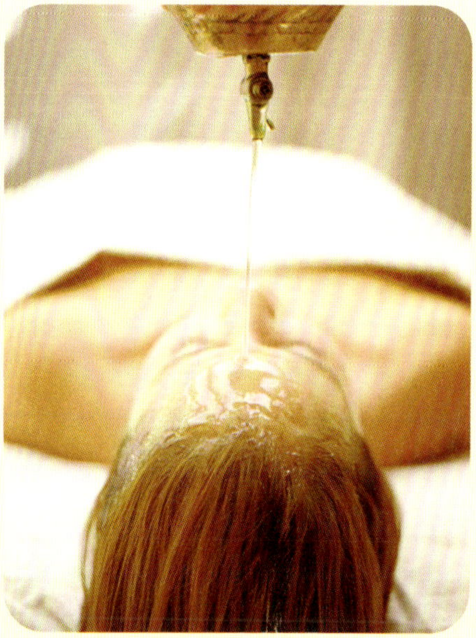

Ayurveda-Öle eignen sich sowohl zum Wecken erotischer Gefühle als auch zur Stärkung der Gesundheit.

Sesamöl nur veredelt verwenden

Sesamöl ist im Handel in verschiedenen Varianten erhältlich. Für die Massage sollten Sie auf keinen Fall »geröstetes Sesamöl« verwenden, denn es eignet sich nur für die Küche. Kaltgepresstes Sesamöl aus biologischem Anbau können Sie für Tantra-Massagen ohne weiteres benutzen, es sollte zuvor allerdings im Wasserbad aufgewärmt werden. Wenn Sie die Tantra-Massage unter anderem auch anwenden möchten, um die Gesundheit Ihres Partners zu schützen und sein Energiegleichgewicht wieder herzustellen, sollten Sie ausschließlich »gereiftes Sesamöl« verwenden. Dieses veredelte Sesam-Massageöl wird im Ayurveda traditionell verwendet – Sie bekommen es im Ayurveda-Fachhandel sowie in Apotheken, die Ayurveda-Produkte führen.

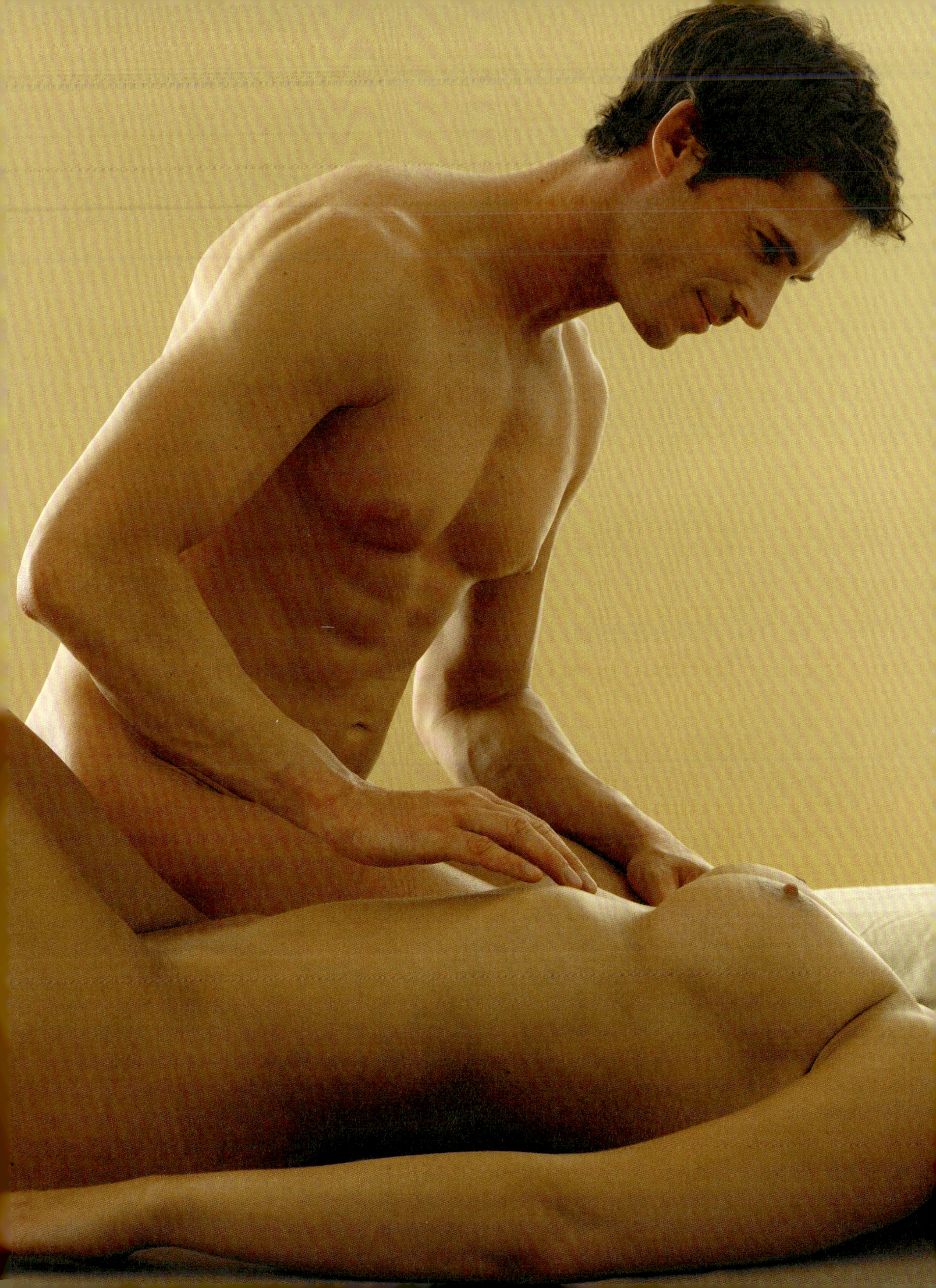

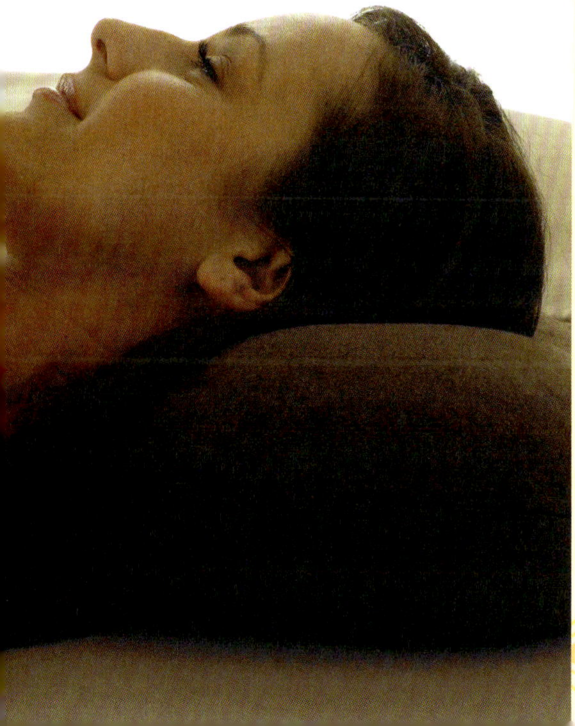

Die Tantra-Massage **Schritt für Schritt**

Die Tantra-Massage verleiht der Liebesenergie Flügel. Sie weckt die sexuelle Neugierde und schenkt Nähe und Geborgenheit. Mit einigen einfachen Massagetechniken finden Sie den richtigen Einstieg. Doch Technik ist nicht alles – noch wichtiger ist es, auf Ihre Intuition zu hören und zu spüren, was Ihrem Partner gut tut.

Tipps für die Praxis

Vor Ihrer ersten Tantra-Massage sollten Sie sich zunächst einmal mit einigen grundlegenden Massagetechniken vertraut machen. Da diese Techniken sehr einfach sind, werden sie Ihnen bereits nach wenigen Massagen in Fleisch und Blut übergegangen sein.

Wichtig ist, dass Sie bei der Tantra-Massage ganz bei der Sache bleiben. Deshalb ist es von Bedeutung, dass Sie sich vor Beginn der Massage zunächst immer kurz einen Überblick darüber verschaffen, ob Sie alles vorbereitet und bereitgelegt haben, was Sie für die Tantra-Massage benötigen – damit der Massageablauf nicht gestört wird. Die Liste auf Seite 43 bietet Ihnen dafür eine schnelle Übersicht.

Die wichtigsten Massagetechniken

In der Tantra-Massage wird, ähnlich wie im Ayurveda, vorwiegend mit sanften, streichenden und kreisenden Bewegungen massiert. Drucktechniken werden nur sparsam eingesetzt. Alles in allem ist die Tantra-Massage daher technisch leicht durchzuführen und kann selbst von absoluten Massageanfängern schnell erlernt werden. Alle Bewegungen sind fließend, weich und sehr natürlich. Im Folgenden finden Sie einen Überblick über das Standardrepertoire der Tantra-Massagetechniken:

- **Streichen und Streicheln**

Die Tantra-Massage ist eine sehr zärtliche Massageform. Es geht dabei nicht darum, den Partner durchzukneten oder ihm gar ein paar blaue Flecken zu bescheren. Stattdessen stehen streichende und

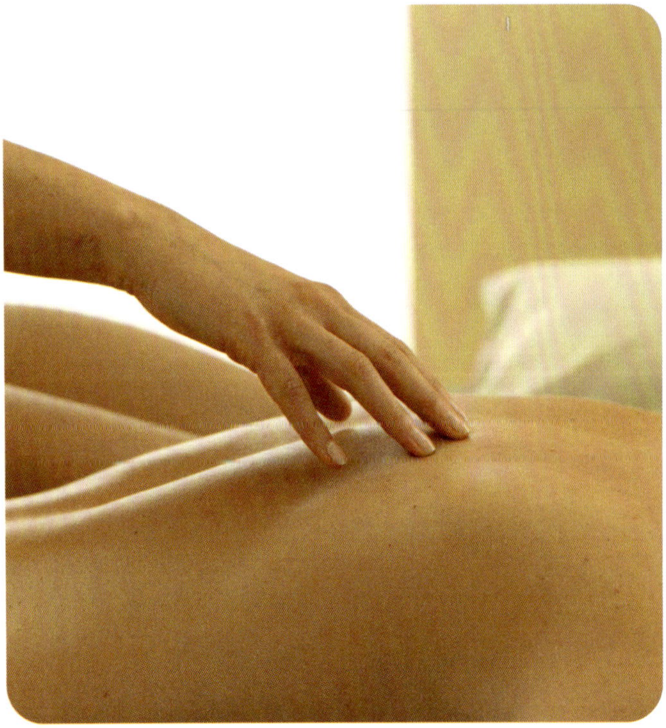

Beim Streicheln wird der Partner mit den Fingerkuppen zart berührt.

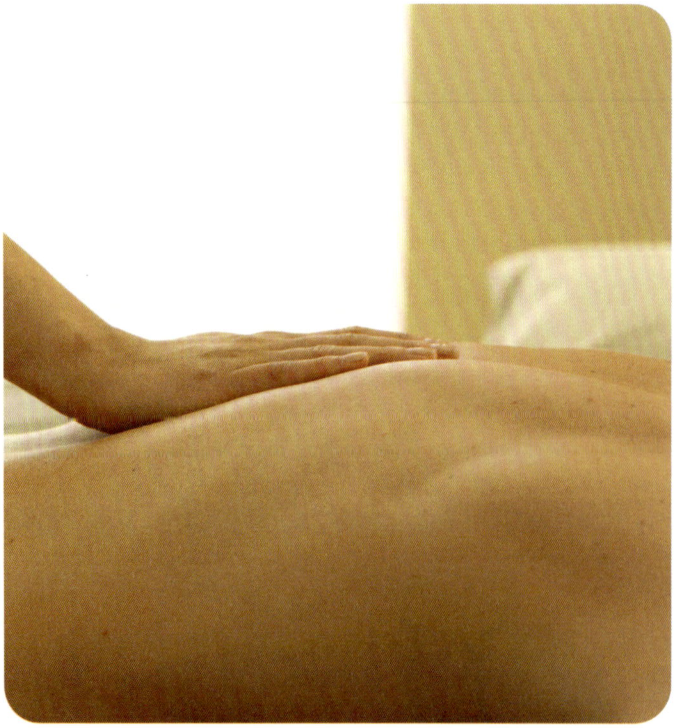

Bei den Streichbewegungen bewegt sich die flache Hand sehr langsam und fließend.

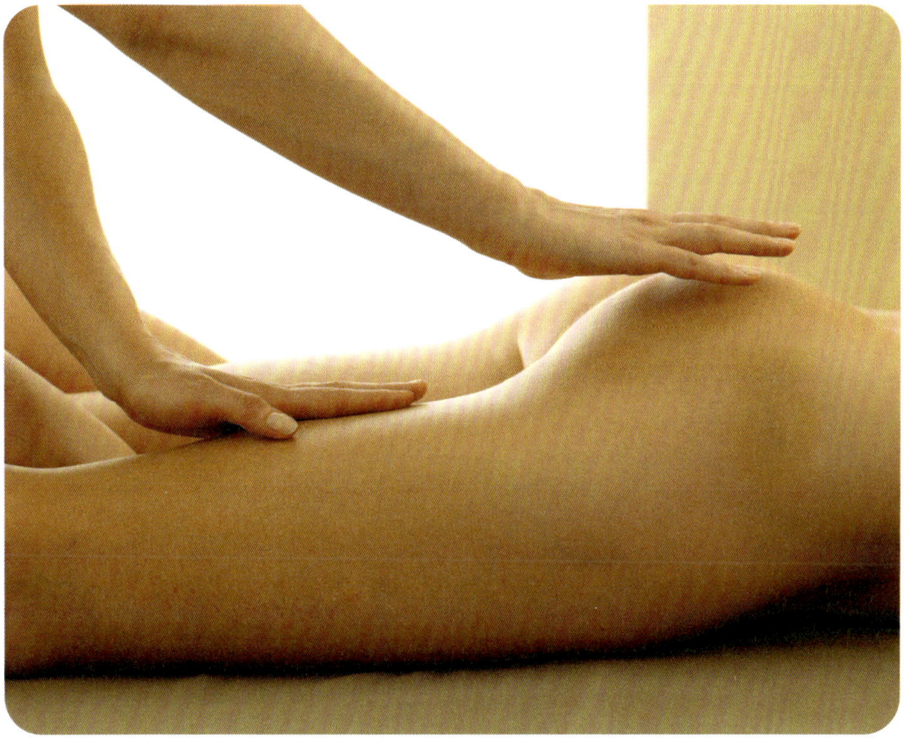

Beim Wechselstreichen gleiten beide Handflächen abwechselnd über die Haut.

streichelnde Bewegungen im Mittelpunkt dieser erotischen Massage. Schon zarte Berührungen mit den Fingerkuppen reichen häufig aus, um die Energie lustvoll aufsteigen zu lassen.

Mit den Streichbewegungen können Sie das Öl auf der Haut Ihres Partners gleichmäßig verteilen und einmassieren. Führen Sie die Streichbewegungen immer mit der flachen Hand durch, die Sie sehr langsam und fließend bewegen sollten. Das Streichen eignet sich besonders gut für die Behandlung von Armen, Beinen, Rücken und Bauch.

Wechselstreichungen

Eine Variante des Streichens, die aus dem Ayurveda stammt, ist das Wechselstreichen: Dabei lassen Sie nicht eine, sondern abwechselnd beide Handflächen an der Haut entlanggleiten. Wenn Sie beispielsweise den Oberschenkel behandeln, streicht zunächst Ihre linke Hand am Oberschenkel entlang von oben in Richtung Knie – sobald sie das Knie erreicht hat, übernimmt die rechte Hand, die dann oben ansetzt und die gleiche Abwärtsbewegung in Richtung Knie macht.

Beim Wechselstreichen sollten sich beide Hände harmonisch und rhythmisch fließend abwechseln – eine Hand folgt dabei der anderen. Achten Sie darauf, dass Sie die Haut immer mit der gesamten Handfläche berühren.

Kreisen

Ebenso wie die Streichbewegungen werden auch die kreisenden Bewegungen meist mit der ganzen Handfläche durchgeführt. Durch Kreisen können Sie das Massageöl besonders

Checkliste für die Tantra-Massage

Verwandeln Sie die Massage in ein Ritual. Dazu benötigen Sie:

- 2 – 3 große, dicke Badehandtücher als Unterlage
- 1 – 2 kleinere Handtücher
- 1 Decke, falls Ihr Partner friert
- eine Duftlampe und einige Tropfen ätherisches Öl oder Räucherstäbchen
- 100 ml Massageöl (Mischungen siehe ab Seite 36.)
- 25 ml reines Mandelöl oder Gleitmittel für die Massage von Yoni und Lingam
- 1 – 2 kleine Keramik- oder Glasschälchen für die Öle und ein warmes Wasserbad zum Erwärmen
- ein Wasserschälchen mit Seife
- Kissen, Tücher, Kerzen, Blumen und Hintergrundmusik für eine schöne Atmosphäre
- Federn, Samtstoffe, Seidentücher oder Edelsteine für besondere Massagen
- 2 kleine Gläser Wein zum Anstoßen
- 1 Karaffe mit frischem Wasser gegen den Durst
- ein Tablett mit frischen Früchten, Oliven, Nüssen, etwas Käse oder anderen Leckereien, die dazu einladen, das Hier und Jetzt genussvoll zu feiern.

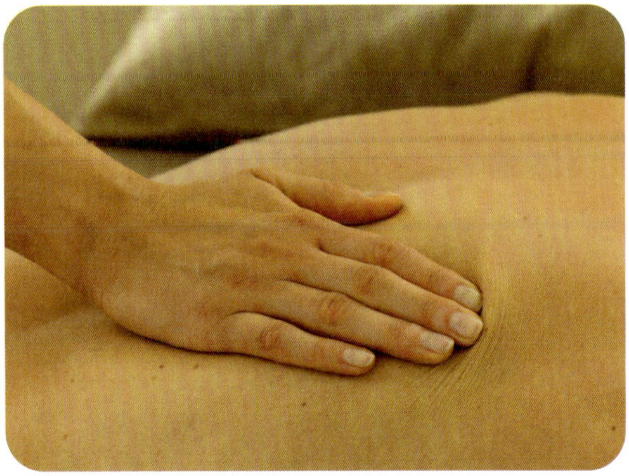

Bei der Vibrationstechnik vibriert die Handfläche einige Sekunden auf der Haut.

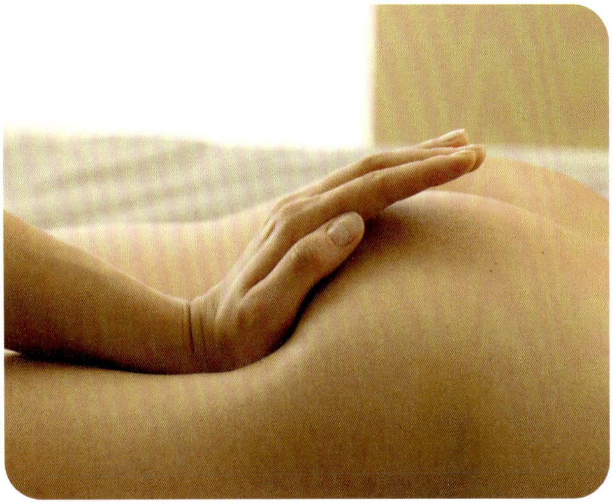

Zum Stimulieren der Marmas üben Sie mit dem Handballen sanften Druck aus.

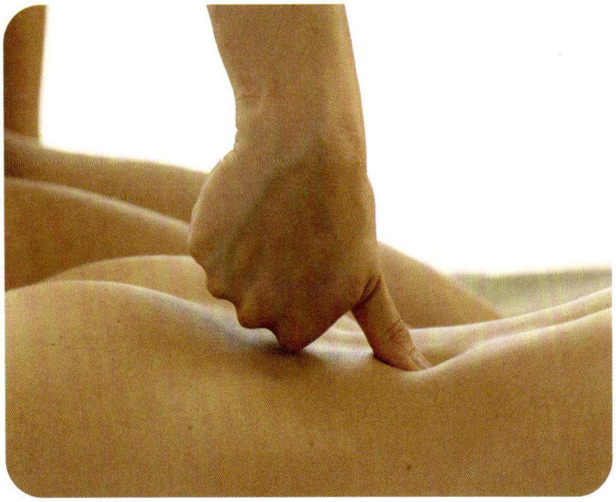

Daumendruck nicht mit dem Fingernagel ausüben.

sanft in die Haut einmassieren. Dabei können Sie das Kreisen nach Lust und Laune variieren – beispielsweise können Sie größere oder kleinere, langsame oder schnellere Kreise ziehen.

Im Ayurveda werden kreisende Bewegungen vor allem eingesetzt, um Gelenke wie Knöchel, Knie, Ellbogen, Handgelenke beziehungsweise die Schultern zu massieren. Auch beim Kreisen sollten Sie nur mäßigen Druck einsetzen. Wenn Sie größere Hautflächen wie Rücken oder Bauch behandeln, sollten Sie ausschließlich mit den Handflächen kreisen. Wollen Sie kleinere Hautbereiche wie die Stirn oder die Wangen massieren, ist es einfacher, nur mit den Fingerkuppen von Zeige- und Mittelfinger zu kreisen.

Vibration

Die Vibrationstechnik dient dazu, tief liegende Blockaden zu lösen und den Energiefluss anzuregen. Legen Sie dazu eine Handfläche auf die Haut Ihres Partners – beispielsweise auf den oberen Rücken –, und lassen Sie die Hand dort einige Sekunden lang sanft vibrieren.

Die Technik ist sehr einfach, allerdings sollten Sie sich unbedingt um Lockerheit bemühen. Denn das Vibrieren funktioniert nur dann, wenn Sie Ihr Gesicht, Ihre Schultern und Ihre Armmuskeln entspannen. Arbeiten Sie dabei auf keinen Fall mit Kraft, sondern, ganz im Gegenteil, völlig entspannt.

Handballen- und Daumendruck

Um einige erotische Energiezonen, die so genannten Marmas, zu stimulieren, können Sie sowohl mit dem Handballen als auch mit der Daumenkuppe sanften Druck ausüben. Wenn Sie mit dem Daumen drücken, so sollten Sie mit dem weichen Teil der Fingerbeere ansetzen – und keinesfalls mit dem Fingernagel. Um mit dem Handballen zu drücken, setzen Sie den Handballen sanft auf und krümmen alle Finger leicht nach oben ab.

Um eine noch intensivere Wirkung zu erzeugen, können Sie die Handballen- und Daumendruck-Technik auch mit kleinen Kreisbewegungen kombinieren.

Handauflegen

In der indischen Heilkunst hat das Auflegen der Hände auf bestimmte Chakras eine lange Tradition. Es handelt sich dabei nicht um eine äußere Technik, sondern um eine innere Methode der Energieübertragung. Indem Sie Ihre Hand auf bestimmten Hautstellen ruhen lassen, können Sie Energieblockaden lösen und die Aura – das Energiefeld des menschlichen Körpers – positiv

beeinflussen. Die Stimulation der Chakras und der Aura funktioniert umso besser, je mehr es Ihnen gelingt, nach innen zu schauen, sich auf die Energien Ihres Partners einzulassen, Ruhe auszustrahlen und diese auf ihn zu übertragen.
Obwohl die Technik des Handauflegens sehr einfach ist, sind die Erfahrungen, die Paare damit machen, oft besonders beeindruckend. Lassen Sie sich jedoch keinesfalls davon entmutigen, wenn Sie anfangs noch nichts spüren – es dauert eine gewisse Zeit, um Kontakt zu den feineren Energieströmen des Partners aufzunehmen. Arbeiten Sie einfach mit Ihrer Vorstellungskraft, und lassen Sie sich davon überraschen, was sich im Laufe der Zeit beim Handauflegen entwickelt.

Die Entdeckung der Langsamkeit

Selbst wenn Sie alle Handgriffe optimal beherrschen, kann Ihre Tantra-Massage dennoch relativ uneffektiv sein. Umgekehrt können Sie Ihrer oder Ihrem Liebsten bereits mit einfachsten Streich- und Kreisbewegungen eine wunderbare erotische Massage schenken, wenn Sie lediglich eine einzige Tantra-Grundregel beherzigen: Lassen Sie sich viel, viel Zeit!
Im Gegensatz zu allen westlichen Massageformen werden Tantra-Massagen sehr entspannt und mit großer Ruhe durchgeführt. Sie sollten das Gefühl haben, dass Ihre Hände sich wie in Zeitlupe bewegen. Die Erfahrung zeigt, dass Sie das Tempo Ihre Handbewegungen oft noch weiter verlangsamen können, selbst wenn Sie schon das Gefühl haben, sehr langsam zu massieren.
Die westliche Welt ist viel stärker auf Tempo und Leistung ausgerichtet, als es das Alte Indien war. Es kommt nicht von ungefähr, dass die fernöstliche Kultur der Stille gerade auf viele Menschen aus dem westlichen Kulturkreis große Anziehung ausübt. Ob Yoga, Zen oder Tantra – östliche Methoden laden dazu ein, die Kraft der Ruhe wiederzuentdecken.
Bei der Tantra-Massage geht es darum, Ihre Hände auf Entdeckungsreise zu schicken. Doch nur wer sich unterwegs viel Zeit lässt, wird auf seinen Reisen auch wirklich aufregende Entdeckungen machen.

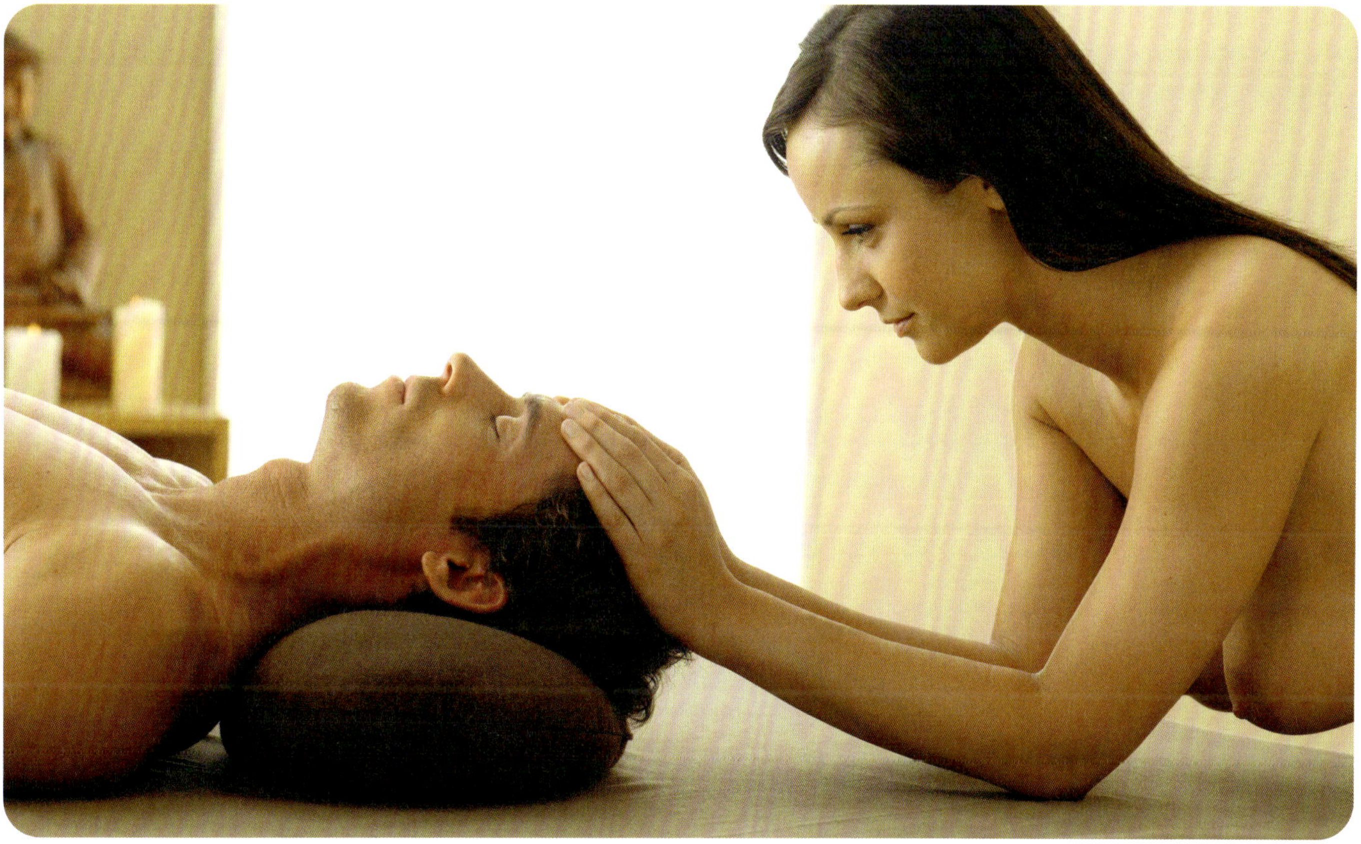

Beim Handauflegen sollten Sie sich viel Zeit nehmen, um das Energiefeld Ihres Partners zu erspüren.

Das Ritual beginnt

Jede Tantra-Massage bietet Ihnen und Ihrem Partner die Chance, die Zeit zu vergessen und in die Ewigkeit einzutreten. Dazu ist es wichtig, die Massage zu einem kleinen Fest, zu einem gemeinsamen Ritual für die Liebe zu machen.

Der erste Schritt besteht darin, dass Sie eine günstige Zeit auswählen – für eine ausgedehnte Massage besonders gut geeignet sind insbesondere die Abendstunden beziehungsweise das Wochenende. Auf jeden Fall sollten Sie die Zeiten für Ihre Tantra-Massage fest einplanen und sich mit Ihrem Partner an einem konkreten Tag dazu verabreden.
Nachdem alle Vorbereitungen getroffen sind, der Raum geschmückt und Störquellen ausgeschaltet sind, können Sie sich dem tantrischen Spiel der zärtlichen Berührung ungehemmt widmen.

Erotische Duftmischung für die Badewanne

Falls Sie eine große Badewanne besitzen, können Sie diese als kleine Oase der Entspannung nutzen. Stellen Sie einige Kerzen auf, und tauchen Sie gemeinsam in die Wärme ein, um Verspannungen zu lösen und sich auf die Massage vorzubereiten. Die folgende erotische Duftmischung eignet sich dafür besonders gut:

- 250 ml süße Sahne
- 4 Tropfen Sandelholz
- 4 Tropfen Ylang Ylang
- 1 EL dünnflüssiger Honig
- 1 Messerspitze Zimt

Vermischen Sie alle Zutaten miteinander, und geben Sie die Mischung ins Badewasser, kurz bevor Sie hineinsteigen.

Zum Auftakt ein Bad zu zweit

Ein gemeinsames Bad ist ein guter Einstieg in die Tantra-Massage. Für Paare, die Tantra praktizieren, sind Hygiene und Körperpflege eine Selbstverständlichkeit und bereits Teile des Rituals. Ebenso, wie der Raum vorbereitet und gereinigt wird, sollte auch der Körper gereinigt werden. Im Tantra wird der menschliche Körper als kostbares Geschenk und Tempel der Seele angesehen. Dem entsprechend legen Tantra-Übende großen Wert darauf, achtsam mit ihrem Körper umzugehen und ihn gut zu pflegen.
Ein duftendes Bad mit wertvollen Pflanzenessenzen oder eine heiße Dusche mit einer aromatischen Duschcreme helfen Ihnen, sich auch innerlich auf die Tantra-Massage einzustimmen. Sie können dabei gemeinsam abschalten und sich von Alltag auf Zweisamkeit umstellen. Ob in der Badewanne oder unter der Dusche: Nehmen Sie sich Zeit, sich gegenseitig zu streicheln und zärtlich zu waschen. Sauberkeit ist eine Voraussetzung dafür, dass sich beide bei der Tantra-Massage wohl fühlen. Im Intimbereich sollten Sie es mit der Sauberkeit jedoch nicht übertreiben, denn aggressive Seifen greifen den Säureschutzmantel der Haut an. Daher ist es besser, hautverträgliche, pH-neutrale Produkte für die Reinigung zu verwenden. Solche Waschlotionen können Sie nicht nur für die Haut benutzen, Sie können Ihrem Partner damit auch die Haare waschen. Trocknen Sie sich gegenseitig mit einem großen Handtuch ab, und freuen Sie sich auf die nun folgende Tantra-Massage.

In den Palast der Liebe eintreten

Nach der Reinigung betreten Sie gemeinsam mit Ihrem Partner den Raum, in dem Sie die Tantra-Massage durchführen wollen. Ideal wäre es, wenn Sie nicht nur körperlich, sondern auch geistig gereinigt, also frei von belastenden Gedanken und Gefühlen, in den Palast der Liebe eintreten würden.

1. Seelischen Kontakt herstellen
Betreten Sie das Zimmer ruhig und entspannt – Hand in Hand, unbekleidet und ohne zu sprechen. Nehmen

Sie im Schneider-, Fersen- oder Lotossitz auf der Liegefläche Platz. Setzen Sie sich einander so gegenüber, dass Sie sich entspannt an den Händen fassen können. Nehmen Sie bewusst Kontakt zu Ihrem Partner auf, indem Sie sich ein bis zwei Minuten lang tief in die Augen blicken.

Verliebten fällt es leicht, sich lange in die Augen zu sehen. In langjährigen Beziehungen ist es oft nicht mehr so einfach, sich unvermittelt in die Augen zu blicken: Durch Krisen, Streitereien und viele kleine Unaufmerksamkeiten ist die Offenheit meistens nicht mehr so groß wie am Anfang. In einer altindischen Schrift heißt es dazu: »Lassen die weltlichen Leidenschaften nach, blickt eine Ehefrau ihrem Ehemann nicht mehr direkt in die Augen.« (Ananga Ranga)

Der Blick in die Seele des anderen kann zu einer aufregenden und wunderbaren Erfahrung führen. Wenn Sie dem Blick Ihres Partners in einer vertrauensvollen Atmosphäre längere Zeit begegnen, sehen Sie nach einer gewissen Zeit plötzlich durch all seine Fehler und Schwächen hindurch – auf das, was er im Grunde seines Wesens ist: reine Lebendigkeit, Kraft und Liebe.

Möglicherweise wird es einige Zeit dauern, bis Sie oder Ihr Partner sich wirklich öffnen können. Doch sobald das gelingt, können Sie einen intensiven seelischen Kontakt herstellen, von dem Sie beide nicht nur während der Tantra-Massage profitieren werden.

2. Den Augenblick feiern

Sobald beide bereit sind, sollten Sie die Hände voneinander lösen und eine bequeme Haltung einnehmen. Jetzt geht es darum, der Lebensfreude, die für Tantra so typisch ist, symbolisch Ausdruck zu verleihen: Stoßen Sie miteinander an, und trinken Sie einen kleinen Schluck Wein oder auch etwas Gewürztee (Chai). Wenn Sie möchten, können Sie eine Kleinigkeit essen, zum Beispiel ein paar Mangostücke, Trauben oder Cashew-Nüsse. Füttern Sie sich einfach gegenseitig mit einigen Leckerbissen.

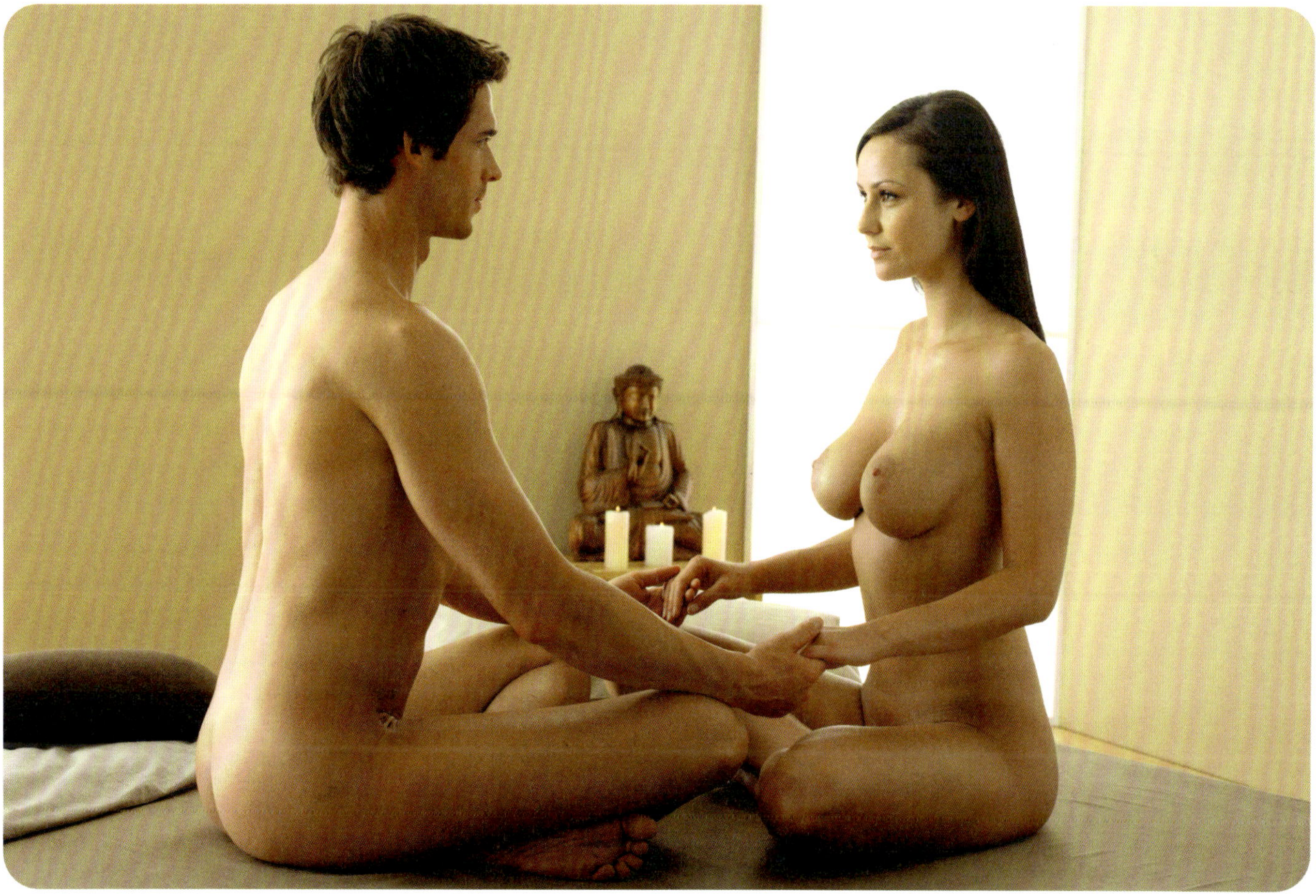

Stellen Sie einen intensiven seelischen Kontakt zu Ihrem Partner her, indem Sie ihm lange in die Augen blicken.

Prana – die kosmische Lebensenergie

Bei der Tantra-Massage regen Sie die Lebensenergie Ihres Partners an. Während diese Energie in China Chi genannt wird, wird sie im Yoga und Tantra als Prana bezeichnet. Jeder von uns ist ständig von Prana umgeben und wird von dieser universellen Ur-Energie mit Lebenskraft versorgt. Durch Schlaf, Nahrung, Licht und Wärme sowie über die Atmung wird normalerweise viel Prana aufgenommen. Eine ungesunde Lebens- und Ernährungsweise, Stress und psychische Belastungen führen jedoch oft dazu, dass wir zu wenig Prana speichern können – mit unangenehmen Folgen für Körper und Seele.
Die Tantra-Massage bietet die Möglichkeit, Prana zu übertragen und den Pranafluss zu verstärken. Dies geschieht ganz von selbst, da eine Haltung der Liebe und Achtsamkeit bei beiden Partnern viel Prana aktiviert. Darüber hinaus kann der Energiefluss aber auch gezielt gefördert werden – indem Sie während der Massage ganz bewusst mit Ihren Hand-Chakras arbeiten.

Natürlich sollten Sie vor der Tantra-Massage keine große Mahlzeit einnehmen – es geht lediglich darum, den Augenblick zu feiern und mit allen Sinnen zu genießen.

3. Das Öl mischen

Ideal wäre es, das Öl Ihrer Wahl stets frisch zuzubereiten. Selbst gemachte Massageöle lassen sich ohnehin nicht allzu lange aufheben. Deshalb sollten Sie nie zu große Mengen auf Vorrat mischen. Im Kapitel »Sinnliche Massageöl-Rezepte« ab Seite 36 finden Sie eine Fülle von Vorschlägen, von denen Sie möglicherweise den einen oder anderen einmal ausprobieren möchten.
Wenn Sie sich für ein Öl entschieden haben, so stellen Sie alles bereit, was Sie brauchen – Basisöl, ätherische Öle, eine kleine Keramik-Schale und einen Topf mit heißem Wasser als Wasserbad. Wichtig ist, dass Ihr Öl vor der Anwendung angenehm warm ist, denn das erhöht die Gleitfähigkeit, und das Öl zieht besser ein.
Im Normalfall werden Sie pro Massage etwa 50 bis 100 ml Massageöl verbrauchen – gehen Sie mit dem Öl nicht zu sparsam um. Vermischen Sie alle Zutaten achtsam und bewusst miteinander. Stellen Sie das Öl-Schälchen so auf, dass Sie es gut erreichen können. Ein Esslöffel oder – noch besser – ein kleiner Schöpflöffel erleichtern die Dosierung.

Die heilende Energie der Hände wecken

Ihre Hände haben magische Kräfte: Sie können zupacken, festhalten, loslassen – können streicheln, trösten und sogar heilen. Über Ihre Hände können Sie Ihrem Partner Wärme und Geborgenheit schenken. Und Sie können seine Lust wachkitzeln.
Aus Sicht des Tantra sind die Hände auch deshalb von besonderer Wichtigkeit, da in den Handinnenflächen wichtige Neben-Chakras – die so genannten Hand-Chakras – liegen. Die Hände besitzen daher eine starke Strahlkraft, die von sensiblen Menschen erspürt und von Heilern gezielt eingesetzt werden kann. Über die Hände wird Prana, die kosmische Lebensenergie, übertragen.
Vor der Tantra-Massage sollten Sie sich des Potenzials Ihrer Hände bewusst zu werden. Das gilt insbesondere dann, wenn Sie der aktive, massierende Partner sind. Es gibt eine einfache kurze Übung, die Ihnen dabei hilft, die Hand-Chakras zu aktivieren und die Strahlkraft Ihrer Hände zu verstärken.

Die Hand-Chakras aktivieren

Legen Sie Ihre Handflächen vor der Brust aneinander. Schließen Sie die Augen. Beginnen Sie dann, die Hände sehr sanft aneinander zu kreisen. Beschreiben Sie nur kleine Kreise, und führen Sie die Bewegung sehr langsam aus. Kreisen Sie die Hände siebenmal im Uhrzeigersinn und anschließend ebenso oft gegen den Uhrzeigersinn.
Lassen Sie die Handflächen jetzt ruhig aufeinander liegen, und spüren Sie die Wärme. Spüren Sie, wie die einzelnen Finger sowie die großen und kleinen Ballen der Hand sich berühren. Können Sie den Kontakt an einigen Stellen besonders gut wahrnehmen?

Nehmen Sie die Hände nun ganz allmählich und sehr langsam auseinander – zunächst nur einen Zentimeter weit. Versuchen Sie den Kontakt zwischen den Handflächen innerlich aufrechtzuerhalten, auch wenn die Hände sich körperlich nicht mehr berühren. Spielen Sie mit der Entfernung: Versuchen Sie, die Hände sehr langsam immer weiter voneinander zu entfernen, ohne das Gefühl für die Energie zu verlieren, die aus den Handflächen strahlt. Stellen Sie sich eine kleine Lichtkugel zwischen den Händen vor, die mit dem Abstand der Hände größer wird. Sie können sich auch goldenes oder gelbes Licht vorstellen, das Sie vom Herzen aus in Ihre Handflächen und von dort nach außen strahlen lassen. Experimentieren Sie ein wenig mit dieser Übung, denn sie wird die Wirksamkeit Ihrer Tantra-Massage deutlich erhöhen. Beenden Sie die Übung, indem Sie die Hände sanft ausschütteln.

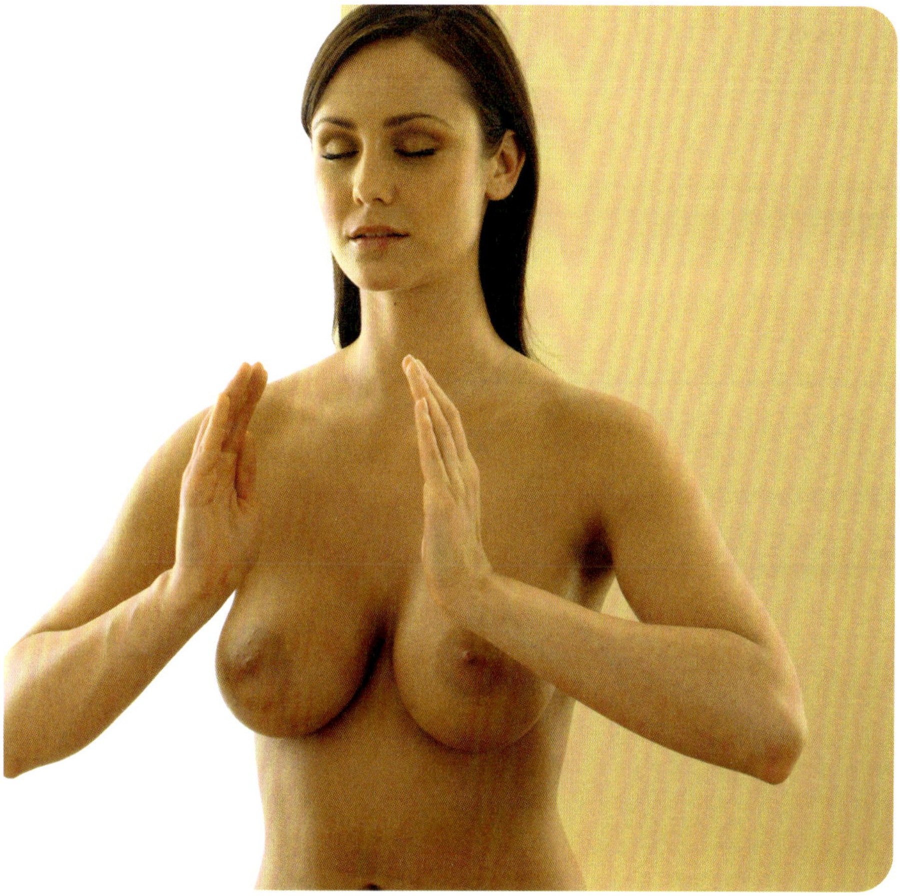

Obwohl sich die Hände nicht mehr berühren, besteht der Kontakt zwischen den Handflächen weiter.

Vorsichtshinweise

Im Vergleich zu den meisten anderen Massageformen ist die Tantra-Massage besonders sanft und somit im Allgemeinen vollkommen ungefährlich. Prinzipiell gilt jedoch, dass es bei jeder Art von Massage auch Gegenanzeigen gibt. Bei folgenden Problemen sollten Sie auf die Tantra-Massage verzichten:

- bei entzündlichen Hauterkrankungen
- bei Fieber und akuten Infektionen
- bei starken Krampfadern und Venenentzündungen
- bei Herzerkrankungen
- bei Krebsleiden
- nach Operationen, vor allem bei frischen Operationsnarben
- nach akuten Gelenk-, Bänder- oder Muskelverletzungen und bei Bandscheibenvorfall
- bei sexuell übertragbaren Infektionen.

In der Schwangerschaft sollten Sie vorsichtig sein und im Zweifel Ihren Arzt fragen. Achten Sie grundsätzlich darauf, immer nur die Haut und Muskulatur zu massieren und nie direkten Druck auf Knochen oder Wirbel auszuüben. Nach einer Hauptmahlzeit sollten Sie rund zwei Stunden warten, bevor Sie eine Ganzkörpermassage genießen.

Achten Sie auf saubere und kurz geschnittene Fingernägel – nicht nur aus ästhetischen, sondern auch aus medizinischen Gründen.

Die fünf Stufen der Tantra-Massage

Die folgende Anleitung zeigt Ihnen, wie Sie die Tantra-Massage Schritt für Schritt ausführen. Eine Tantra-Massage folgt einem festen Ablauf, der aus fünf großen Stufen besteht. Im Zentrum steht dabei die dritte Stufe – die eigentliche Ganzkörpermassage. Sie macht den Großteil der Tantra-Massage aus.

Gerade für Anfänger ist es oft hilfreich, sich auf einige wenige Teile der Tantra-Massage zu beschränken. Denn es ist wichtig, zunächst einmal die einzelnen Techniken kennenzulernen. Doch selbst wenn Sie beispielsweise nur die Beine und den Rücken Ihres Partners massieren, sollten Sie die ersten beiden Stufen nie überspringen, da sie wichtig sind, um einen guten Kontakt herzustellen und Ihrem Partner zu zeigen, dass Sie jetzt ganz für ihn da sind.

1. Kontakt aufnehmen

Bei der ersten Stufe werden die Hände nur aufgelegt – Massage-Bewegungen finden dabei zunächst nicht statt. Beiden Partnern wird die Gelegenheit gegeben, sich zu erden – das bedeutet, ganz im Jetzt anzukommen und alle Gedanken, die noch im Kopf herumschwirren, einzusammeln. Die ersten Berührungen sind sehr wichtig, denn sie bauen die innere Verbindung auf.
Bitten Sie Ihren Partner, sich auf den Bauch zu legen. Seine Arme liegen seitlich am Körper. Ein kleines Kissen unter der Stirn und ein weiteres, das unter die Fußgelenke gelegt wird, macht die Bauchlage bequemer.

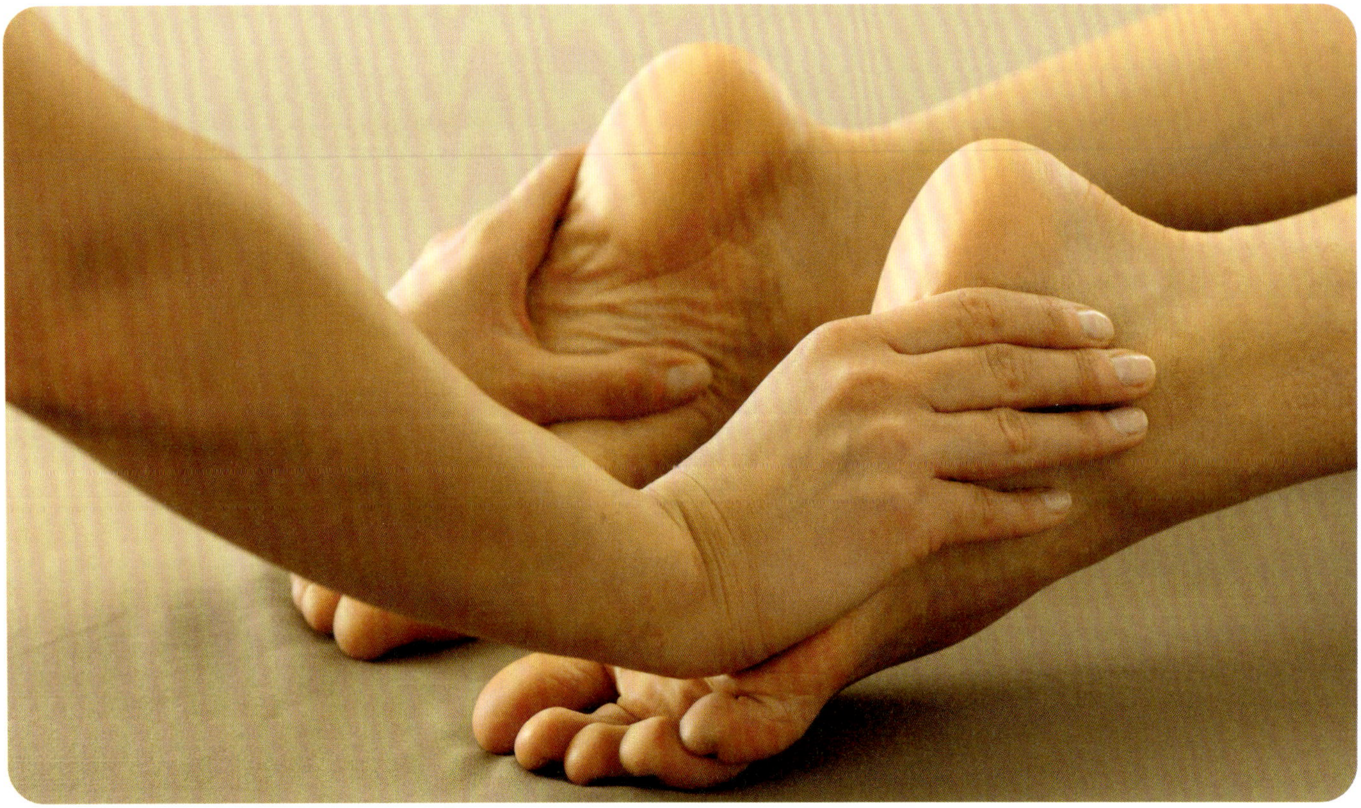

Schritt 1: Legen Sie Ihre Handflächen auf die Füße Ihres Partners, und umschließen Sie diese sanft.

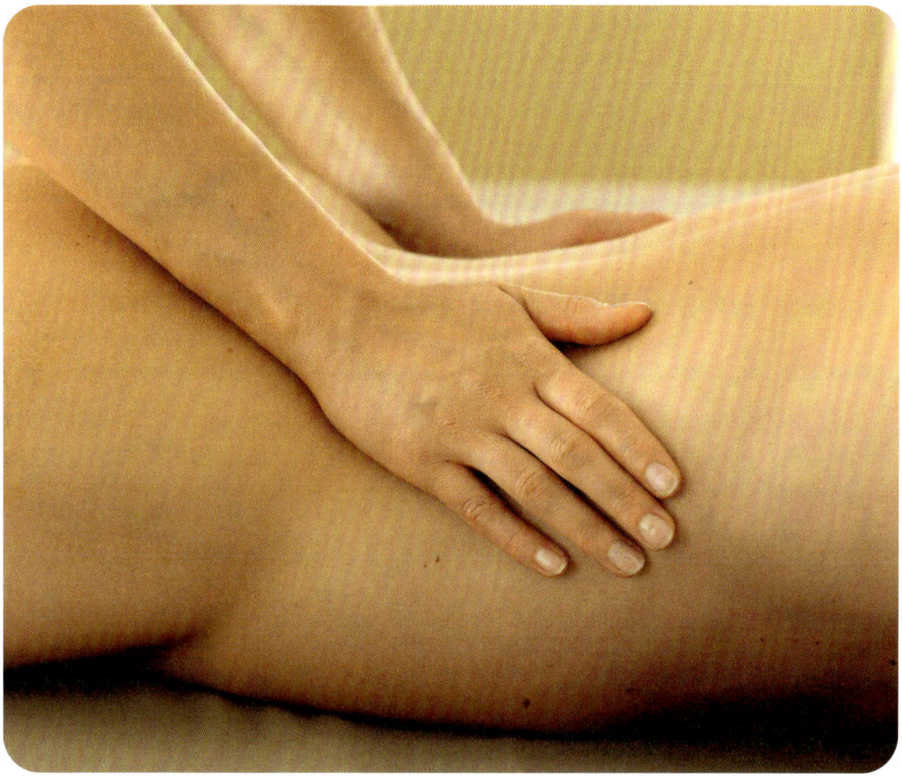

Schritt 3: Halten Sie Ihre Hände mehrere Atemzüge lang mit sanftem Druck auf Nierenhöhe Ihres Partners.

Die fünf Stufen im Überblick

1. Kontakt aufnehmen
Die Hände werden aufgelegt – beide Partner erden sich – die erste Berührung baut die innere Verbindung auf.

2. Die sechs Schmetterlinge
Ohne Öl werden einige lange Striche durchgeführt – der Kontakt wird intensiviert – die Energien verteilen sich.

3. Ölmassage
Der ganze Körper wird sanft massiert – Energieblockaden lösen sich auf – jedem Körperteil wird Zuneigung geschenkt.

4. Yoni- und Lingam-Massage
Der Intimbereich wird sanft stimuliert – die sexuelle Energie und die Lust des Partners werden entfacht – Blockaden, die den Fluss der Erotik stören, werden gelöst.

5. Die Chakras verbinden
Die drei Hauptenergiezentren – Bauch, Herz und Kopf – werden miteinander verbunden – das Gleichgewicht wird wieder hergestellt – die sexuelle Kraft wird aufwärts gelenkt.

Schritt 1

- Knien Sie zunächst zu den Füßen Ihres Partners. Reiben Sie Ihre Hände kräftig, bis sie warm sind, und legen Sie Ihre Handflächen auf seine Füße – die linke Hand auf den linken, die rechte auf den rechten Fuß. Ihre Daumenballen sollten etwas oberhalb der Zehen auf seinen Fußballen liegen. Ihre Hände umschließen die Füße sanft. Atmen Sie einige Male entspannt durch, und schenken Sie mit Ihren Händen Wärme und Vertrauen.

Schritt 2

- Lösen Sie die Hände sanft – fahren Sie mit den Handflächen an den Beinrücken entlang aufwärts, und führen Sie beide Handflächen auf das Gesäß – die linke Hand auf die Mitte der linken, die rechte auf die rechte Pobacke. Halten Sie Ihre Hände hier mehrere Atemzüge lang, und lassen Sie bewusst Energien in das Becken Ihres Partners strömen.

Schritt 3

- Führen Sie Ihre Hände nun noch ein kleines Stück weiter aufwärts bis in Höhe der Nieren. Legen Sie die linke Hand auf die linke, die rechte auf die rechte Seite des unteren Rückens. Wenn Sie möchten, können Sie zuvor die Position wechseln und höher rutschen.

Im Nierenbereich liegt eine wichtige Quelle der sexuellen Energien – halten Sie Ihre Hände mit sehr sanftem Druck mehrere Atemzüge lang auf dieser Stelle, und strahlen Sie bewusst Kraft und Wärme in den Körper Ihres Partners.

Schritt 4

- Knien oder setzen Sie sich nun auf die linke Seite Ihres Partners. Legen Sie die rechte Handfläche auf den oberen Teil des Gesäßes, die linke in die Mitte des Brustkorbs auf die Wirbelsäule. Schließen Sie die Augen, und nehmen Sie sich Zeit,

Tantra-Massage Tipp

Nehmen Sie bewusst Kontakt zu Ihrem Shiva oder zu Ihrer Shakti auf, indem Sie zeigen, dass Sie jetzt ganz für ihn oder sie da sind. Geben Sie sich und Ihrem Partner gerade am Anfang der Massage genug Zeit, um ganz anzukommen.

den Atem Ihres Partners zu spüren. Lassen Sie einfach das Gewicht Ihrer Hände wirken, ohne zu drücken. Spüren Sie das sanfte Auf und Ab beim Ein- und Ausatmen? Oder können Sie fühlen, wie sich der Brustkorb beim Einatmen etwas dehnt, beim Ausatmen wieder senkt?

- Synchronisieren Sie Ihren Atem nun mit dem Ihres Partners: Passen Sie Ihre Atmung der seinen an, und versuchen Sie, gleichzeitig mit ihm ein- und auszuatmen. Sobald Sie sich auf seinen Rhythmus eingestellt haben, atmen Sie siebenmal im gleichen Rhythmus. Das Synchronatmen wird im Tantra eingesetzt, um sich aufeinander einzuschwingen und den Kontakt zu vertiefen.

2. Die sechs Schmetterlinge

Die sechs Schmetterlinge sind zärtliche Streicheleinheiten, die Ihnen dabei helfen, den Kontakt zum Partner noch weiter zu vertiefen. Diese Tantra-Massagetechnik wird ohne Öl durchgeführt.

Dabei werden einige lange, jedoch äußerst zarte Striche über den ganzen Körper – oder, besser gesagt, über die Rückseite des Körpers – ausgeführt. Benutzen Sie dazu ausschließlich Ihre Fingerkuppen, oder verwenden Sie – wenn Sie möchten – eine Pfauenfeder.

Ihr Partner sollte dabei das Gefühl haben, als würden Schmetterlingsflügel seine Haut zart berühren.

Diese Technik dient dazu, den Körper Ihres Partners für die spätere Massage zu sensibilisieren. Außerdem helfen die sechs Schmetterlinge, den Energiefluss im Körper gleichmäßig zu verteilen.

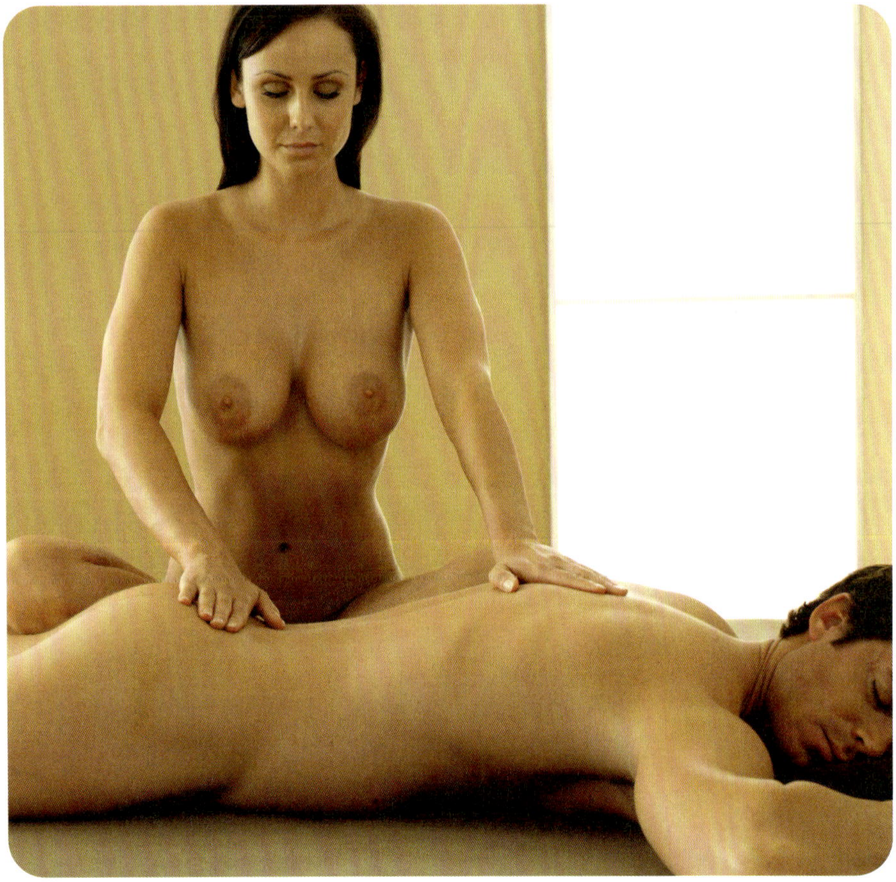

Durch das Synchronatmen schwingen sich die Partner aufeinander ein.

Schritt 1 – erster Schmetterling

- Sie sitzen – nach wie vor – auf der linken Seite Ihres Partners. Umfassen Sie nun mit Ihrer linken Hand seine linke Hand. Ergreifen Sie die Hand sehr zart und nahezu ohne jeglichen Druck.

Mit den Fingerkuppen Ihrer rechten Hand führen Sie hauchzarte Striche durch: Führen Sie die Fingerkuppen an der Innenseite des Arms Ihres Partners entlang aufwärts – zuerst über den Unterarm, dann über den Oberarm und schließlich über die Schulter bis hin zum Schulterblatt. Ohne zu pausieren führen Sie die Streichelbewegung gleich noch ein zweites und drittes Mal durch – beginnen Sie jedes Mal an seinem linken Handgelenk, und streicheln Sie bis zum linken Schulterblatt – dort, wo der Schmetterling sich wieder in die Luft erhebt.

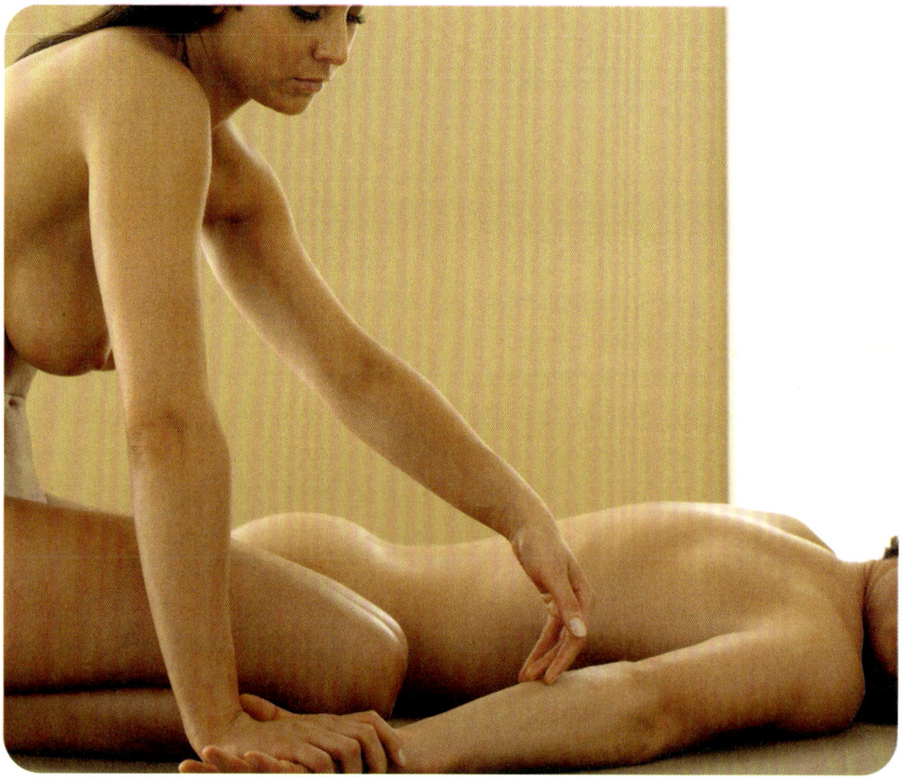

Schritt 2: Beim ersten und zweiten Schmetterling werden die Fingerkuppen federleicht an der Innenseite des Arms entlanggeführt.

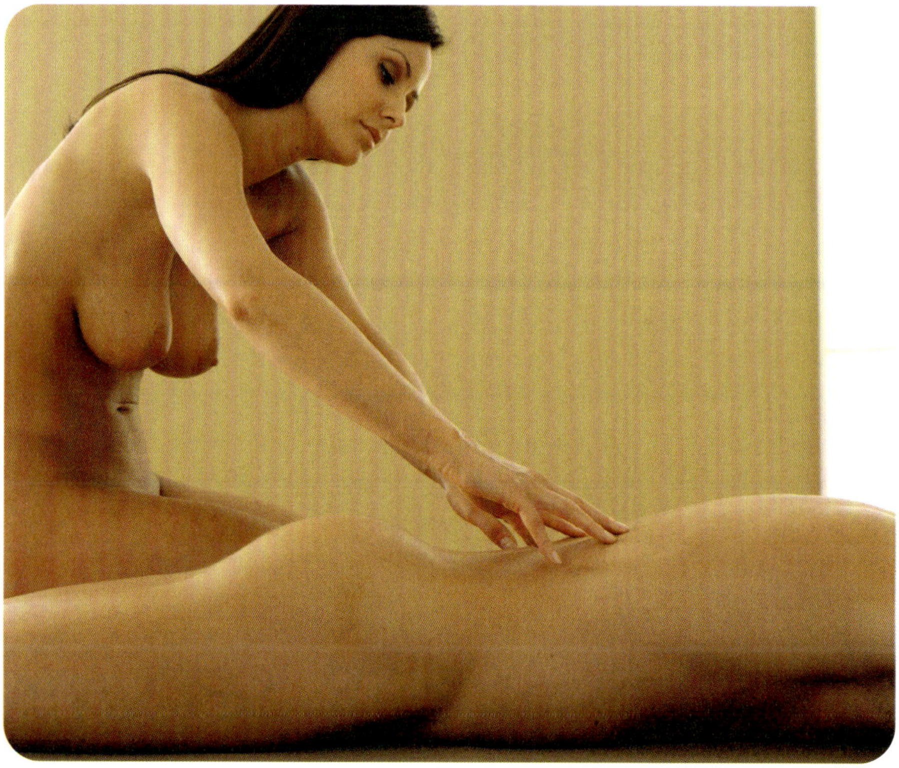

Schritt 3: Beim dritten und vierten Schmetterling gleiten die Hände hauchzart von den Schulterblättern bis zum Po.

Schritt 2 – zweiter Schmetterling

- Führen Sie die gleiche Technik auch mit der anderen Körperseite durch. Dazu müssen Sie sich auf der anderen Seite Ihres Partners niederlassen. Ihre rechte Hand umgreift seine rechte Hand, und mit den Fingerkuppen der linken Hand führen Sie die Schmetterlings-Streichungen wieder im sanften Bogen dreimal vom Handgelenk bis zum Schulterblatt durch.

Tantra-Massage Tipp

Bei dieser Massagetechnik müssen Sie sich relativ viel bewegen, da Sie Ihren Partner dabei einmal umrunden. Bleiben Sie gelassen, und lassen Sie sich jede Menge Zeit, denn jede Form von Hektik würde sich negativ übertragen.

Schritt 3 – dritter und vierter Schmetterling

- Legen Sie nun beide Hände federleicht auf die Schulterblätter Ihres Partners – die linke auf das linke, die rechte auf das rechte Schulterblatt. Führen Sie mit den Fingerkuppen beider Hände gleichzeitig lange Striche über den Rücken aus – von den Schulterblättern abwärts, zu beiden Seiten der Wirbelsäule entlang, bis zum Po. An der höchsten Stelle des Pos »fliegen die beiden Schmetterlinge davon« – Sie heben beide Hände und setzen sie mit einer weichen Bewegung wieder an den Schulterblättern ab. Wiederholen Sie diesen Teil der Übung insgesamt dreimal.

Schritt 4 – fünfter und sechster Schmetterling

- Knien Sie sich nun an die Füße Ihres Partners. Legen Sie Ihre beiden Hände federleicht auf sein Gesäß – die linke auf die linke, die rechte auf die rechte Pobacke.

Führen Sie mit den Fingerkuppen Ihrer beiden Hände gleichzeitig lange Striche über die Beine aus – vom Gesäß abwärts über die Oberschenkel, die Kniekehlen und Unterschenkel und schließlich über die Fersen und bis zu den Fußsohlen. In der Mitte der Fußsohlen fliegen die beiden Schmetterlinge in die Luft – heben Sie beide Hände und setzen Sie sie in einem großen, runden Bogen wieder oben am Gesäß an.

Wiederholen Sie die letzte Phase insgesamt dreimal. Wenn es unbequem für Sie ist, beide Beine Ihres Partners gleichzeitig zu streicheln, können Sie auch zunächst das rechte und dann das linke Bein behandeln.

3. Die Ölmassage

Die dritte Stufe der Tantra-Massage stellt den Hauptteil dar und steht im Mittelpunkt der Behandlung. Dabei wird der Partner mit einer sinnlichen Ölmischung eingerieben und von Kopf bis Fuß verwöhnt.

Sie sollten den Körper Ihres Partners bei der Tantra-Massage möglichst immer in einer festen Reihenfolge massieren. Dabei werden die Energien an der Körperrückseite von unten nach oben und anschließend an der Körpervorderseite von oben wieder abwärts und schließlich bis in die Geschlechtsorgane gelenkt. Diese Reihenfolge ist aus dem Grund sinnvoll, da sie den inneren Energiekreislauf unterstützt. Außerdem wird Ihnen die Massage leichter fallen, wenn Sie sich an einem festen Ablauf orientieren können.

Doch denken Sie daran: Bei der Tantra-Massage sollten Sie im Zweifelsfall immer auf Ihren Bauch hören. Wenn Ihnen die Massage anfangs zu lang ist, dann kürzen Sie sie einfach ab – und wenn es beispielsweise Ihre Hände einmal stark zum Nacken Ihres Partners zieht, dann nehmen Sie dieses Zeichen ernst.

Eine wichtige Regel gibt es allerdings: Massieren Sie Yoni und Lingam immer zuletzt und niemals am Anfang. Beginnen Sie nie mit der Stimulierung der Geschlechtsorgane, sondern bauen Sie die Spannung langsam auf. Genießen Sie erst den Aperitif, dann die Vorspeise – und danach erst Hauptmahlzeit und Dessert.

Wann immer es Ihre Zeit erlaubt, sollten Sie die komplette Tantra-Massage durchführen. Dies hat eine Reihe von Vorteilen:

Reihenfolge der Tantra-Massage **im Überblick**

1. Körperrückseite
Füße • Beine • Po • Rücken • Nacken • Hinterkopf

2. Körpervorderseite
Hände • Arme • Schultern • Gesicht • Brust • Bauch und Becken • Yoni/Lingam

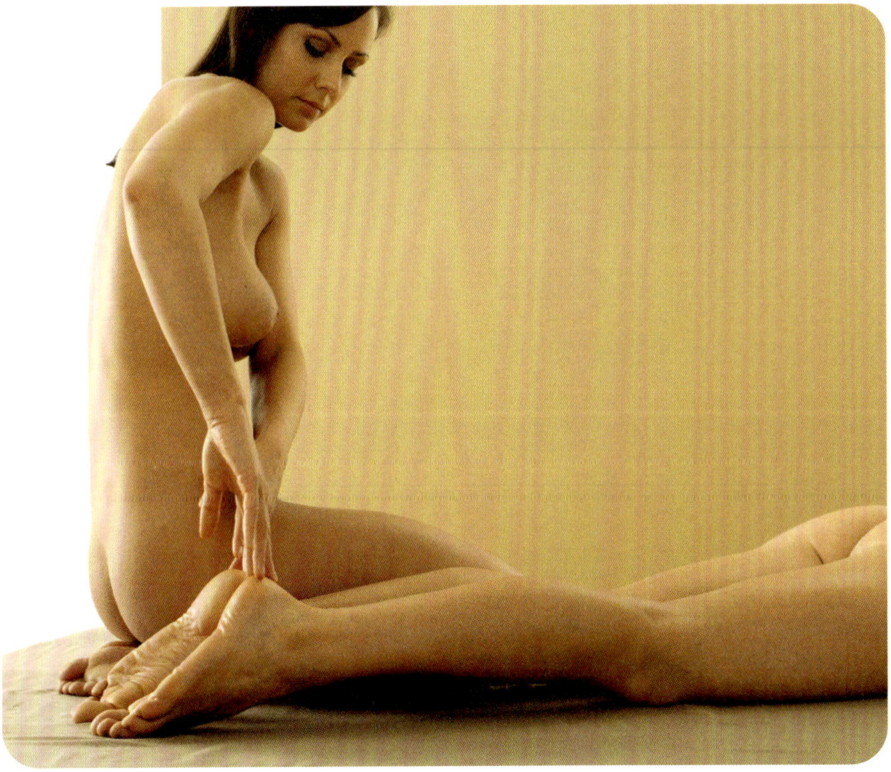

Schritt 4: Beim fünften und sechsten Schmetterling streichen die Fingerkuppen – wieder nur ganz zart – vom Gesäß abwärts bis zu den Fußsohlen.

- Der ganze Körper wird gleichermaßen mit Öl massiert – kein Körperteil wird dabei vernachlässigt.
- Die sieben Chakras werden aktiviert und harmonisiert.
- Einige spezielle Energiezentren, die die sexuelle Energie speichern und zu den so genannten Marmas gehören, werden ebenfalls stimuliert.

Füße (Bauchlage)

Bei der Fußmassage ist es wichtig, zunächst gröbere und dann erst feinere Reize auszuüben, da viele Menschen an den Füßen sehr kitzelig sind. Die Füße und vor allem die Fußsohlen sind sehr sensibel, das bedeutet aber auch, dass Fuß-Streicheleinheiten sehr erotisch und sexuell erregend sein können. Im Tantra spielen die Füße eine besondere Rolle, da hier, ebenso wie in den Händen, wichtige Nebenchakras – die Fußchakras – liegen, über die der ganze Körper mit Energie versorgt werden kann.

Schritt 1

- Gießen Sie etwas warmes Massageöl in Ihre Handflächen, und verteilen Sie das Öl mit kräftigen Streichbewegungen auf beiden Fußsohlen gleichzeitig. Konzentrieren Sie sich dann zunächst auf den linken Fuß Ihres Partners – wenn Sie möchten, können Sie sein linkes Bein etwas anwinkeln und den Fuß in Ihren Schoß nehmen.

Schritt 2

- Umgreifen und halten Sie den Fußrücken mit der linken Hand. Mit der rechten Handfläche fahren Sie einige Male an der Fußsohle auf und ab – nicht zu sanft, damit Ihr Partner nicht gekitzelt wird.

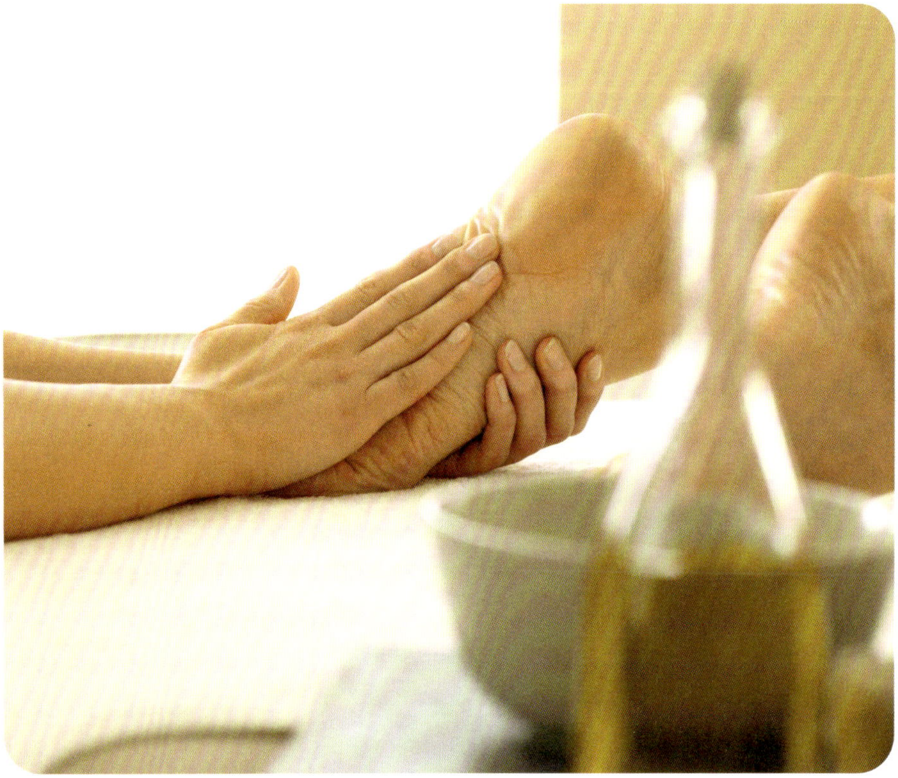

Schritt 2: Während eine Hand den Fußrücken umgreift, fahren Sie mit der anderen Handfläche mehrmals kräftig an der Fußsohle auf und ab.

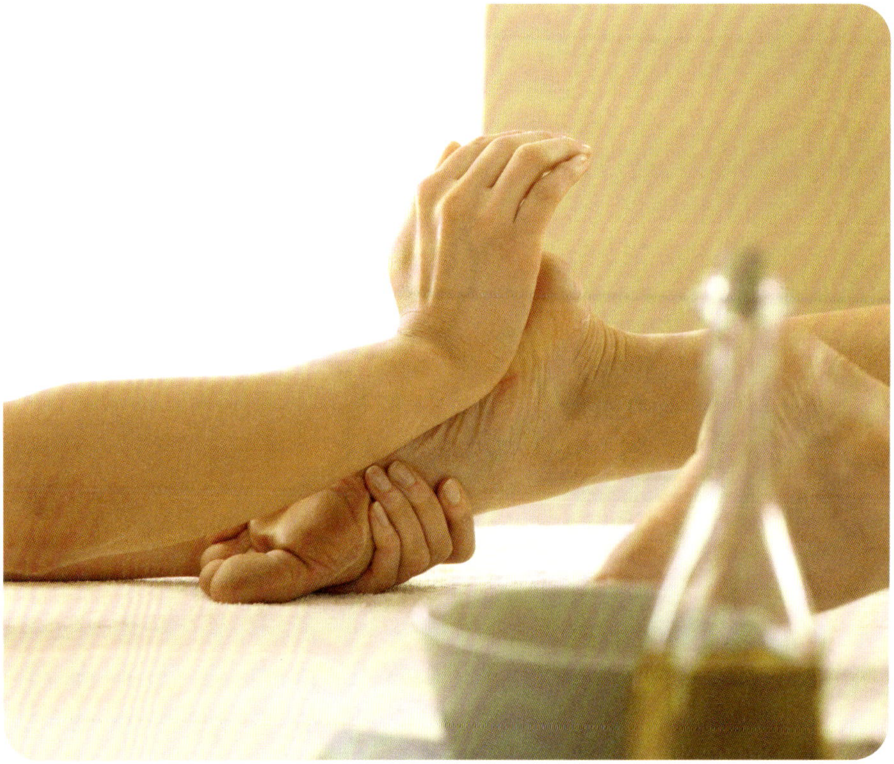

Schritt 2: Dann machen Sie mit dem Handballen kräftige Kreise auf der Fußsohle – sowohl im als auch gegen den Uhrzeigensinn.

- Beschreiben Sie nun mit dem Handballen kräftige Kreise auf der Fußsohle – und zwar sowohl im als auch gegen den Uhrzeigersinn. Vergessen Sie nicht, dabei auch den Fußballen und die Ferse kreisend zu stimulieren.
- In der Mitte der Fußsohle – genau auf einer imaginären Längslinie, die von der mittleren Zehe bis zur Ferse verläuft – liegt ein wichtiges Marma. Führen Sie mit dem Daumen Kreise auf diesem Punkt aus, und lassen Sie die Kreise immer kleiner werden.
- Beschreiben Sie mit der Daumenkuppe eine Spirale nach innen. Üben Sie dabei nicht zu viel Druck aus: Die Technik sollte auf keinen Fall schmerzen.
- Atmen Sie nun tief ein. Mit einer langen und tiefen Ausatmung drücken Sie mit der Kuppe Ihres Daumens vorsichtig auf den Punkt genau in der Mitte der Fußsohle. Am Ende der Ausatmung lösen Sie diesen Druck dann wieder sanft. Wiederholen Sie diesen Ablauf insgesamt dreimal.

Schritt 3

- Massieren Sie nun jede einzelne Zehe – beginnen Sie mit der großen, und massieren Sie die kleine zuletzt. Umfassen Sie dazu jede Zehe mit Daumen und Zeigefinger, und ziehen Sie vorsichtig daran – etwa so, als würden Sie eine kleine Melkbewegung machen.
- Führen Sie anschließend mit dem Daumen winzige kreisende Bewegungen an jeder einzelnen Zehenkuppe aus – zuerst am großen, zuletzt am kleinen Zeh.

Schritt 4

- Legen Sie Ihre Handfläche nochmals auf die linke Fußsohle Ihres Partners, und versuchen Sie sich weich an die Form seines Fußes anzupassen. Lassen Sie die Handfläche kurz aufliegen, ohne sich dabei zu bewegen. Beginnen Sie sodann mit einer sanften Vibration: Dazu lassen Sie Ihre ganze Hand einfach seitlich vibrieren – vollkommen locker und ohne jeglichen Druck. Anschließend kommen Sie wieder langsam zur Ruhe.

Schritt 5

- Legen Sie den linken Fuß Ihres Partners wieder weich zurück auf den Boden. Im Anschluss daran führen Sie alle Techniken – Schritt 2 bis Schritt 4 – dann auch mit seinem rechten Fuß durch.

Die Marmas und die erogenen Zonen des Körpers

Normalerweise sind es die erogenen Zonen, die im Mittelpunkt erotischer Massagen stehen. Unter erogenen Zonen versteht man Körperstellen, die von vielen sensorischen Nervenenden durchzogen sind und auf Berührungen mit sexueller Lust reagieren.
Typische erogene Zonen sind beispielsweise die Innenseite der Oberschenkel, die Brustwarzen, die Geschlechtsorgane, die Ohrläppchen oder die Lippen.
Mit Ausnahme von Yoni und Lingam, den weiblichen und männlichen Geschlechtsorganen, wird den erogenen Zonen in der Tantra-Massage keine allzu große Bedeutung beigemessen. Ohnehin werden alle Körperteile zärtlich massiert. Das Ziel besteht darin, den ganzen Körper in Ekstase zu versetzen und ihn in eine einzige große erogene Zone zu verwandeln.
Dennoch gibt es auch in der Tantra-Massage ganz bestimmte Zonen, die gezielt stimuliert werden – die so genannten Marmas. Die Marmas, die schon in der altindischen Textsammlung »Sushruta Samhita« erwähnt werden, sind Knotenpunkte, die Körper und Seele miteinander verbinden und durch die besonders viel Lebensenergie strömt.
Im Ayurveda ist von 107 Marmas die Rede. Nur einige wenige von ihnen – und zwar solche, die einen Einfluss auf die sexuelle Energie haben –, werden während der Tantra-Massage durch leichte Druck- und Kreistechniken stimuliert. Wenn Blockaden in den Marmas beseitigt werden, kann dies starke Lustgefühle wecken.

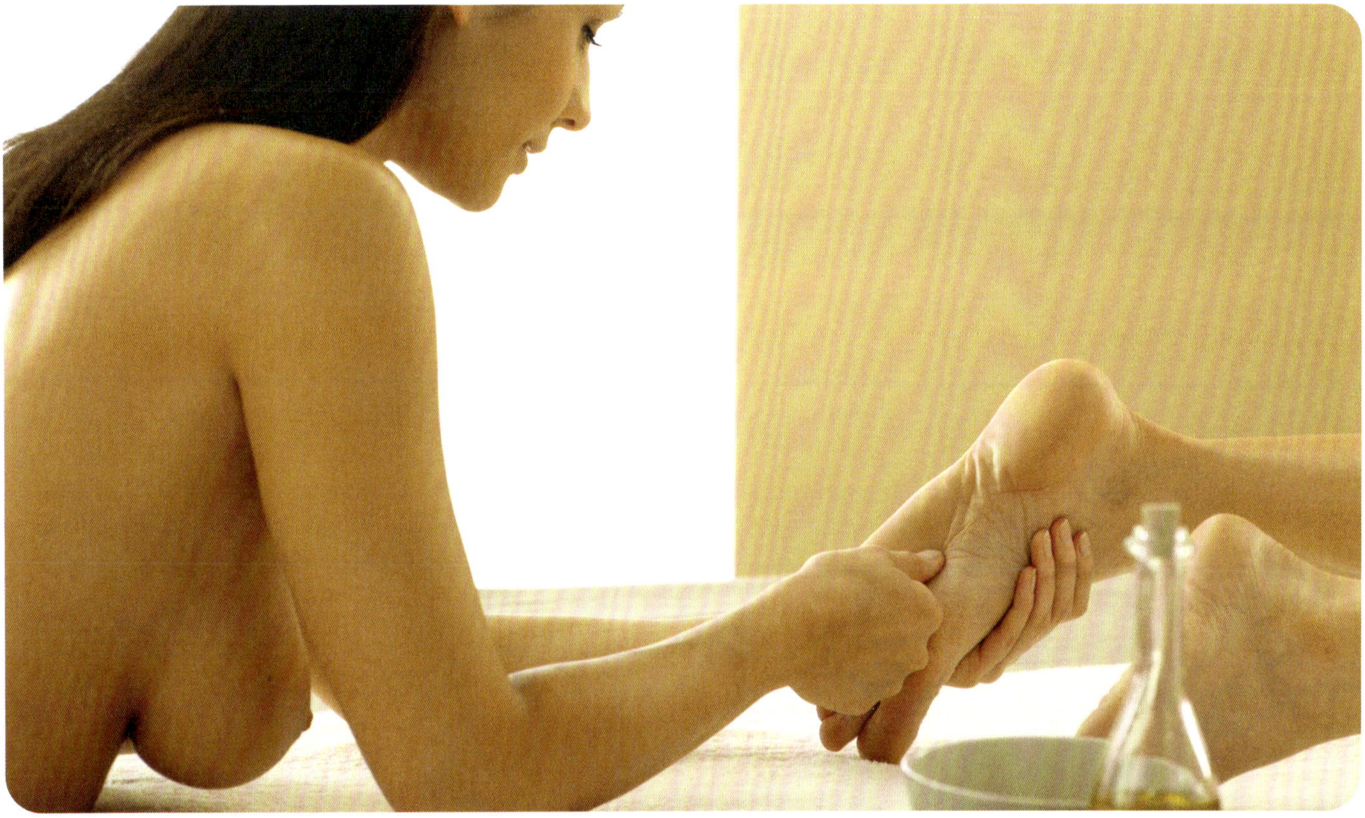

Schritt 2: Beschreiben Sie mit dem Daumen immer kleinere Kreise auf dem Marma.

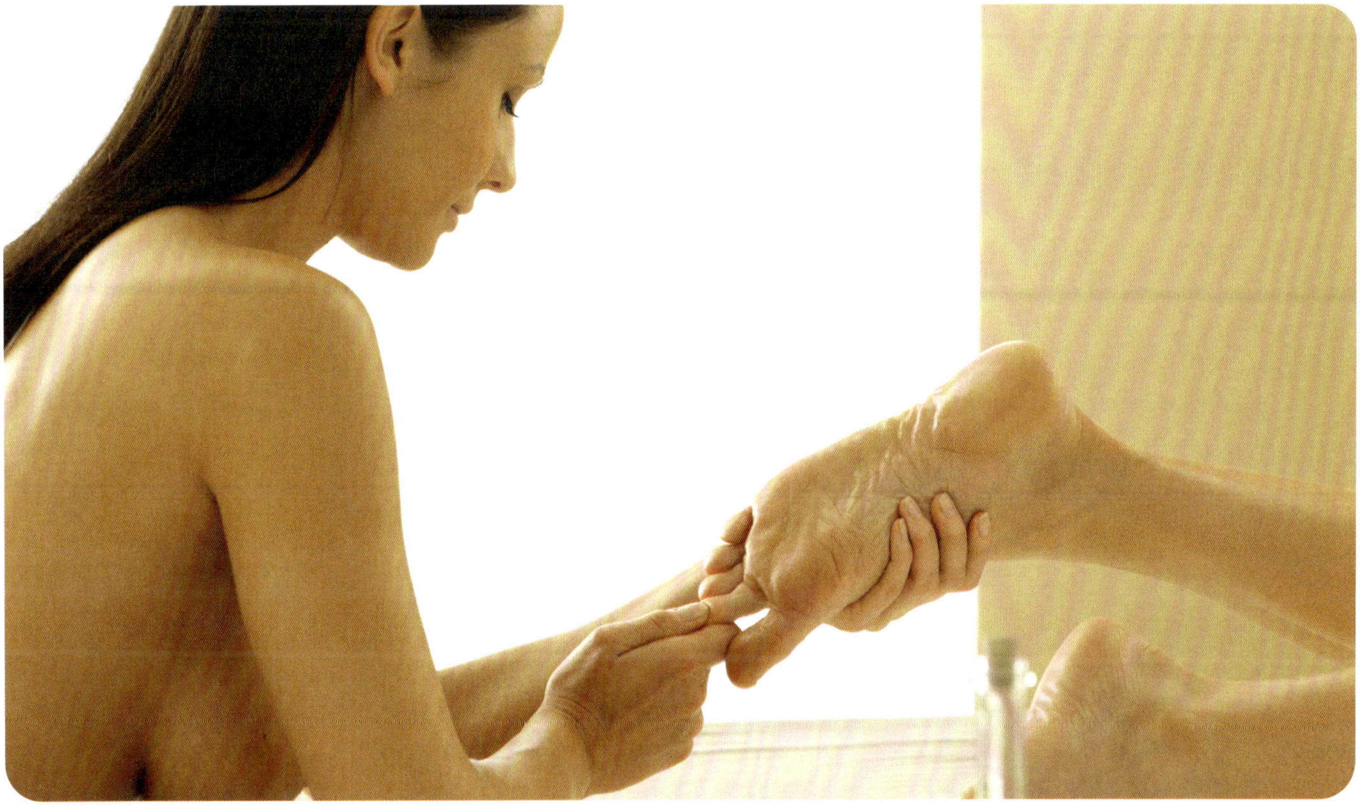

Schritt 3: Umfassen Sie jede einzelne Zehe mit Daumen und Zeigefinger, und ziehen Sie vorsichtig daran.

Tantra-Massage Tipp

Sprechen Sie während der Massage so wenig wie möglich. Achten Sie auf die Körpersignale Ihres Partners. Tauschen Sie sich nur dann verbal aus, wenn etwas störend oder unangenehm ist.

Beine (Bauchlage)

Mit den folgenden Techniken behandeln Sie die empfindsame Rück- und Außenseite der Unter- und Oberschenkel. Die Beine sollten prinzipiell einzeln behandelt werden – wenn Sie das linke Bein massieren, sollten Sie auf der linken Seite Ihres Partners sitzen oder knien, beim Massieren des rechten Beins auf der rechten Seite. Eine andere Möglichkeit besteht darin, sich zwischen die gespreizten Beine Ihres Partners zu setzen. Wichtig ist vor allem, dass Sie das Bein, das Sie jeweils massieren wollen, in seiner gesamten Länge gut erreichen können.

Schritt 1

- Beginnen Sie mit dem linken Bein. Gießen Sie etwas Massageöl in Ihre Handinnenflächen. Verteilen Sie das Öl mit langen, weichen Strichen auf der Rückseite des linken Beins. Fahren Sie mit einer Handfläche vom Knöchel aufwärts bis knapp unter den Po und zurück – beim Aufwärtsstreichen sollten Sie jeweils etwas mehr Druck anwenden als beim Abwärtsstreichen. Wiederholen Sie diese Bewegung mindestens fünfmal.

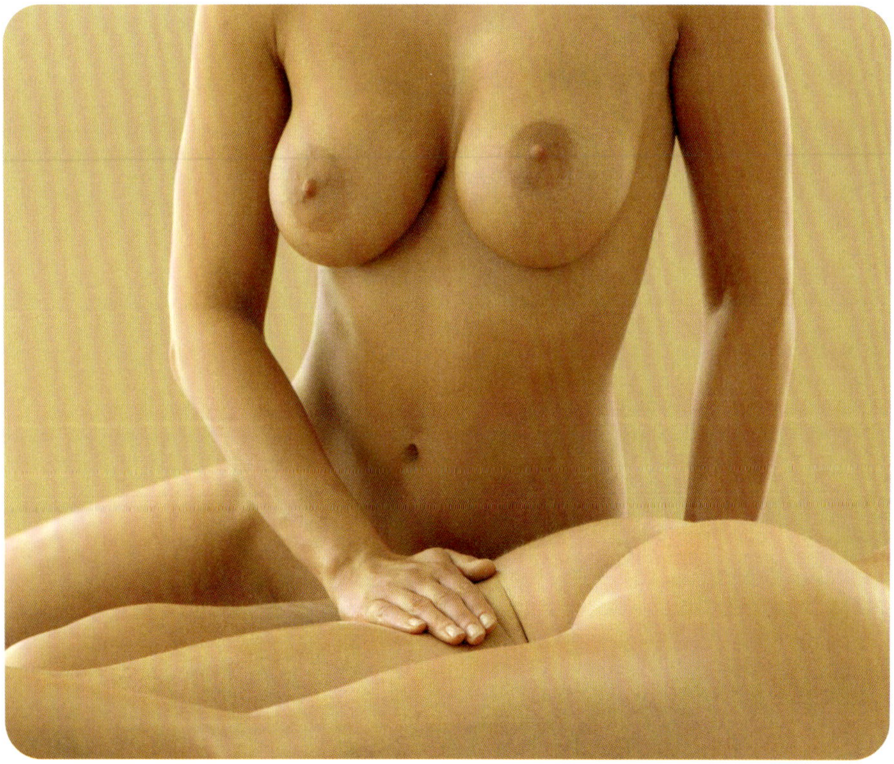

Schritt 1: Beim Massieren der Beine streichen Sie mit der Handfläche vom Knöchel aufwärts bis knapp unter den Po und wieder zurück.

Schritt 2

- Führen Sie als nächstes das Wechselstreichen an der linken Wade aus. Streichen Sie erst mit Ihrer rechten Handfläche von der Kniekehle aus in Zeitlupe nach unten bis zur Ferse – sobald die rechte Hand die Ferse erreicht, setzt die linke Hand an der Kniekehle an und bewegt sich weich nach unten. Wiederholen Sie dies mit beiden Händen abwechselnd und fließend je fünfmal.
- Wenden Sie die gleiche Technik jetzt auch am linken Oberschenkel an: Legen Sie zunächst die rechte Handfläche unterhalb des Pos auf die Rückseite des Oberschenkels – die Finger zeigen dabei nach oben. Lassen Sie die Hand langsam bis zur Kniekehle abwärts gleiten – dann übernimmt die linke Hand. Führen Sie die Bewegung im Wechsel fünfmal durch.
- Als nächstes massieren Sie mit dem Handballen von unten nach oben. Beginnen Sie unterhalb der Wade. Lassen Sie den Handballen mehrmals sanft kreisen – gleichzeitig bewegt sich die Hand allmählich langsam nach oben: über die Wade, die Kniekehle und den hinteren Oberschenkel bis knapp unter den Po. Üben Sie dabei kaum Druck aus, vor allem nicht, wenn Sie die Kniekehle behandeln.

Schritt 3

- Behandeln Sie nun die Außenseite der Unter- und Oberschenkel. Spreizen Sie dazu das linke Bein Ihres Partners leicht ab, indem Sie um sein Knie fassen und es etwas nach außen ziehen, bis das Bein deutlich angewinkelt ist. Die Außenseiten der Beine sind sehr empfindlich und

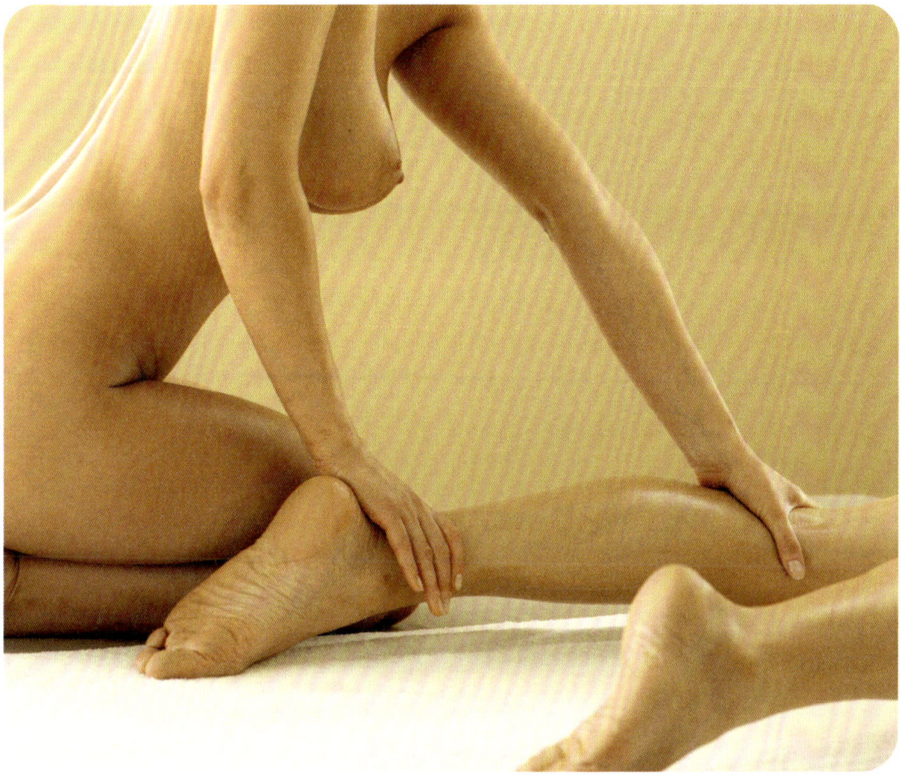

Schritt 2: Beim Wechselstreichen an der Wade streichen Sie zunächst mit der Handfläche ganz langsam von der Kniekehle bis hinunter zur Ferse.

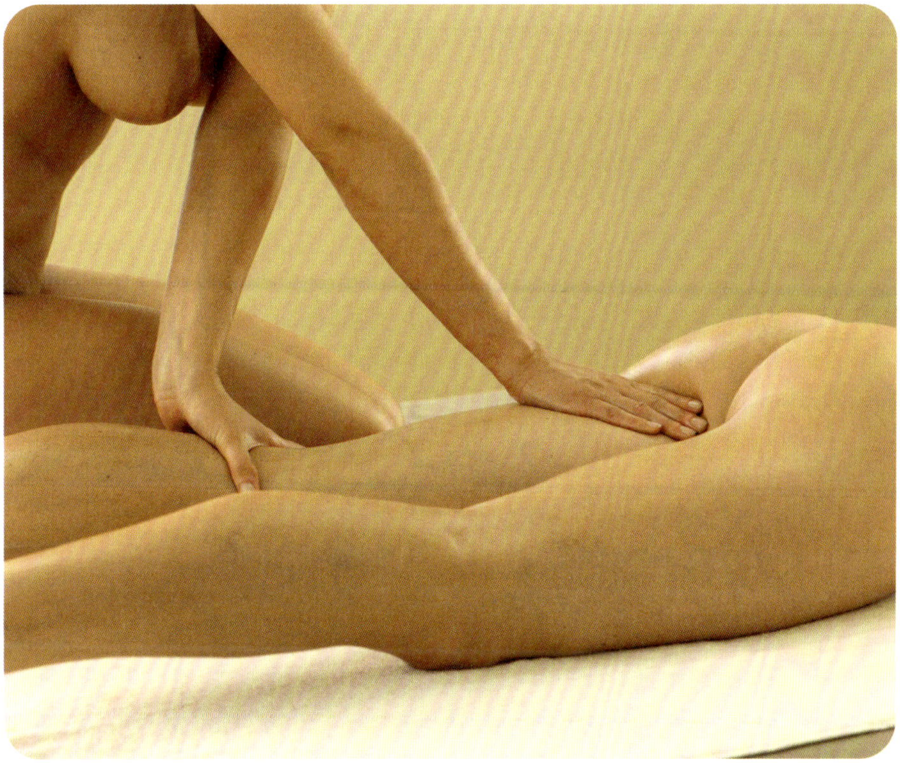

Schritt 2: Beim Wechselstreichen am Oberschenkel legen Sie eine Hand auf den Oberschenkel und lassen sie langsam bis zur Kniekehle gleiten.

sprechen auf erotische Reize umso stärker an, je weniger Druck Sie bei der Berührung anwenden.

- Streicheln Sie die Außenseite des linken Beins mit Ihren Fingerkuppen. Lassen Sie die Fingerkuppen einer Hand von der Hüfte über Ober- und Unterschenkel abwärts bis zum Knöchel gleiten. Wiederholen Sie dieses Abwärtsstreicheln mehrmals mit einer Hand oder mit beiden Händen abwechselnd. Führen Sie die Bewegung sehr langsam und sanft aus, vergleichbar einer Katze. Sie können die gleiche Technik anschließend auch einige Male mit der ganzen Handfläche durchführen.

Tantra-Massage Tipp

Im Tantra spielt der Atem eine wichtige Rolle. Je tiefer Sie atmen, desto intensiver ist die sexuelle Begegnung. Dies gilt auch für die Tantra-Massage – der Empfänger sollte intensiv atmen, um seinen Gefühlen freien Lauf zu lassen. Der Massierende kann seinen Atem dazu nutzen, um Energie zu übertragen; er sollte versuchen, immer genau dann auszuatmen, wenn er mit den Händen Druck ausübt.

- Abschließend lassen Sie eine Hand auf mehreren Stellen leicht vibrieren: Zuerst auf dem Wadenmuskel, dann knapp oberhalb der Kniekehle und zuletzt am höchsten Punkt des Oberschenkels kurz unter-

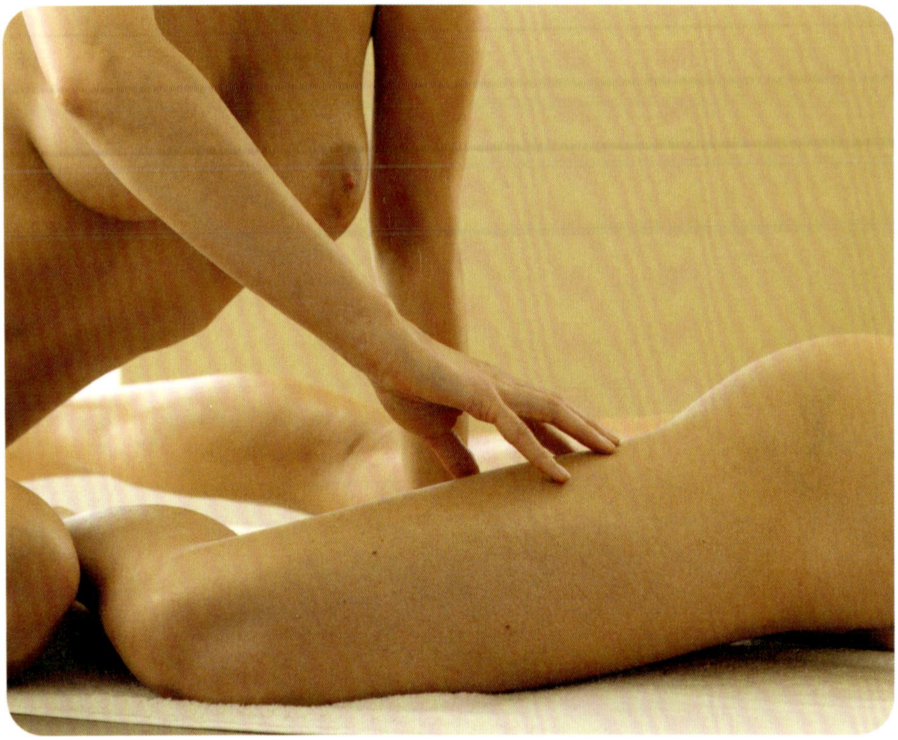

Schritt 3: Beim Massieren der Beine streicheln Sie mit Ihren Fingerkuppen ganz langsam und sanft die Außenseite des Beins.

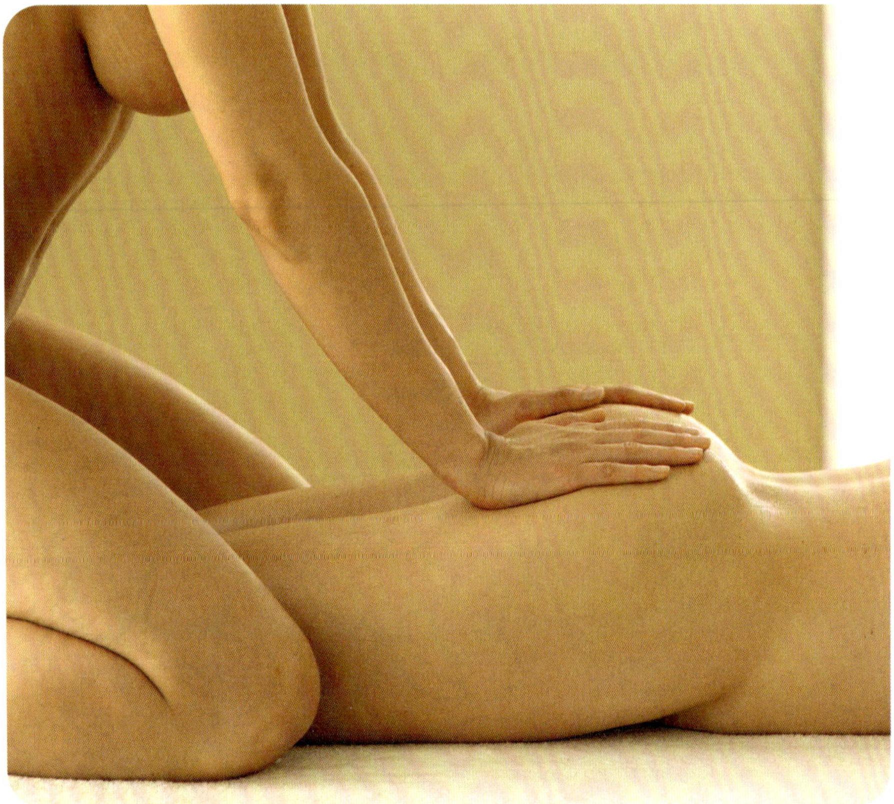

Schritt 1: Massieren Sie beide Pobacken mit flachen Händen – von der Mitte der Oberschenkel aus aufwärts über den Po bis zum unteren Rücken.

halb des Pos. Vibrieren Sie mit der ganzen Handfläche – Ihr Gesicht, Ihre Schultern und Armmuskeln sollten dabei völlig entspannt bleiben.

Schritt 4

- Gießen Sie wieder etwas Öl in Ihre Handinnenflächen, und wenden Sie sämtliche Massagegriffe nun auch am rechten Bein Ihres Partners an.

Gesäß (Bauchlage)

Der Gesäßmuskel ist der größte Muskel des Körpers und zugleich eine seiner wichtigsten erogenen Zonen. Viele Menschen sind an dieser Stelle sehr empfindlich. Mit den richtigen Techniken können Sie folglich gerade in diesem Bereich die sexuelle Erregung Ihres Partners gut steigern, denn der Po spricht besonders stark auf Massagen an.

Vorsicht ist jedoch bei Berührungen des Anus' geboten – nicht jeder ist offen genug, um sich einer so intimen Massage hinzugeben. Daher sollten Sie ohne vorherige Absprache keine Grenzen überschreiten, denn das ist für die gemeinsame Vertrauensbasis wichtig.

Konzentrieren Sie sich ganz darauf, die Muskeln und Marmas sowie die Chakras zu behandeln. Führen Sie die Po-Massage ruhig etwas kräftiger aus – achten Sie dabei jedoch stets auf die Reaktionen Ihres Partners.

Schritt 1

- Zu Beginn der Po-Massage sollte Ihr Partner seine Beine ganz geschlossen haben. Sie können entweder seitlich neben ihm sitzen oder seine Beine im Fersensitz zwischen Ihre Knie nehmen. Gießen Sie reichlich Öl in Ihre Handinnenflächen.

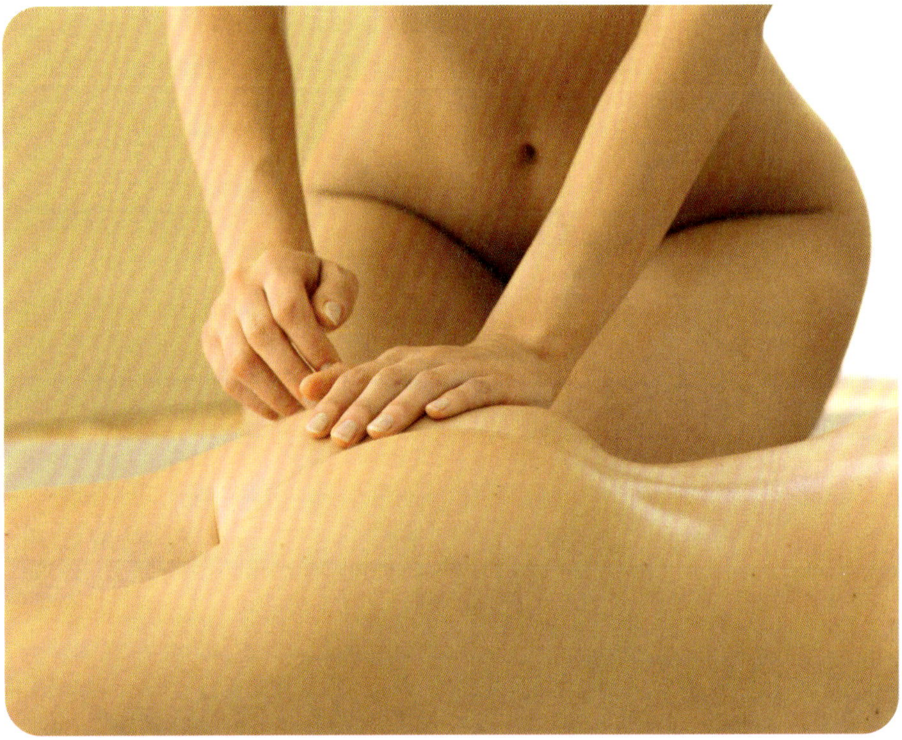

Schritt 2: Streichen Sie mit der flachen Hand langsam von der Pofalte nach außen. Wechseln Sie dabei die Hände rhythmisch ab.

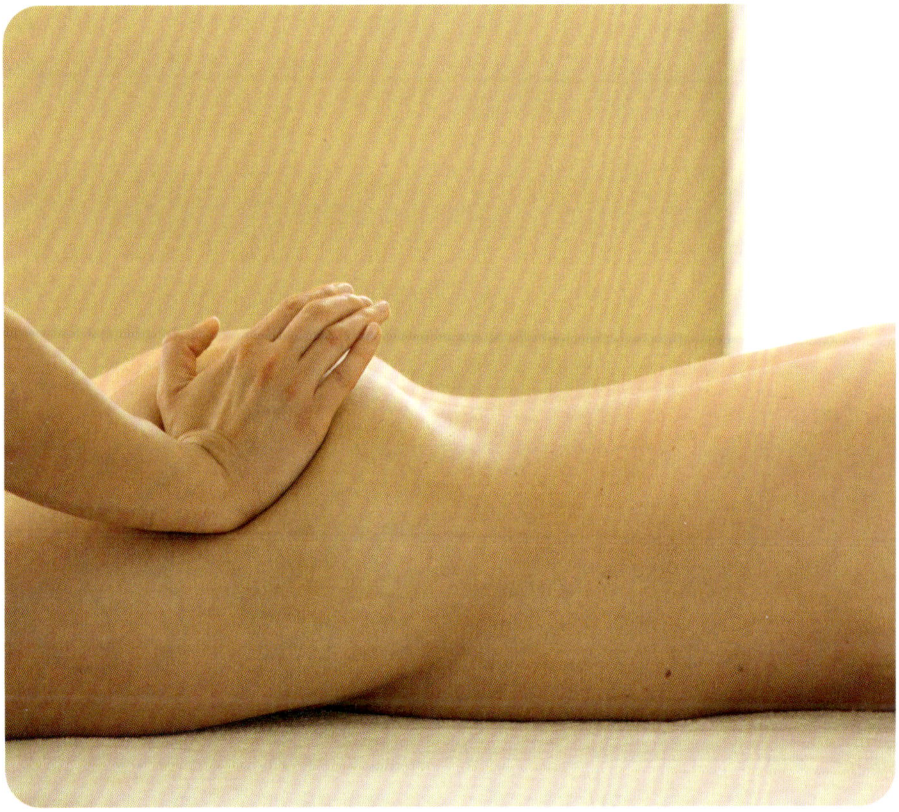

Schritt 2: Während Sie mit dem Handballen kreisende Bewegungen ausführen, können Sie ruhig kräftigen Druck ausüben.

- Führen Sie nun zuerst vertikale Striche durch. Massieren Sie beide Pobacken gleichzeitig, indem Sie mit den flachen Händen von der Mitte der Oberschenkel aus parallel aufwärts über den Po bis zum unteren Rücken und von da wieder abwärts streichen.
Wiederholen Sie das Auf- und Abstreichen einige Male sehr langsam; variieren Sie dabei den Abstand Ihrer Hände – führen Sie die Hände einmal sehr eng, so dass sich die Daumen berühren, und entfernen Sie sie dann weiter voneinander, so dass Sie Hüften und Po auch an den Außenseiten stimulieren können.

Schritt 2

- Setzen Sie sich nun auf die linke Seite Ihres Partners – etwa in Hüfthöhe. Behandeln Sie die linke Pobacke, indem Sie langsame Striche von der Mitte des Pos – also von der Pofalte aus – nach außen durchführen. Die Hände liegen parallel auf der linken Gesäßhälfte.
Wechseln Sie die Hände rhythmisch ab – ziehen Sie zuerst die rechte Hand flach von der Pofalte aus nach außen bis zum Hüftknochen. Ist die rechte Hand dort angelangt, übernimmt die linke Hand. Bei dieser Technik können Sie auch etwas fester um den Pomuskel greifen und ihn jedes Mal sanft nach außen ziehen.
- Als nächstes setzen Sie Ihren Handballen ein, um Kreise auf der linken Pobacke Ihres Partners zu ziehen. Lassen Sie einen Handballen vor allem in der Wölbung der Pobacke kreisen, denn hier liegt ein wichtiges Marma: Führen Sie zunächst kleine, dann immer größer werdende Kreise aus.

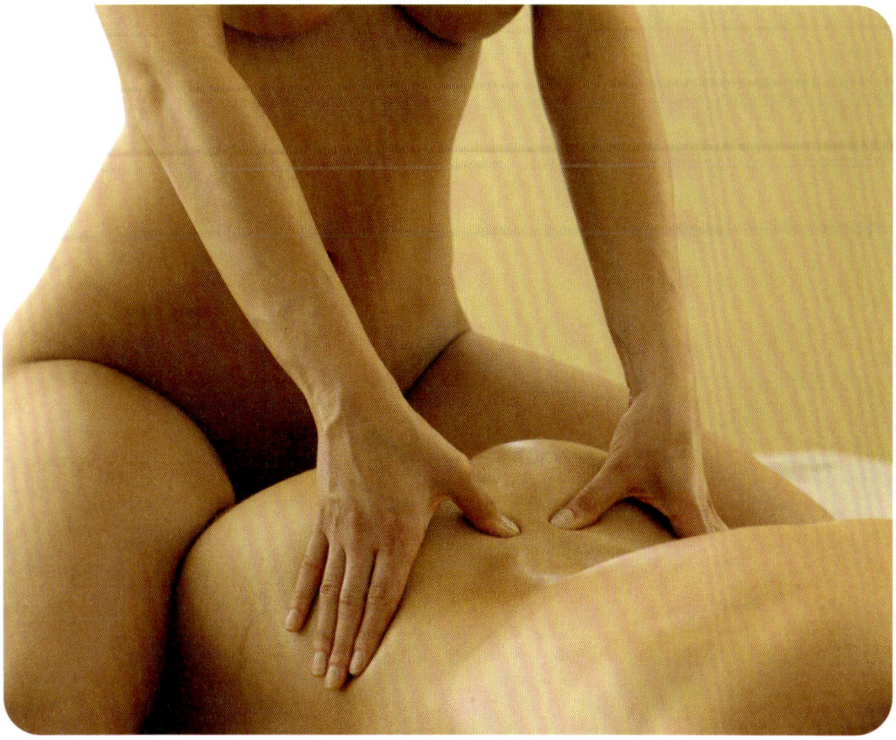

Schritt 3: Zum Stimulieren der Marmas am Gesäß setzen Sie die Daumen knapp rechts und links neben die Wirbelsäule auf den unteren Rücken auf.

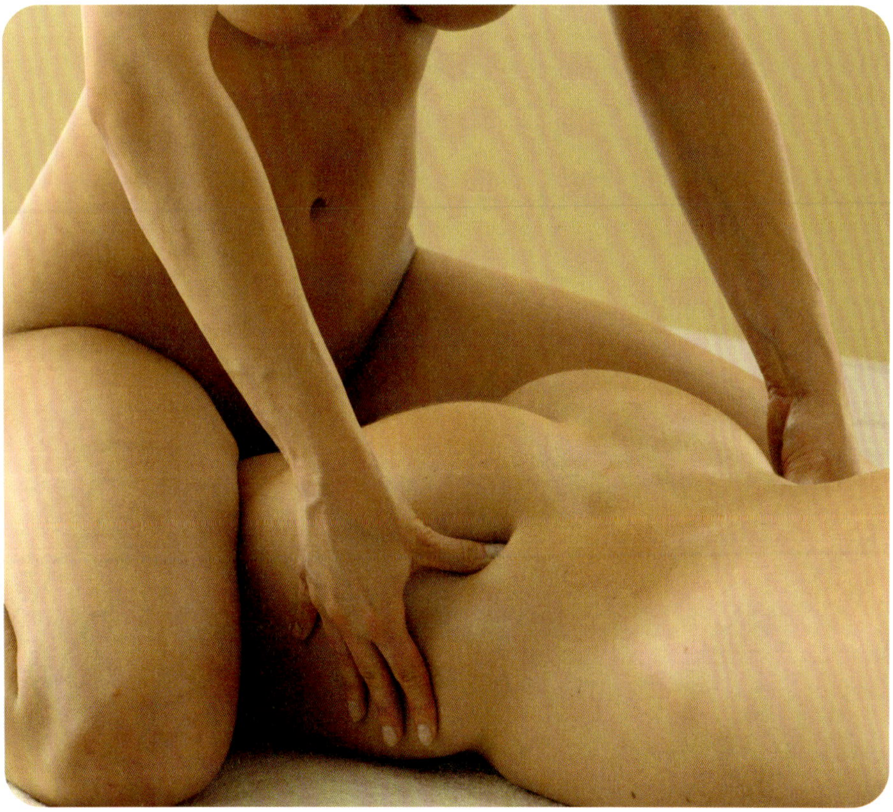

Schritt 3: Nach und nach wandern beide Daumen jeweils um zwei bis drei Zentimeter weiter nach außen in Richtung Hüfte.

- Wiederholen Sie die Techniken von Schritt 2 auch auf der rechten Seite Ihres Partners.

Schritt 3

- Stimulieren Sie nunmehr einige Marmas mit der Daumenkuppe, um die sexuelle Energie Ihres Partners anzuregen. Die Punkte liegen in einer halbrunden Linie, die am Beckenkamm nach außen verläuft und knapp oberhalb des Kreuzbeins beginnt.
Um die Zonen anzuregen, führen Sie mit den Daumenkuppen kleine kreisende Bewegungen durch. Sie können beide Körperseiten gleichzeitig behandeln: Setzen Sie den rechten Daumen dazu knapp rechts neben die Wirbelsäule auf den unteren Rücken – den linken entsprechend auf die linke Seite. Atmen Sie tief ein: Ausatmend kreisen Sie etwa acht Sekunden lang mit leichtem Druck auf den beiden Punkten. Pausieren Sie beim Einatmen, und wiederholen Sie die Technik mit dem nächsten Ausatmen noch einmal.
- Führen Sie beide Daumen dann jeweils zwei bis drei Zentimeter nach außen, und wiederholen Sie die Technik auch hier zweimal – ausatmend kreisen, einatmend pausieren. Zum Abschluss wandern beide Daumen noch weitere zwei bis drei Zentimeter nach außen in Richtung Hüfte, wo Sie das Kreisen wieder zweimal durchführen.

Schritt 4 – Chakramassage

- Über den Gesäßbereich lassen sich die beiden unteren Chakras – sowohl das Basis-Chakra als auch das Sexual-Chakra – gut ansprechen. Bei den nachfolgenden Techniken sollten Sie ausschließlich mit Ihrer Vorstellungskraft arbeiten.

- Öffnen Sie die Beine Ihres Partners ein wenig, so dass sie leicht gespreizt sind. Knien Sie sich verkehrt herum über Ihren Partner – Ihr Po sollte sich in Höhe seines unteren Rückens befinden, und Sie blicken abwärts in Richtung seiner Füße. Setzen Sie sich nicht mit Ihrem gesamten Gewicht auf seinen Rücken, sondern stützen Sie einen Teil Ihres Gewichts im Fersensitz ab – dies gilt vor allen Dingen dann, wenn Sie deutlich mehr Gewicht haben als Ihr Partner.

Das Basis-Chakra aktivieren

- Legen Sie Ihren linken Handballen jetzt auf das Steißbein, auf den untersten Abschnitt der Wirbelsäule. Der Daumen weist leicht nach rechts, die übrigen Finger zeigen nach unten in Richtung der Geschlechtsorgane – Ihre Hand sollte sich einfach der Form des Pos anpassen. Ihre rechte Hand legen Sie dann quer auf den linken Handrücken, dabei zeigen die Finger alle nach links.
- Schließen Sie nun die Augen, und nehmen Sie innerlich Kontakt zum vitalen Basis-Chakra Ihres Partners auf. Dieses Chakra ist das Energiezentrum seiner ursprünglichen Lebenskraft – der Sitz der Kundalini-Energie und die Quelle des Lebenswillens.
- Atmen Sie einige Male tief durch. Stellen Sie sich jetzt vor, wie Sie mit jedem Ausatmen Energie in das Basis-Chakra Ihres Partners strömen lassen. Lassen Sie Ihre Lebensenergie ganz entspannt durch die Handflächen in dieses Zentrum fließen. Wenn Sie möchten, können Sie sich dabei rote Strahlen vorstellen, die von Ihren Händen aus in den Beckenboden Ihres Partners strömen und heilende Wärme spenden. Wie-

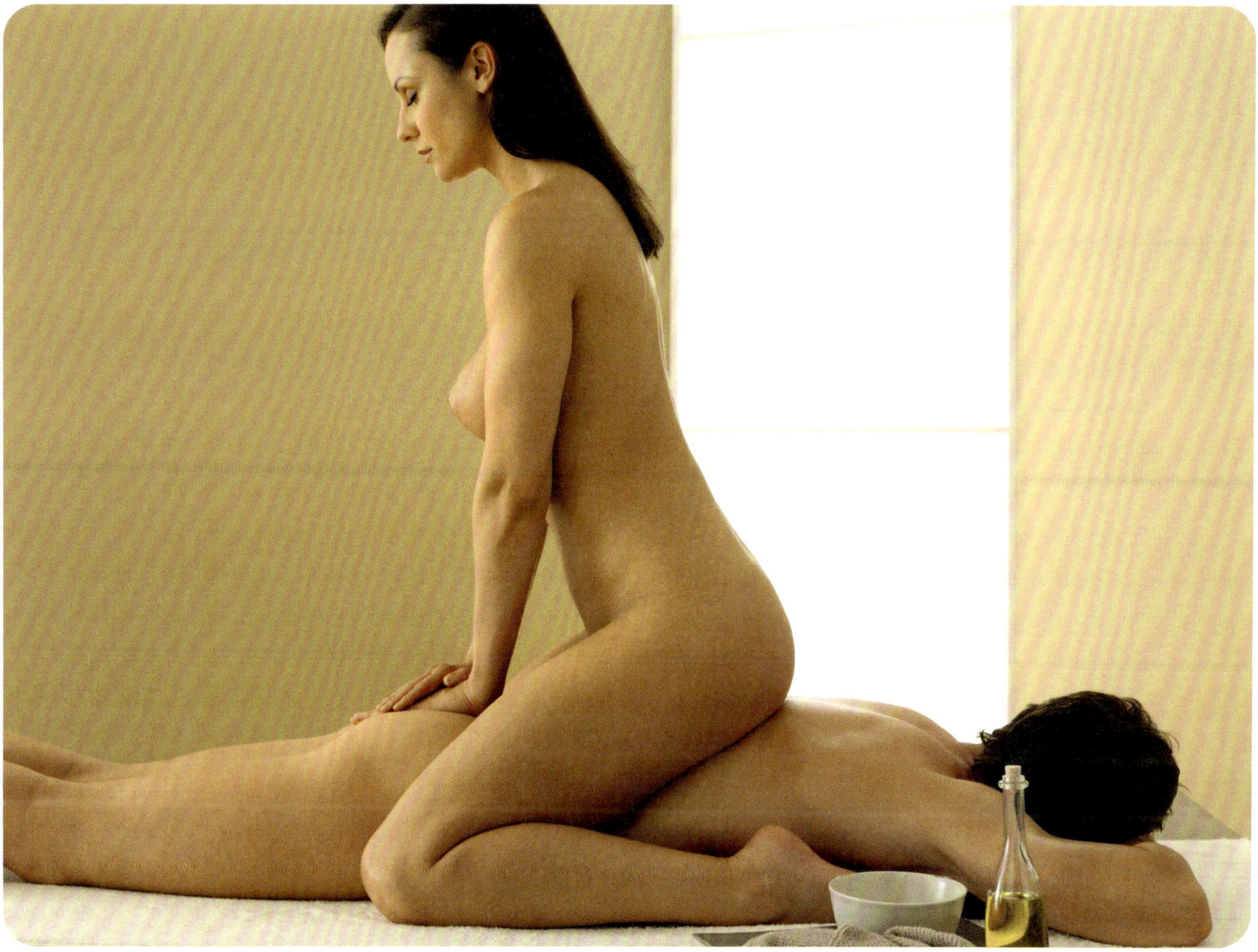

Zum Aktivieren des Basis-Chakras setzen Sie sich im Fersensitz verkehrt herum über ihren Partner.

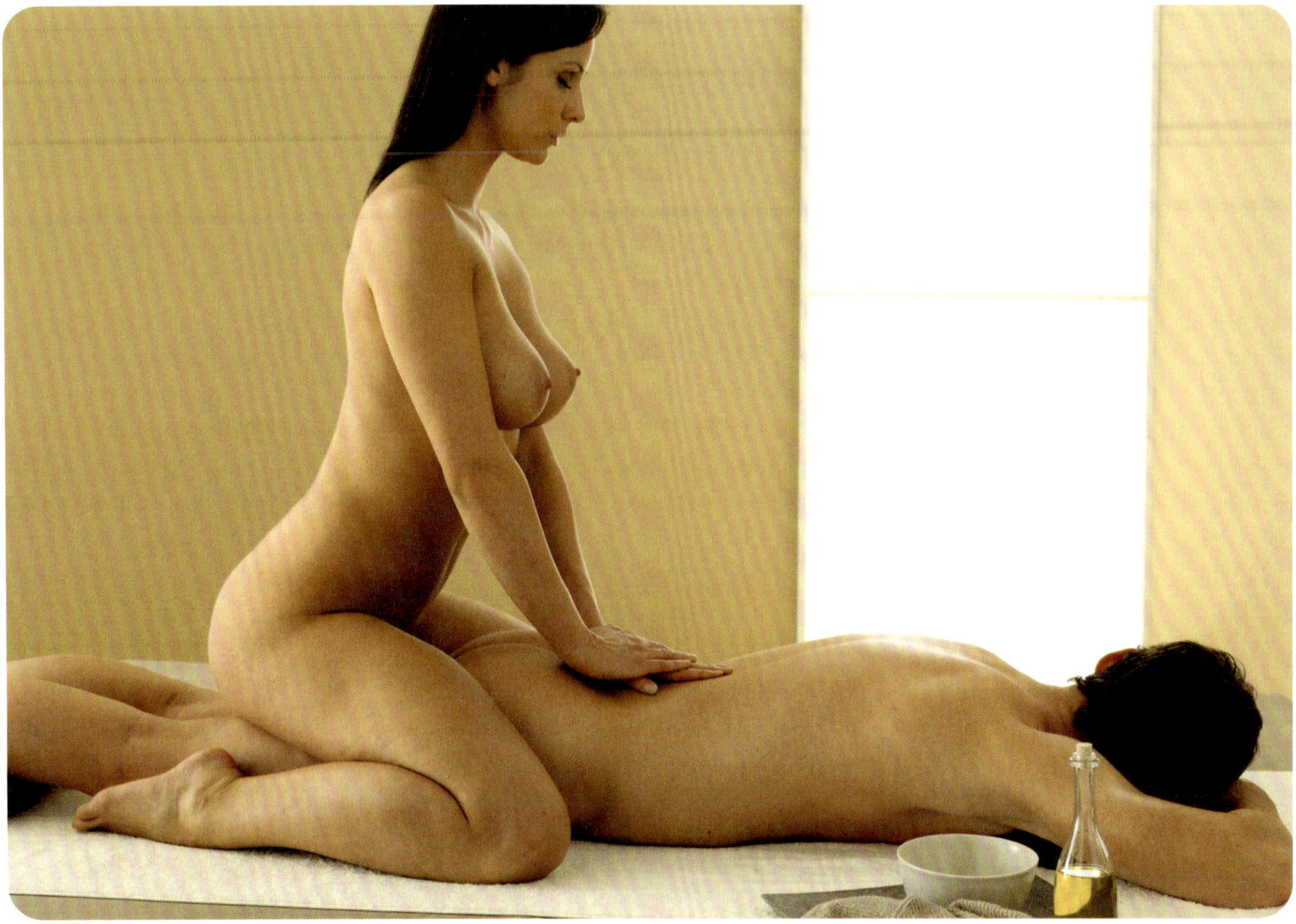

Das Sexual-Chakra des Partners wird aktiviert, indem Sie sich im Fersensitz über seine Oberschenkel knien und die linke Hand auf seinen unteren Lendenwirbelbereich legen.

derholen Sie diese Visualisierung während einer Dauer von sieben tiefen Atemzügen.

- Entfernen Sie die Hände dann sehr behutsam vom Steißbein, legen Sie eine Hand auf die Pobacke, und wechseln Sie Ihre Körperposition, indem Sie sich umdrehen und etwas abwärts rutschen.

Das Sexual-Chakra aktivieren

- Schließen Sie die Beine Ihres Partners, und knien Sie sich über seine Oberschenkel.
- Legen Sie Ihre linke Hand nun auf den unteren Bereich seiner Lendenwirbelsäule, wenige Zentimeter oberhalb des Steißbeins. Der Daumen weist nach rechts, alle übrigen Finger sind geschlossen und zeigen nach oben in Richtung Kopf. Die rechte Handfläche legen Sie waagerecht auf den linken Handrücken – die Finger zeigen dabei nach links. Schließen Sie die Augen, und leben Sie sich in das Sexual-Chakra Ihres Partners ein. Dieses Chakra ist Sitz der Leidenschaft, der sexuellen Lust und der Lebensfreude.
- Atmen Sie mehrmals tief durch. Stellen Sie sich dann vor, wie Sie mit jedem Ausatmen Energie in das Sexual-Chakra strömen lassen. Lassen Sie Prana durch Ihre Handflächen in dieses Zentrum der Lust fließen. Sie können dabei Ihre Vorstellungskraft zu Hilfe nehmen, indem Sie sich orangefarbige Strahlen vorstellen, die von Ihren Händen aus in den unteren Rücken Ihres Partners strömen und aktivierende Wärme spenden. Wiederholen Sie diese Visualisierung für die Dauer von sieben tiefen Atemzügen.
- Lösen Sie die Hände dann sehr behutsam von der unteren Wirbelsäule, und setzen Sie sich auf die linke Seite Ihres Partners.

Rücken und Nacken (Bauchlage)

Die folgenden Massagegriffe können Sie sowohl als Teil der Ganzkörperbehandlung als auch als eigenständige Kurzmassage für zwischendurch anwenden. Selbst wenn Sie Ihren Partner noch nicht besonders gut kennen – gegen eine unverfängliche Rücken- und Nackenmassage wird er sicher nichts einzuwenden haben. Rücken und Nacken sind oft besonders verspannt, so dass Massagen jedem gut tun. Dass Sie während der Rückenmassage auch einige wichtige Marmas und Chakras beeinflussen und damit vitale Energien wecken, schadet dabei sicher nicht.

Innerhalb der erotischen Partnermassage ist die Stimulierung des Rückens wichtiger als es scheint: Da viele unbewusste und verdrängte Aspekte »in den Rücken gesteckt werden«, finden sich im Rücken viele vernachlässigte Persönlichkeitsanteile. Diese können durch zärtliche Massagen vorsichtig wieder ins Bewusstsein geholt werden, wodurch viele Ängste und Hemmungen abgebaut werden.

Schritt 1

- Knien Sie sich über die Oberschenkel Ihres Partners, so dass Sie in Richtung seines Kopfes blicken. Achten Sie vor allem bei hohem Körpergewicht darauf, sich nicht auf Ihren Partner zu setzen, sondern einen Teil Ihres Gewichts mit Ihren Beinen abzufangen.
- Beginnen Sie die Rückenmassage mit sanftem Streichen: Setzen Sie beide Hände kurz oberhalb des Pos rechts und links auf den unteren Rücken – die Finger zeigen nach oben. Lassen Sie beide Handflächen an der Wirbelsäule entlang parallel aufwärts gleiten: vom unteren Rücken über die Schulterblätter bis hin

Tantra-Massage Tipp

Behalten Sie stets im Gedächtnis, dass das Ziel der Tantra-Massage darin besteht, Energien zu sammeln und auszutauschen. Bewahren Sie deshalb vor allem Ruhe und Gelassenheit, und wenden Sie nicht zu viel Kraft auf – denn sonst verschwenden Sie nur unnötig Ihre Energien.

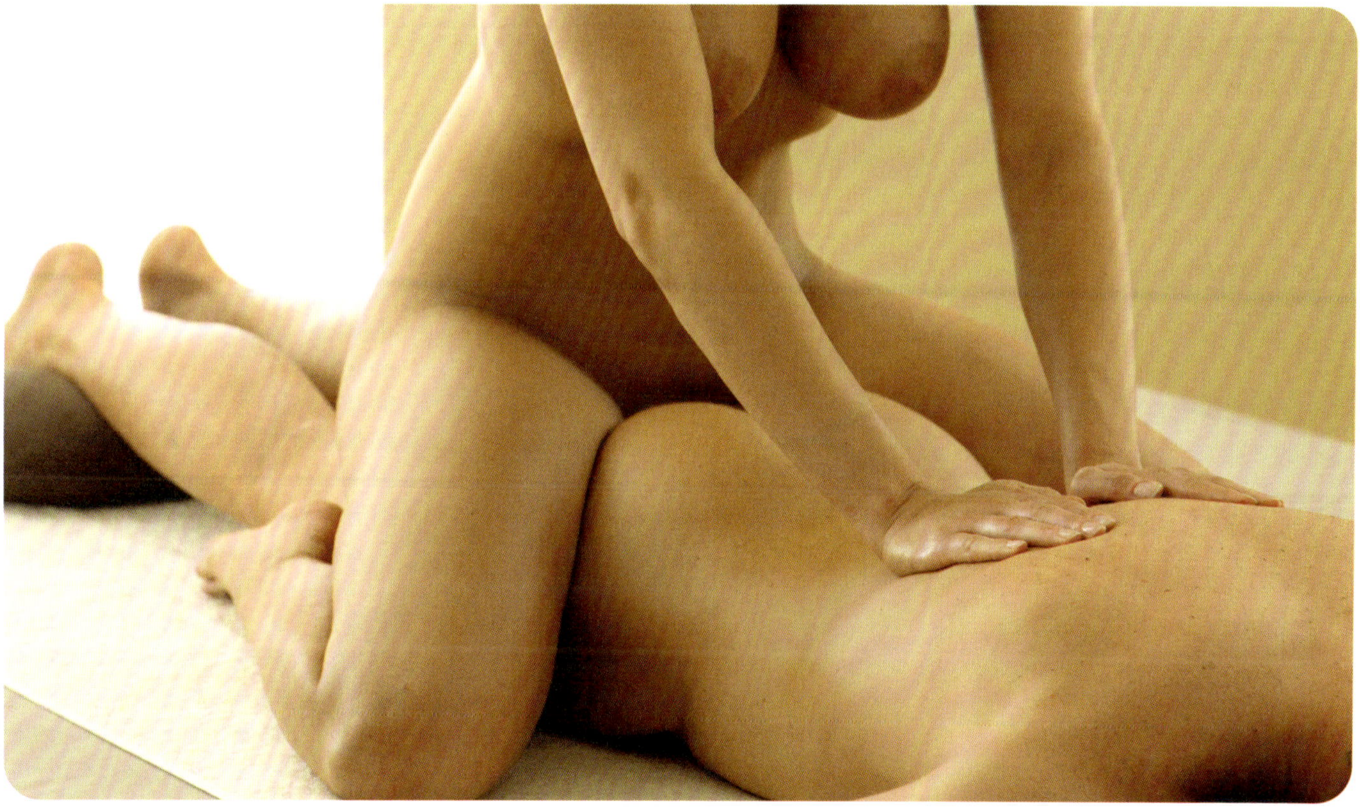

Schritt 1: Um Rücken und Nacken zu massieren, gleiten die Handflächen an der Wirbelsäule entlang aufwärts.

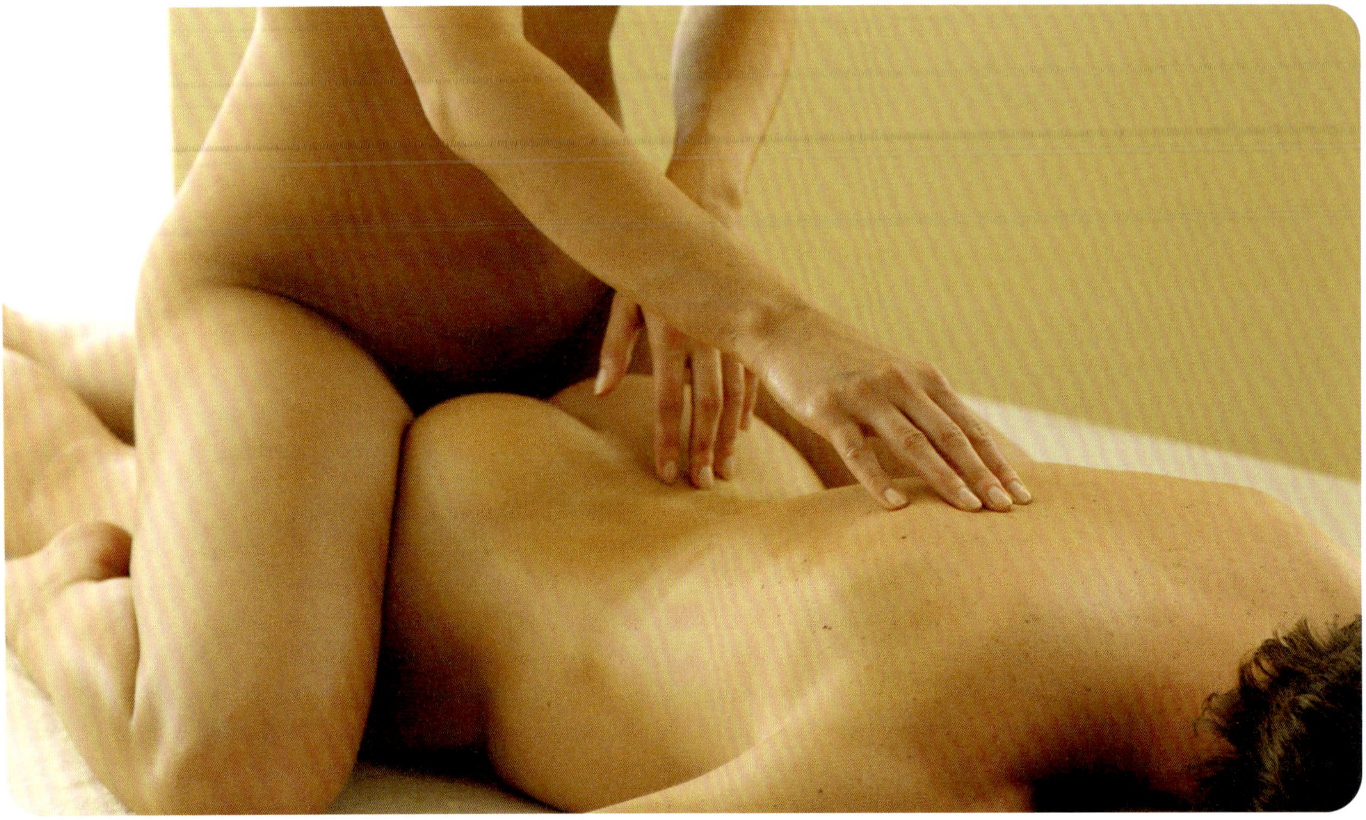

Schritt 1: Mit den Fingerkuppen streicheln Sie zart vom Haaransatz über Hals und Rücken abwärts bis zum Po.

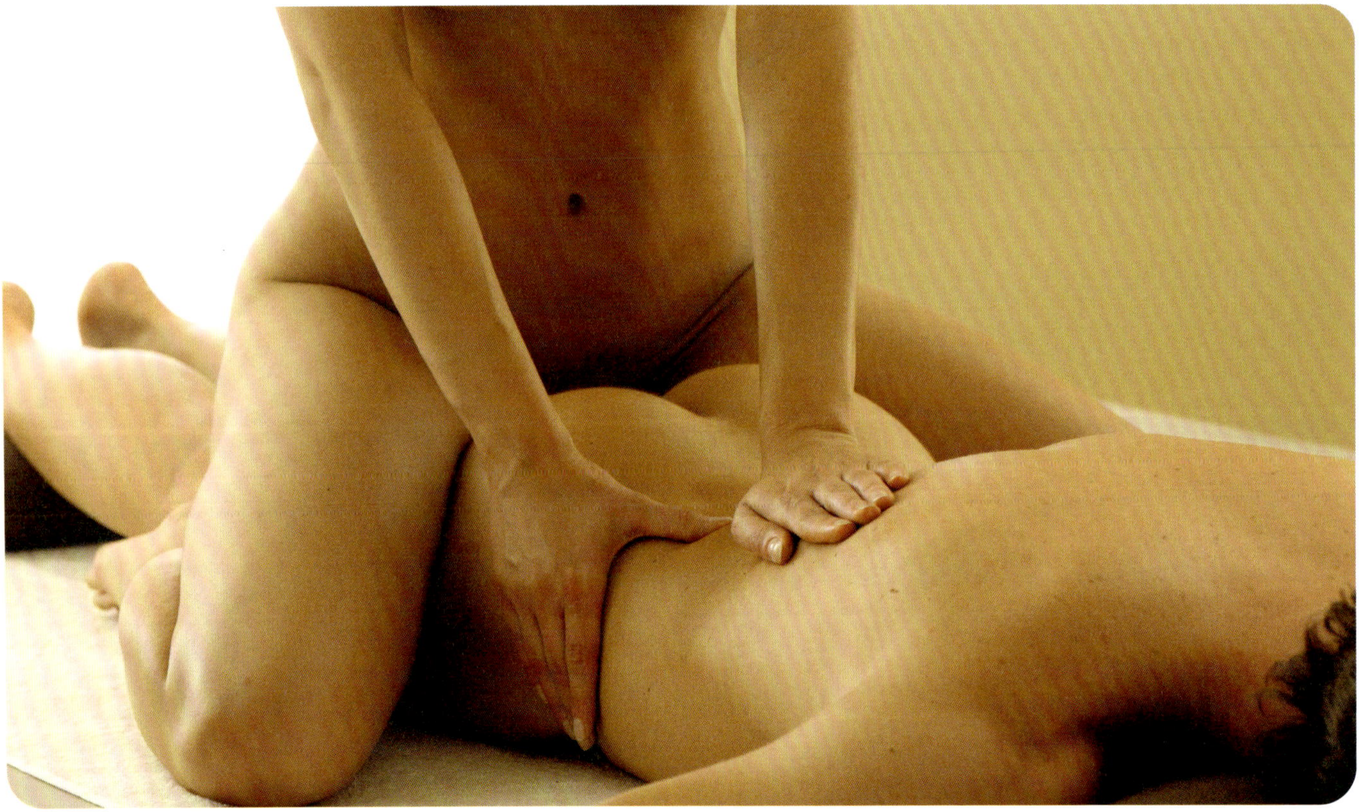

Schritt 2: Sie umgreifen die Hüfte des Partners, während die andere Handfläche kleine Kreise beschreibt.

zum Nacken. Sie fahren dabei langsam über die langen Rückenmuskeln aufwärts – unten liegen Ihre Hände dabei sehr eng zusammen, je weiter sie nach oben gleiten, desto mehr entfernen sie sich voneinander, so dass sie eine leichte V-Form beschreiben. Gleiten Sie mit den Händen am Rücken mehrmals rhythmisch in Längsrichtung aufwärts und gleich wieder abwärts. Achten Sie darauf, dass der Druck sanft, aber immer gleichbleibend ist.

- Führen Sie nun einige Streichelbewegungen »mit Katzenpfoten« durch. Streicheln Sie dazu mit Ihren Fingerkuppen sehr zart vom Haaransatz über Hals und Rücken abwärts bis zum Po – die rechte und linke Hand wechseln sich dabei immer ab. Wiederholen Sie dies auf beiden Seiten des Rückens einige Male.

Schritt 2

- Wenden Sie sich nun der linken Seite des Rückens zu. Mit der linken Hand umgreifen Sie die linke Hüfte Ihres Partners – mit der rechten Handfläche führen Sie kleine Kreise durch, die immer größer werden und sich wie eine Spirale nach außen drehen. Beginnen Sie die Kreisbewegung am obersten Teil des Gesäßes. Lassen Sie die Hand an dieser Stelle fünfmal kreisen.
- Setzen Sie die Handfläche dann eine Handbreit höher auf die linke Seite des unteren Rückens, und kreisen Sie wieder fünfmal. Wiederholen Sie dies, indem Sie die Hand auf der linken Seite des Rückens immer höher wandern lassen. Beenden Sie diese Technik in Nackenhöhe, und lassen Sie die Hand dort ein letztes Mal kreisen.
- Führen Sie das Ganze auch auf der rechten Seite des Rückens und Nackens durch.

Schritt 3

- Als nächstes werden einige wichtige Marmas behandelt. Die Energiezonen liegen rechts und links an der ganzen Wirbelsäule entlang – allerdings nicht direkt neben den Wirbeln, sondern neben den Wirbel-Zwischenräumen.
- Setzen Sie beide Daumenkuppen gleichzeitig links und rechts von der Wirbelsäule auf die Haut, und zwar kurz oberhalb des Gesäßes im Bereich der unteren Lendenwirbelsäule; der Abstand zur Wirbelsäule sollte auf beiden Seiten jeweils etwa einen Fingerbreit betragen.
- Lassen Sie beide Daumen gleichzeitig sanft kreisen. Während Sie

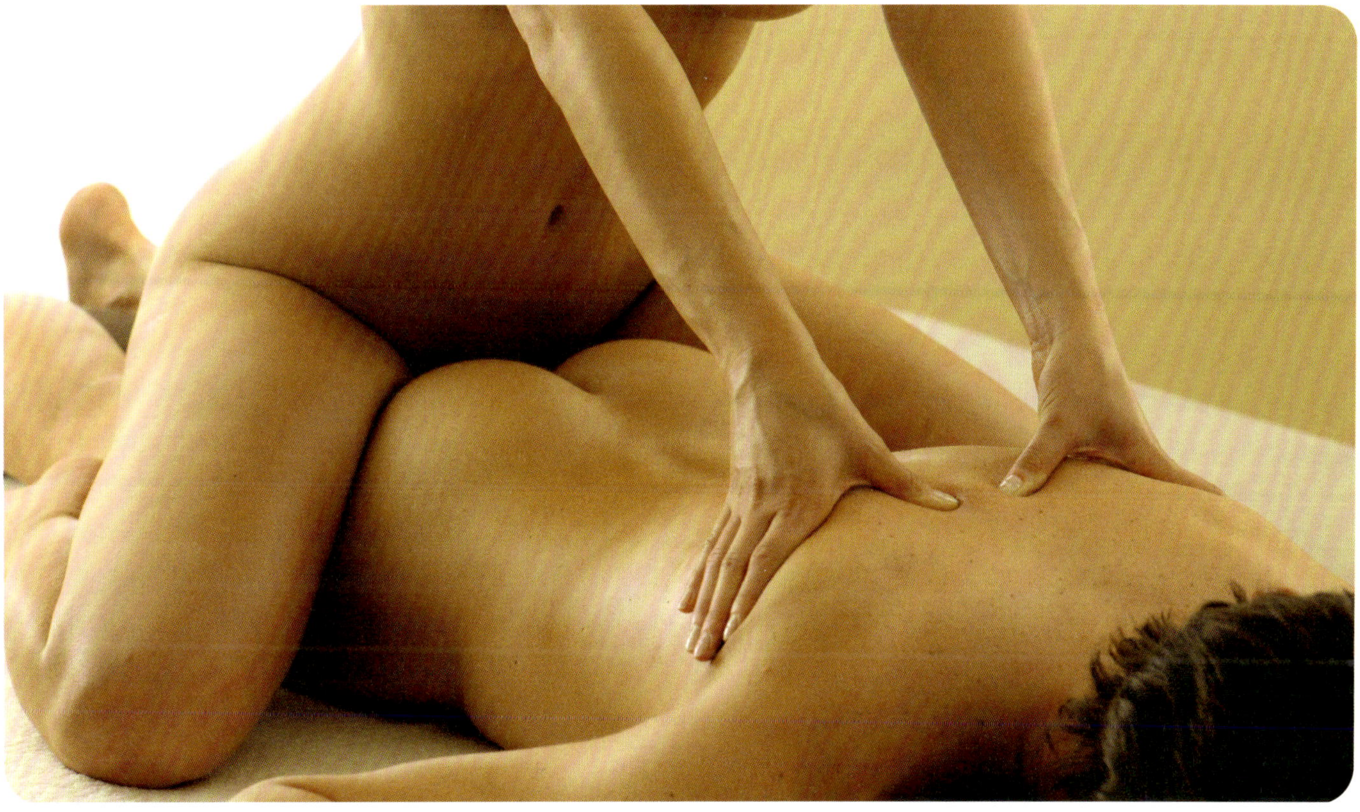

Schritt 3: Zum Behandeln der Marmas legen Sie die Daumenkuppen links und rechts der Wirbelsäule auf die Haut.

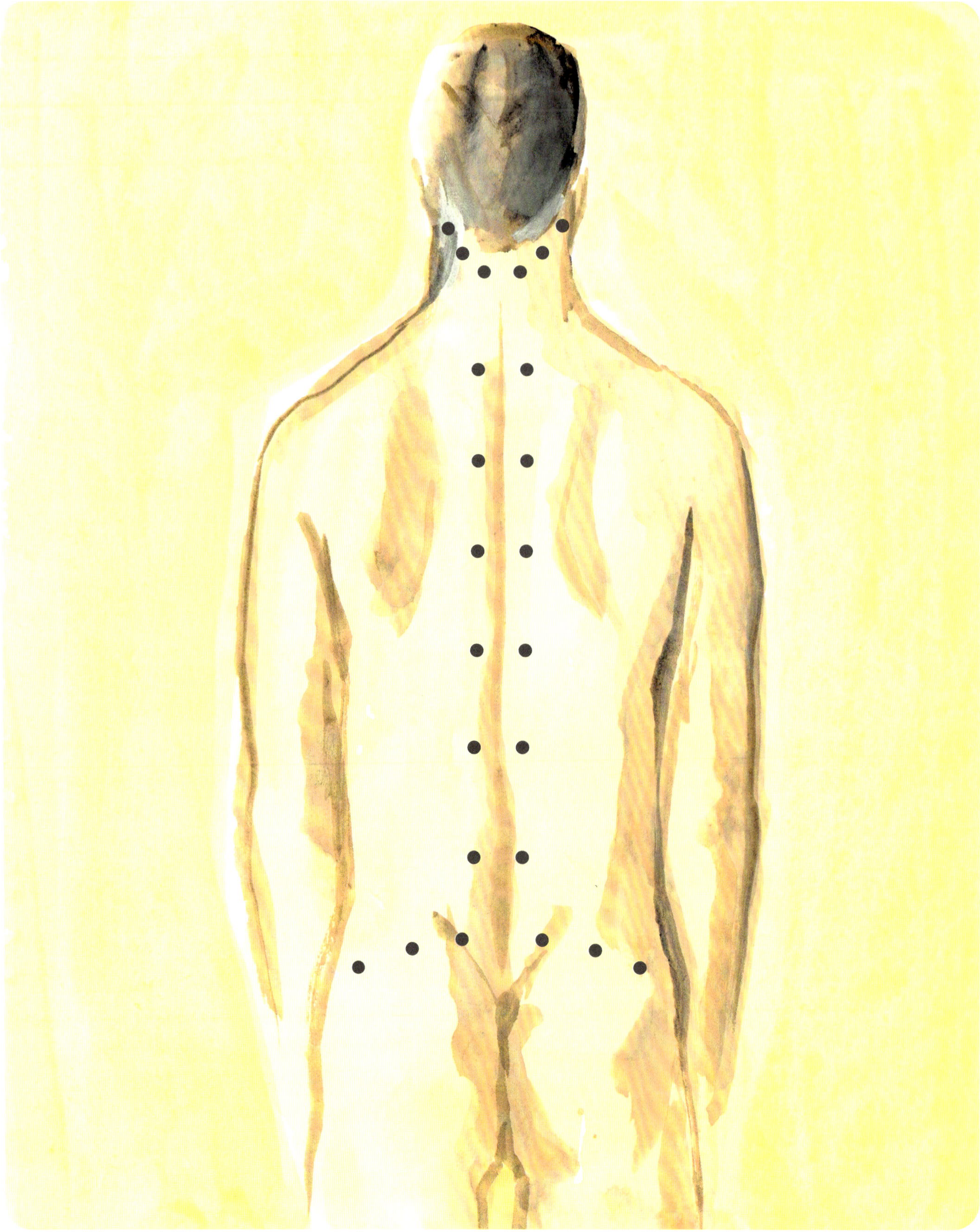

Die wichtigsten Marmas am unteren Rücken, neben der Wirbelsäule und im Nackenbereich.

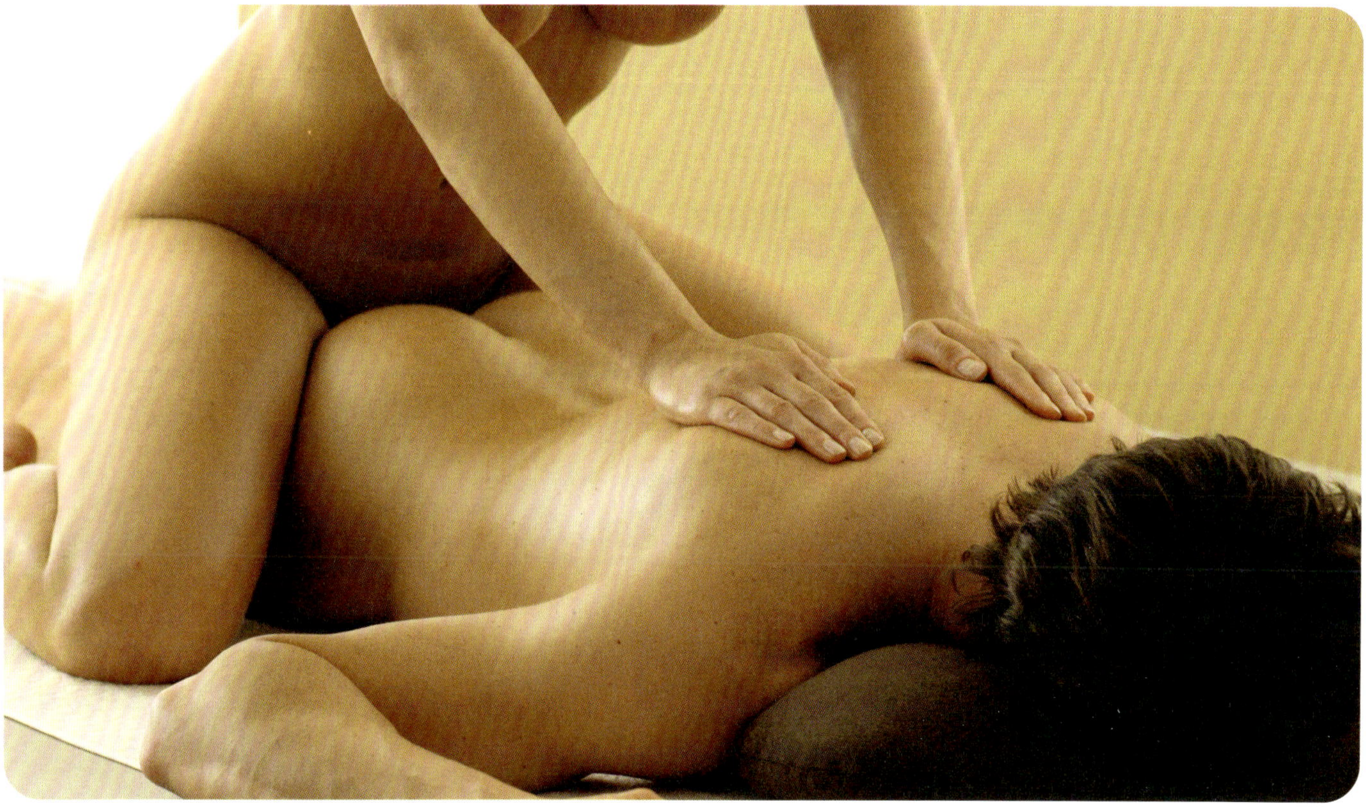

Schritt 4: Beide Hände liegen flach auf den Schulterblättern, erst bewegungslos, dann vibrieren sie leicht.

kreisen, atmen Sie langsam und tief aus – mindestens acht Sekunden lang. Geben Sie ruhig etwas Gewicht auf die Daumen, denn die Massage soll sanft, aber spürbar sein. Einatmend pausieren Sie. Ausatmend wiederholen Sie das Kreisen.

- Führen Sie die Daumenkuppen nun parallel an der Wirbelsäule entlang etwas höher – mit etwas Übung werden Sie die kleinen Mulden neben der Wirbelsäule spüren können, die Ihre Finger geradezu anziehen. Die Marmas liegen alle jeweils zwei bis drei Zentimeter auseinander. Kreisen Sie auf dem nächsthöheren Punkt wieder mit den Daumen gleichzeitig. Führen Sie die Kreisbewegung mit dem Ausatmen durch; während Sie einatmen, lassen Sie die Daumen ruhen. Wiederholen Sie diese Technik auch an dieser Stelle noch ein zweites Mal.
- Führen Sie das Daumenkreisen an der ganzen Wirbelsäule entlang aufwärts durch, und beenden Sie es am höchsten Punkt der Halswirbelsäule kurz unterhalb des Haaransatzes.

Schritt 4

- Legen Sie beide Hände jetzt flach auf die Schulterblätter Ihres Partners – die rechte auf das rechte, die linke auf das linke Schulterblatt. Die Finger weisen nach oben in Richtung Schultern. Lassen Sie Ihre Hände kurz bewegungslos auf der Haut aufliegen, und beginnen Sie dann damit, sie leicht vibrieren zu lassen – die Vibration sollte waagerecht verlaufen, die Hände bewegen sich also schnell nach rechts und links.
- Führen Sie das Vibrieren einige Sekunden lang durch, und entspannen Sie Ihre Hände dann wieder.

Schritt 5

- Jetzt massieren Sie die seitlichen Rückenmuskeln Ihres Partners. Um seine linke Flanke zu behandeln, knien Sie sich zunächst auf seine rechte Seite. Streichen Sie abwechselnd mit beiden Handflächen von seiner linken Körperseite zur Mitte des Rückens hin. Umgreifen Sie die Muskeln sanft, und ziehen Sie sie abwechselnd rhythmisch zur Wirbelsäule hin. Sobald die rechte Hand die Wirbelsäule erreicht, setzt die linke unten an – die eine Hand folgt also der anderen in langsamen Gleitbewegungen. Führen Sie die Technik zunächst an Hüften und Taille und

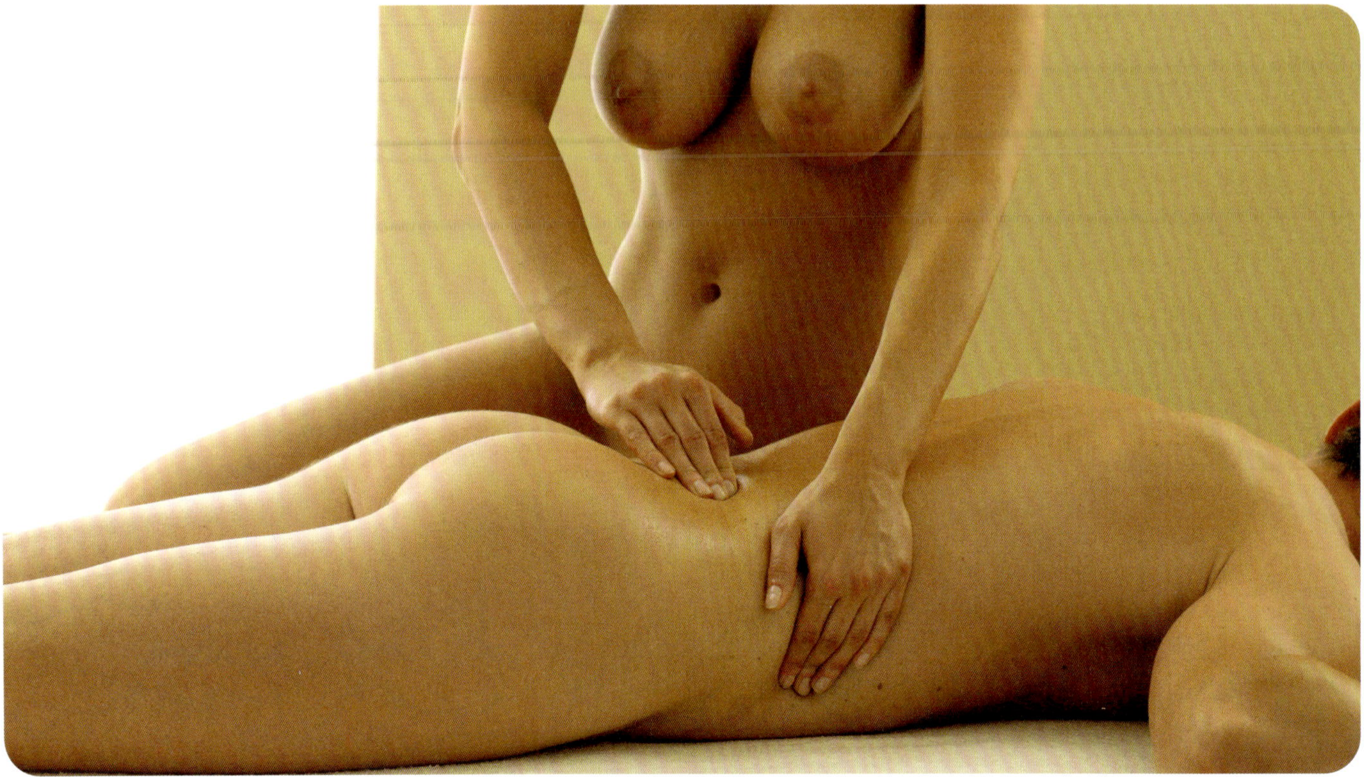

Schritt 5: Zur Massage der seitlichen Rückenmuskeln streichen Sie abwechselnd rhythmisch mit beiden Handflächen von der Körperseite zur Wirbelsäule hin, zunächst an Hüften und Taille, dann auf Höhe der Rippen.

dann auch höher, im Bereich der Rippen, durch. Wiederholen Sie das seitliche Streichen jeweils einige Male.

- Wiederholen Sie das Ganze dann auch auf der anderen Körperseite.

Schritt 6

- Massieren Sie nun den Nacken Ihres Partners. Knien Sie sich dazu wieder über seine Taille. Mit der rechten Hand massieren Sie den rechten, mit der linken den linken Nackenmuskel. Greifen Sie sanft um den weichen Nackenmuskel, und ziehen Sie die Handfläche mit etwas Kraft nach unten in Richtung Schulterblatt. Sie können diese sanften Bewegungen mit beiden Händen parallel oder abwechselnd ausführen. Atmen Sie tief und entspannt durch, und s treichen Sie sehr langsam und einfühlsam

Schritt 7

- Stimulieren Sie abschließend einige Marmas, die sich unterhalb des Haaransatzes am unteren Schädelrand befinden. Legen Sie Ihre Daumen zunächst knapp rechts und links neben den höchsten Punkt der Halswirbelsäule. Lassen Sie beide Daumenkuppen mit Ihrem Ausatmen gleichzeitig sanft kreisen – während Sie einatmen, machen Sie eine kurze Pause. Wiederholen Sie das noch ein zweites Mal.
- Lassen Sie Ihre Daumen am Haaransatz entlang ein bis zwei Zentimeter nach außen wandern. Sie finden die Marmas leicht, da sie in kleinen Mulden liegen, die relativ gut getastet werden können. Wiederholen Sie die Kreisbewegung auch hier zweimal. Wandern Sie mit den Daumen dann nochmals ein bis zwei Zentimeter nach außen, und führen Sie das Kreisen ein letztes Mal durch.

Schritt 8 – Chakramassage

- Bei der Rücken- und Nackenmassage lassen sich das dritte, vierte und fünfte Chakra gut stimulieren, da sie ebenso wie die beiden unteren Chakras allesamt an der Wirbelsäule entlang liegen. Bei den folgenden Techniken legen Sie nur Ihre Hände auf und arbeiten ausschließlich mit Ihrer Vorstellungskraft und ganz ohne Anstrengung oder Willenskraft.

Das Nabel-Chakra aktivieren

- Sie knien über der Taille Ihres Partners.
- Das Nabel-Chakra ist auf der Körpervorderseite leicht zu finden –

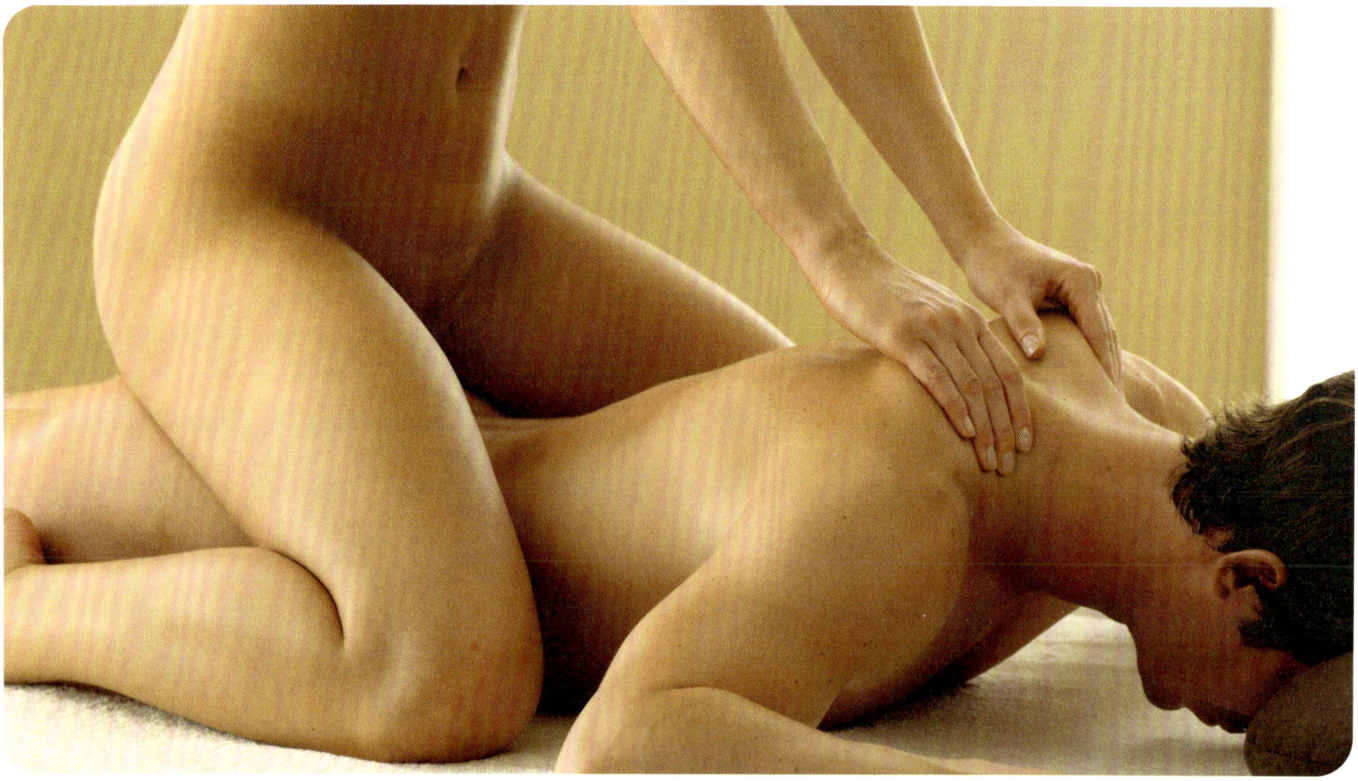

Schritt 6: Zum Massieren des Nackens greifen Sie sanft um den Nackenmuskel.

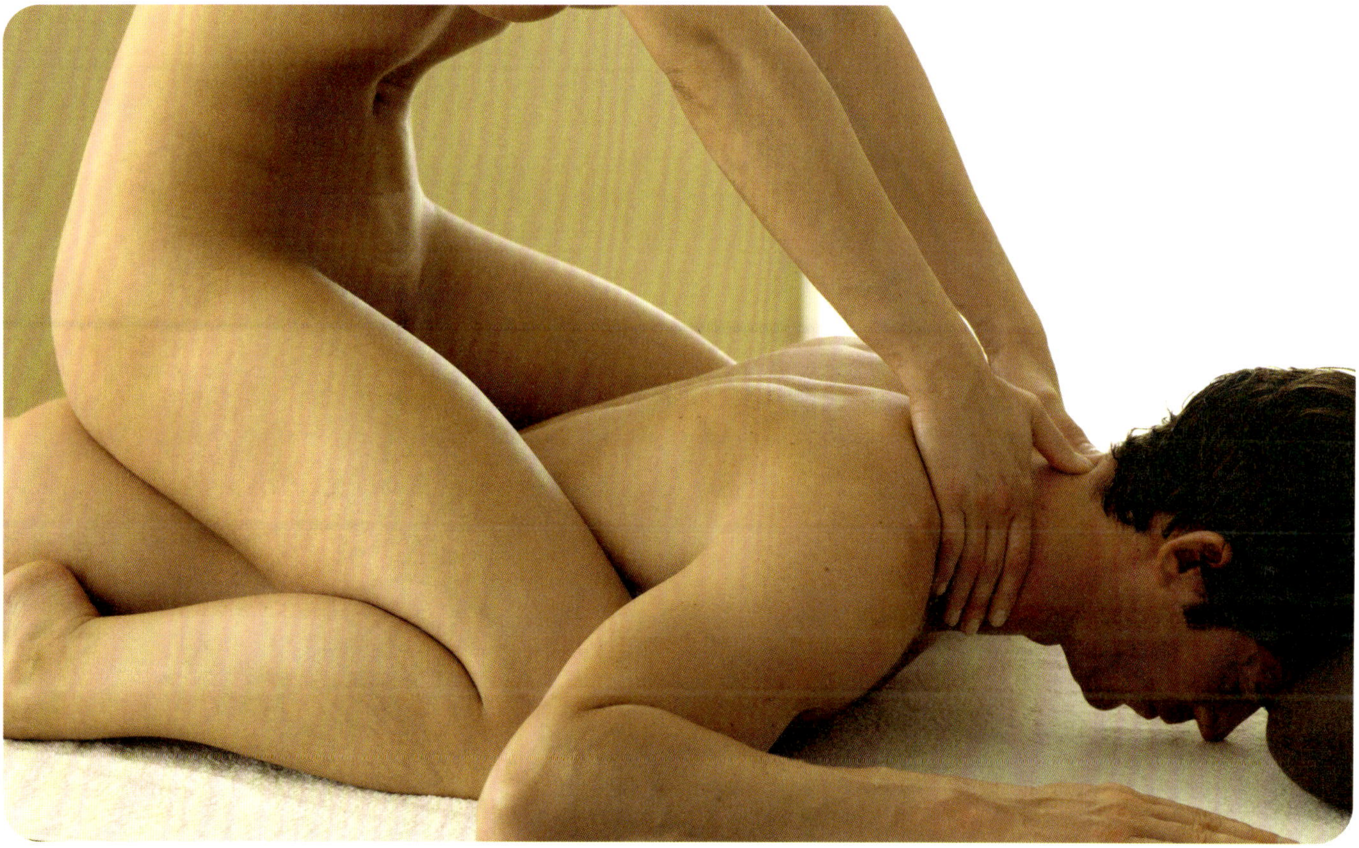

Schritt 7: Auch die Marmas unterhalb des Haaransatzes am unteren Schädelrand werden stimuliert.

es liegt knapp oberhalb des Nabels. Um die Stelle auf dem Rücken zu finden, können Sie sich eine senkrechte Linie vorstellen, die vom Nabel aus direkt durch den Körper zum Rücken verläuft.

- Legen Sie Ihre linke Hand einige Zentimeter oberhalb dieses Punktes sanft auf die Wirbelsäule auf. Der Daumen weist nach rechts, alle übrigen Finger sind geschlossen und zeigen nach oben. Legen Sie die rechte Handfläche waagerecht auf den linken Handrücken – die Finger zeigen dabei nach links. Schließen Sie die Augen, und leben Sie sich in das Nabel-Chakra Ihres Partners ein. Dieses Chakra ist das energetische Zentrum intensiver Gefühle. Es hängt mit der Sensibilität und dem Mitgefühl zusammen, ist aber auch das Zentrum tief sitzender Ängste.
- Atmen Sie mehrmals tief durch. Stellen Sie sich dann vor, wie Sie mit jedem Ausatmen Energie in das Nabel-Chakra senden. Lassen Sie die Lebensenergie durch Ihre Hände gebündelt in dieses Chakra der Gefühle fließen. Sie können dabei Ihre Vorstellungskraft zu Hilfe nehmen, indem Sie sich gelbe Sonnenstrahlen vorstellen, die von Ihren Händen aus in den unteren Rücken Ihres Partners strömen und ihm Kraft und Vertrauen schenken. Bleiben Sie sieben tiefe Atemzüge lang bei dieser geistigen Energieübertragung.
- Lösen Sie die Hände dann sehr behutsam von dieser Stelle, und lassen Sie sie ein bis zwei Handbreit aufwärts wandern.

Das Herz-Chakra aktivieren

- Legen Sie Ihre linke Hand nun zwischen die Schulterblätter – genau in die Mitte der Brustwirbelsäule. Von hier aus können Sie den Energiefluss im Herz-Chakra über die

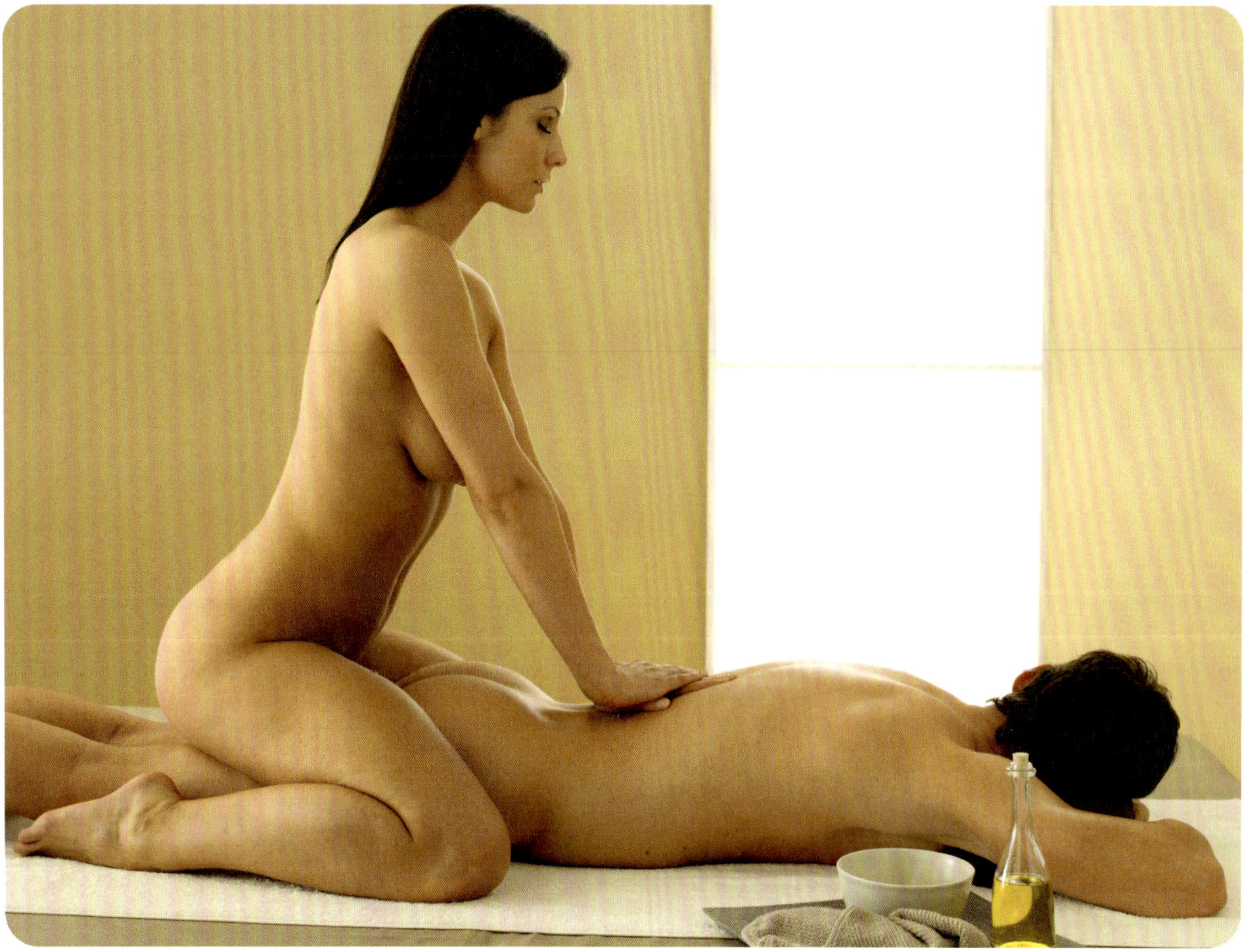

Schritt 8: Um das Nabel-Chakra zu aktivieren, legen Sie Ihre Hände auf Höhe des Nabels auf den Rücken.

Körperrückseite anregen. Legen Sie die Hand flach und sanft auf die Wirbelsäule. Der Daumen weist nach rechts oben, alle übrigen Finger sind geschlossen und zeigen in Richtung Kopf. Die rechte Handfläche legen Sie waagerecht auf den linken Handrücken – die Finger zeigen dabei nach links. Schließen Sie die Augen, und versuchen Sie, einen inneren Kontakt zum Herz-Chakra Ihres Partners aufzunehmen. Dieses Energiezentrum ist Sitz der Liebe und Menschlichkeit.

- Atmen Sie ein paar Mal tief durch. Stellen Sie sich dann vor, wie Sie mit jedem Ausatmen Energie in das Herz-Chakra Ihres Partners strömen lassen. Lassen Sie Prana durch Ihre Handflächen in dieses Zentrum der Liebe und der Gefühlswärme fließen. Sie können dabei Ihre Imaginationskraft zu Hilfe nehmen und sich grüne Strahlen vorstellen, die von Ihren Händen aus in die Brust Ihres Partners strömen. Bleiben Sie für die Dauer von sieben tiefen Atemzügen bei dieser Technik.
- Lösen Sie die Hände dann wieder sehr langsam und behutsam von dieser Stelle.

Das Hals-Chakra aktivieren

- Auch das Hals-Chakra lässt sich gut von der Rückseite des Körpers aus stimulieren.
- Legen Sie beide Hände diagonal auf die Halswirbelsäule Ihres Partners. Die linke Hand liegt direkt auf der Haut, die Finger sind geschlossen und zeigen schräg nach rechts oben – die rechte Hand liegt auf dem linken Handrücken, die Finger zeigen schräg nach links oben. Beide Hände bilden ein kleines Andreaskreuz.
- Schließen Sie die Augen, und leben Sie sich in das Hals-Chakra Ihres Partners ein. Dieses Zentrum

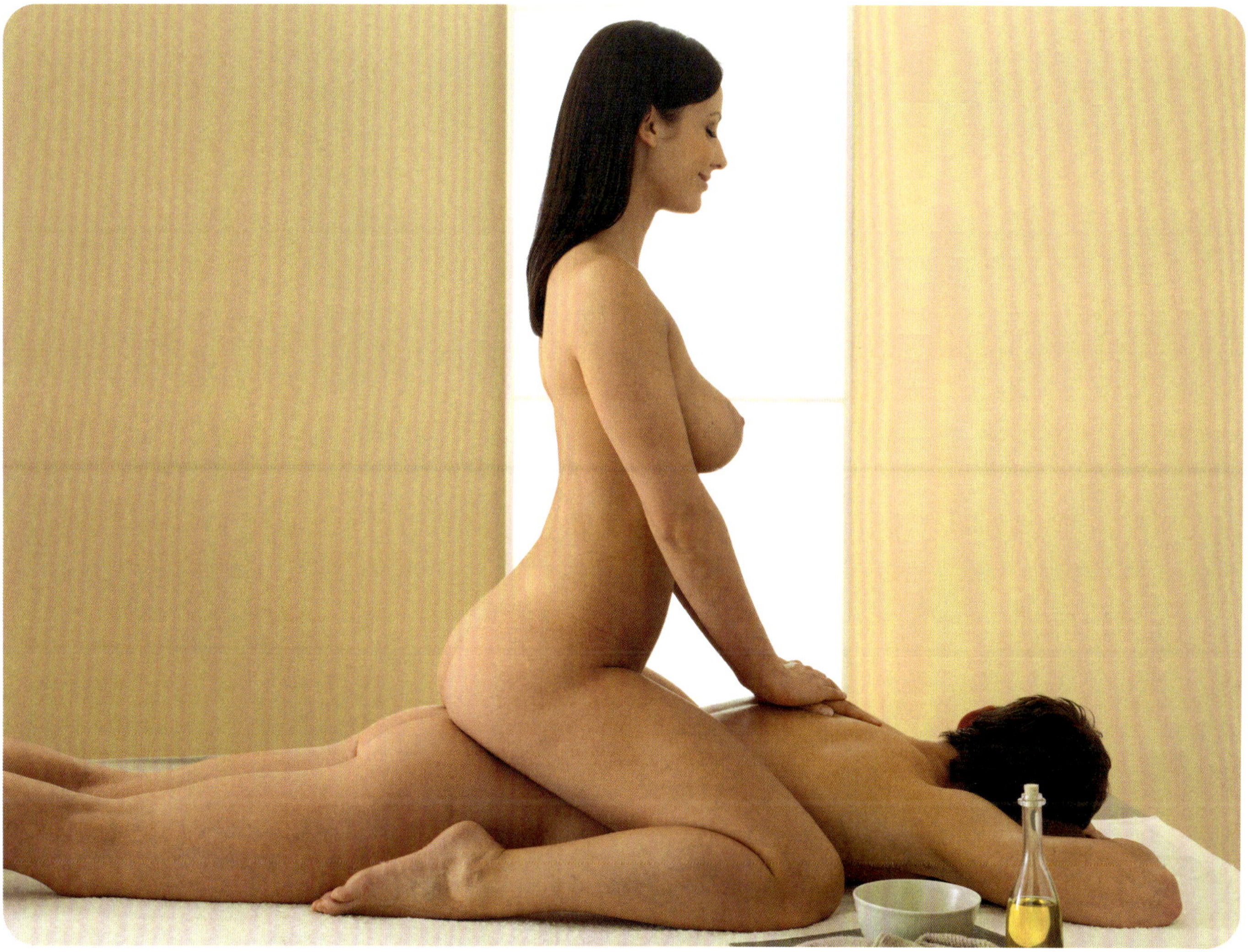

Schritt 8: Zum Anregen des Herz-Chakras legen Sie Ihre Hand zwischen die Schulterblätter.

hängt mit den Aspekten Kommunikation und Ausdruckskraft zusammen. Wird die Energie im Hals-Chakra befreit, wird es Ihrem Partner leichter fallen, seine Gefühle verbal zu äußern und offen über Probleme zu sprechen, die beispielsweise die Beziehung belasten.

- Atmen Sie tief durch. Stellen Sie sich jetzt vor, wie Sie mit jedem Ausatmen aus Ihren Handflächen wohltuende Energie in das Hals-Chakra strömen lassen. Wenn Sie möchten, können Sie auch dabei wieder Ihre Vorstellungskraft zur Hilfe nehmen. Visualisieren Sie dazu zarte, hellblaue Strahlen, die von Ihren Händen aus in den Halsbereich Ihres Partners strömen und ihm Klarheit und Offenheit schenken. Bleiben Sie für die Dauer von sieben Atemzügen bei dieser Visualisierung.
- Lösen Sie dann die Hände langsam und vorsichtig vom Hals- und Nackenbereich.

Hände, Arme und Schultern (Rückenlage)

Bitten Sie Ihren Partner, sich jetzt auf den Rücken zu legen, denn mit allen nun folgenden Techniken wird die Körpervorderseite behandelt.

Zunächst werden Hände, Arme und Schultern massiert. Die Hände – und vor allem die Handteller – gehören bei den meisten Menschen zu den erogenen Zonen.

Aus Sicht des Tantra ist die Handmassage auch deshalb wichtig, da die Hand-Chakras dadurch aktiviert werden. Diese Energiezentren hängen mit Aspekten wie Berührung, Kontakt zur Außenwelt und Handlungsfähigkeit zusammen und haben dementsprechend auch starke Auswirkungen auf jede Partnerschaft. Zwar sind die Hände nicht ganz so empfindlich wie die Fußsohlen, dennoch sind auch die Handflächen sehr

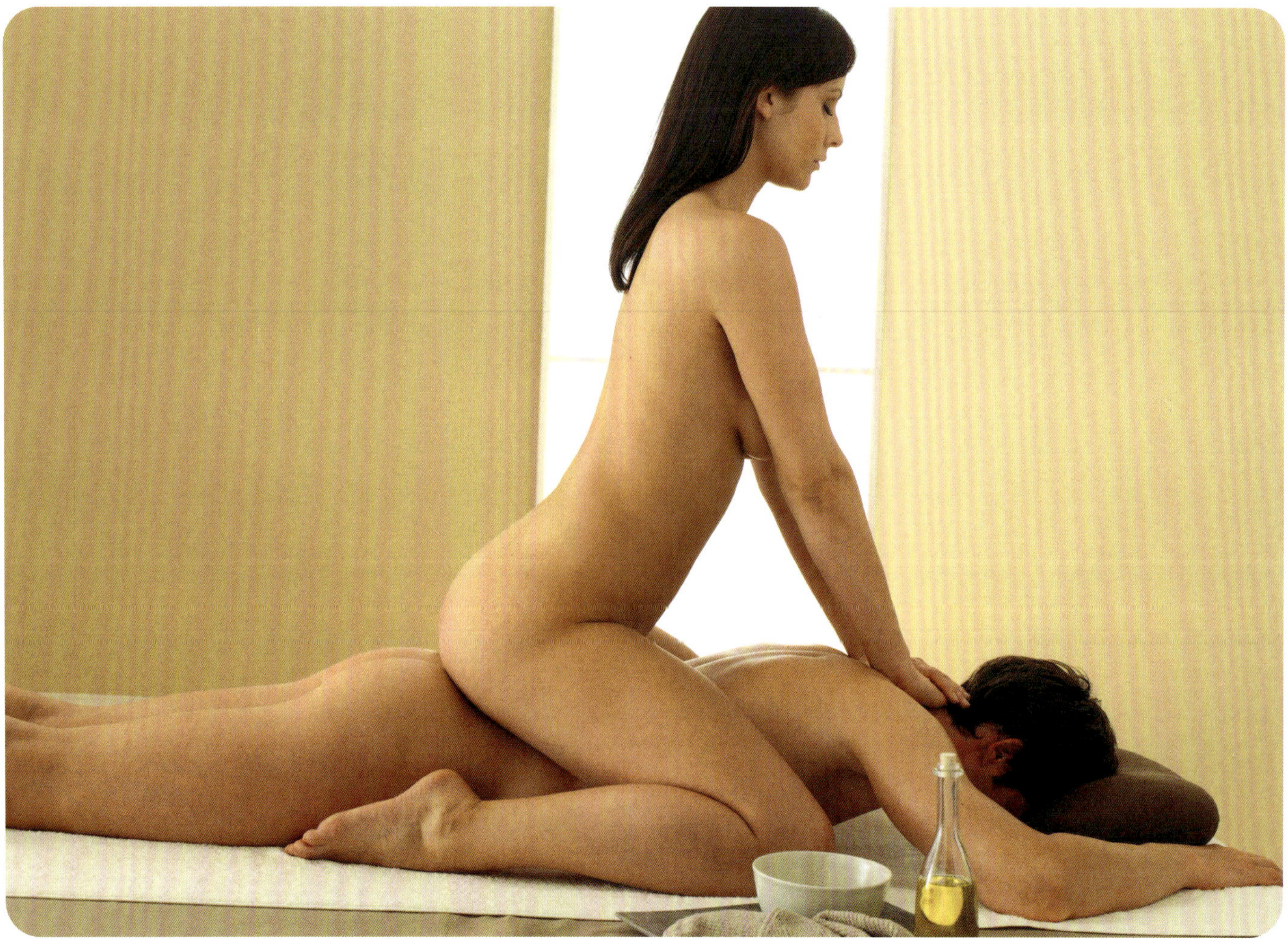

Schritt 8: Zum Stimulieren des Hals-Chakras legen Sie beide Hände diagonal auf die Halswirbelsäule.

sensibel: Falls Ihr Partner an den Händen kitzelig ist, sollten Sie ihn hier nicht zu zart massieren. Dasselbe gilt für die Innenseite der Unter- und Oberarme.

Schritt 1

- Setzen oder knien Sie sich auf die linke Seite Ihres Partners, um seinen linken Arm zu behandeln. Für einige Griffe ist es am einfachsten, den Arm etwas anzuwinkeln und seine Hand in Ihren Schoß zu legen.
- Legen Sie Ihre linke Hand in die linke Hand Ihres Partners, Ihre rechte Hand legen Sie sanft auf seine Ellenbeuge – nehmen Sie innerlich Kontakt zu ihm auf, indem Sie versuchen, die Hand sehr bewusst zu spüren.
- Gießen Sie nun ein wenig Öl in die linke Hand Ihres Partners. Verteilen Sie das Öl in seiner ganzen Handfläche und auf seinen Fingern. Machen Sie dies mit sanften – sowohl waagerechten als auch senkrechten – Streichbewegungen auf seiner Handfläche.
- Behandeln Sie nun den Handrücken Ihres Partners: Umgreifen Sie seine Hand dazu mit Ihren beiden Händen so, dass Sie Ihre Daumen auf seinen Handrücken legen können. Führen Sie mit den Daumenkuppen kleine Streichbewegungen durch; massieren Sie dabei vor allem die Stellen zwischen den Fingerknochen: Fahren Sie mit den Daumen von den Fingerknöcheln zum Handgelenk und wieder zurück, und wiederholen Sie dieses lange Streichen einige Male mit mäßigem Druck.
- Umgreifen Sie die Hand Ihres Partners nun andersherum: Ihre Daumen befinden sich auf der Hand-

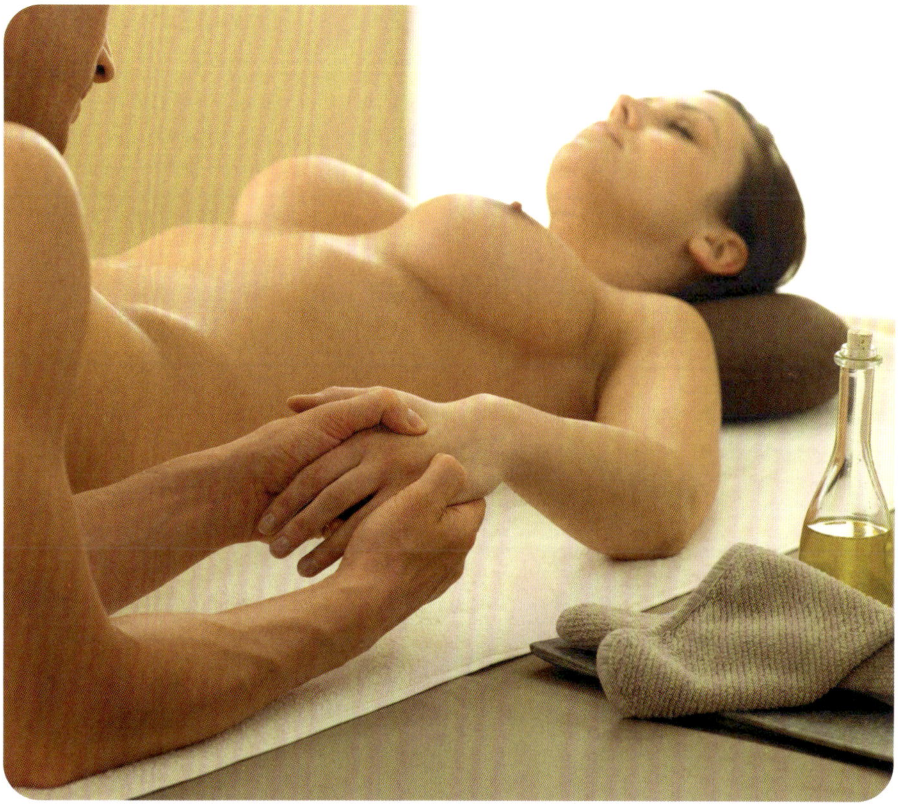

Schritt 1: Zunächst wird der Handrücken behandelt.

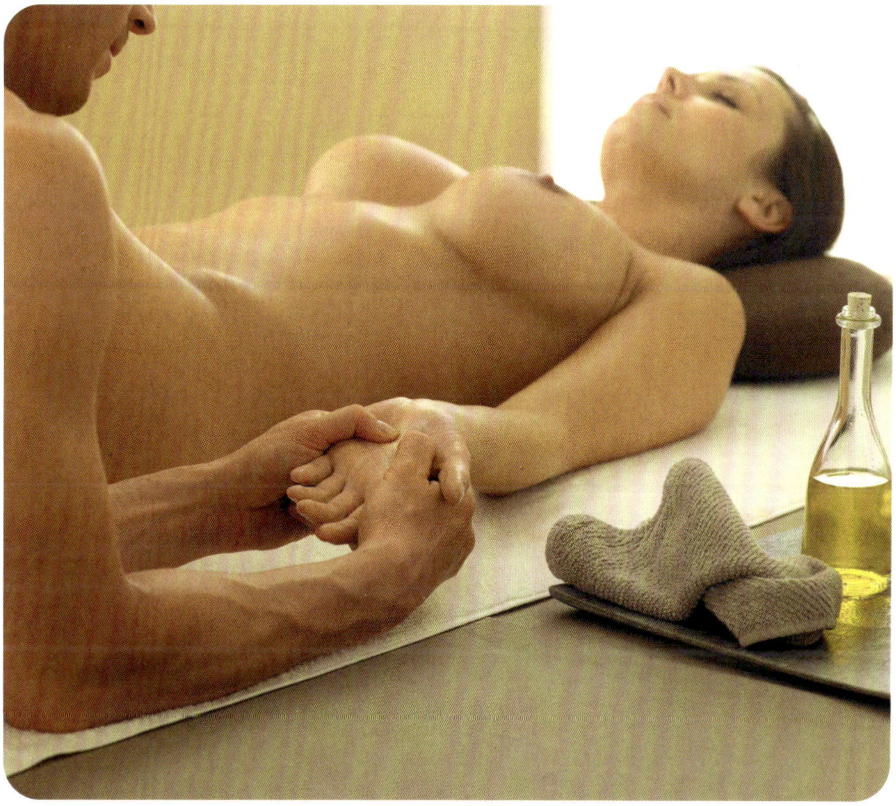

Schritt 1: Anschließend werden die Handinnenseiten massiert.

Tantra-Massage Tipp

Bei der Tantra-Massage kommt es nicht so sehr auf die Technik an. Viel wichtiger ist, dass Sie liebevoll mit Ihrem Partner umgehen und auf Ihre Intuition hören. Nicht im Machen, sondern im Geschehenlassen liegt dabei das große Geheimnis.

innenfläche, die restlichen Finger stützen den Handrücken. Dehnen Sie die Handfläche Ihres Partners etwas, so dass sie sich weit öffnet. Führen Sie mit beiden Daumen gleichzeitig rechts und links auf dem Handteller kreisende Bewegungen durch. Beginnen Sie am Handballen, kurz oberhalb des Handgelenks, und arbeiten Sie sich auf zwei parallelen Linien aufwarts – die eine Linie endet zwischen Zeige- und Mittelfinger, die andere zwischen Ring- und kleinem Finger. Massieren Sie mit den Daumenkuppen kreisend mehrmals an diesen imaginären Linien auf und ab.

Schritt 2

- Tauchen Sie Ihre Fingerkuppen in Öl, und behandeln Sie nun die Finger. Bilden Sie mit Ihrem Daumen, Zeige- und Mittelfinger einen zangenähnlichen Griff. Greifen Sie um jeden einzelnen Finger, und gleiten Sie an ihm mehrmals nach innen und wieder nach außen – von der Fingerspitze bis zum Fingerknöchel und zurück. Beginnen Sie beim Daumen, und massieren Sie alle Finger sanft durch.

Schritt 3

- Massieren Sie nun jede einzelne Fingerkuppe Ihres Partners mit Ihrer Daumenkuppe. Beginnen Sie an seinem Daumen, und enden Sie auf der Kuppe seines kleinen Fingers – kreisen Sie dabei ganz sanft und entspannt.
- Abschließend stimulieren Sie ein wichtiges Marma, das sich genau in der Mitte der Handfläche zwischen den Fingerknochen von Zeige- und Mittelfinger befindet. Sie werden den Punkt leicht finden, da er in einer deutlichen Mulde liegt.

Atmen Sie nun tief ein – und beschreiben Sie während des Ausatmens auf dieser Energiezone kleine Kreisbewegungen mit Ihrem Daumen. Während des Einatmens pausieren Sie. Wiederholen Sie die Technik anschließend noch einmal.

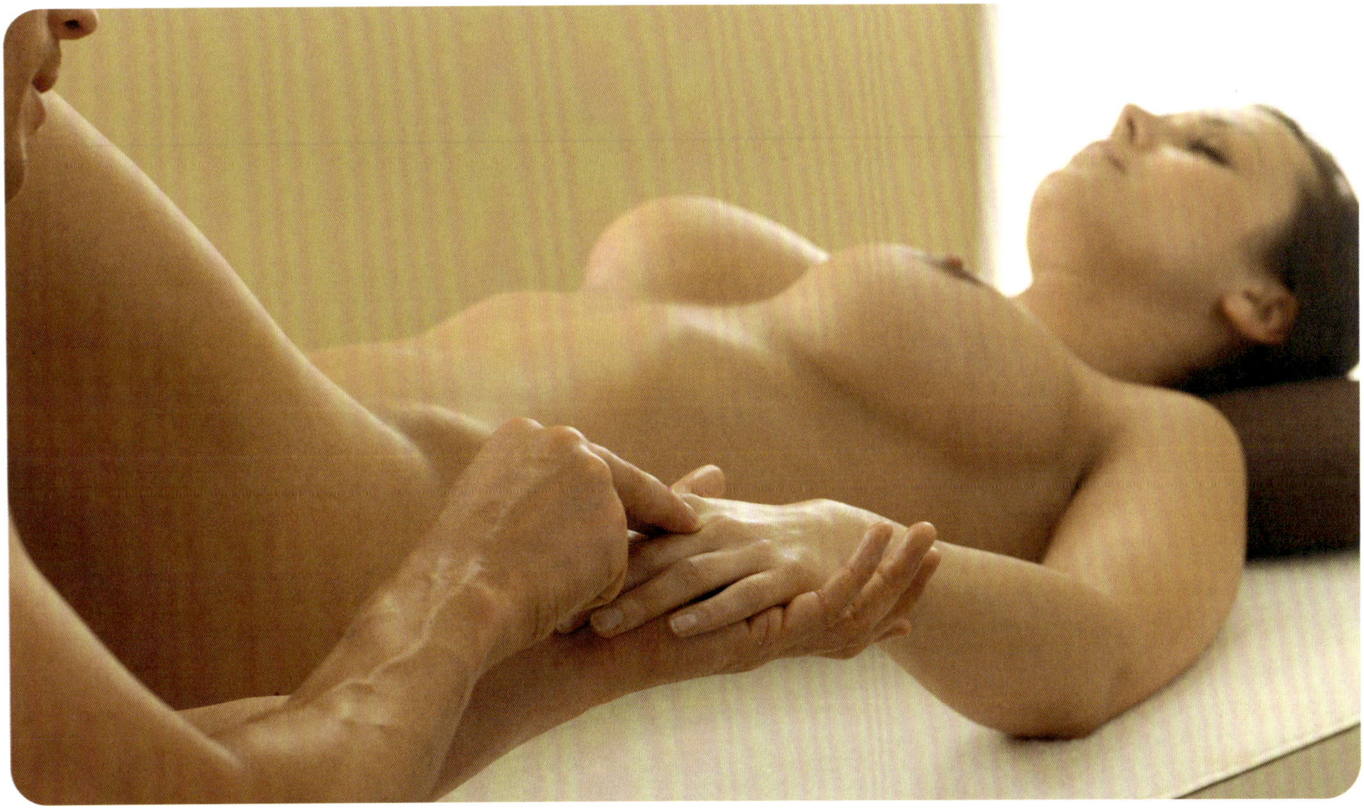

Schritt 2: Alle Finger werden von der Fingerspitze bis zum Fingerknöchel sanft durchmassiert.

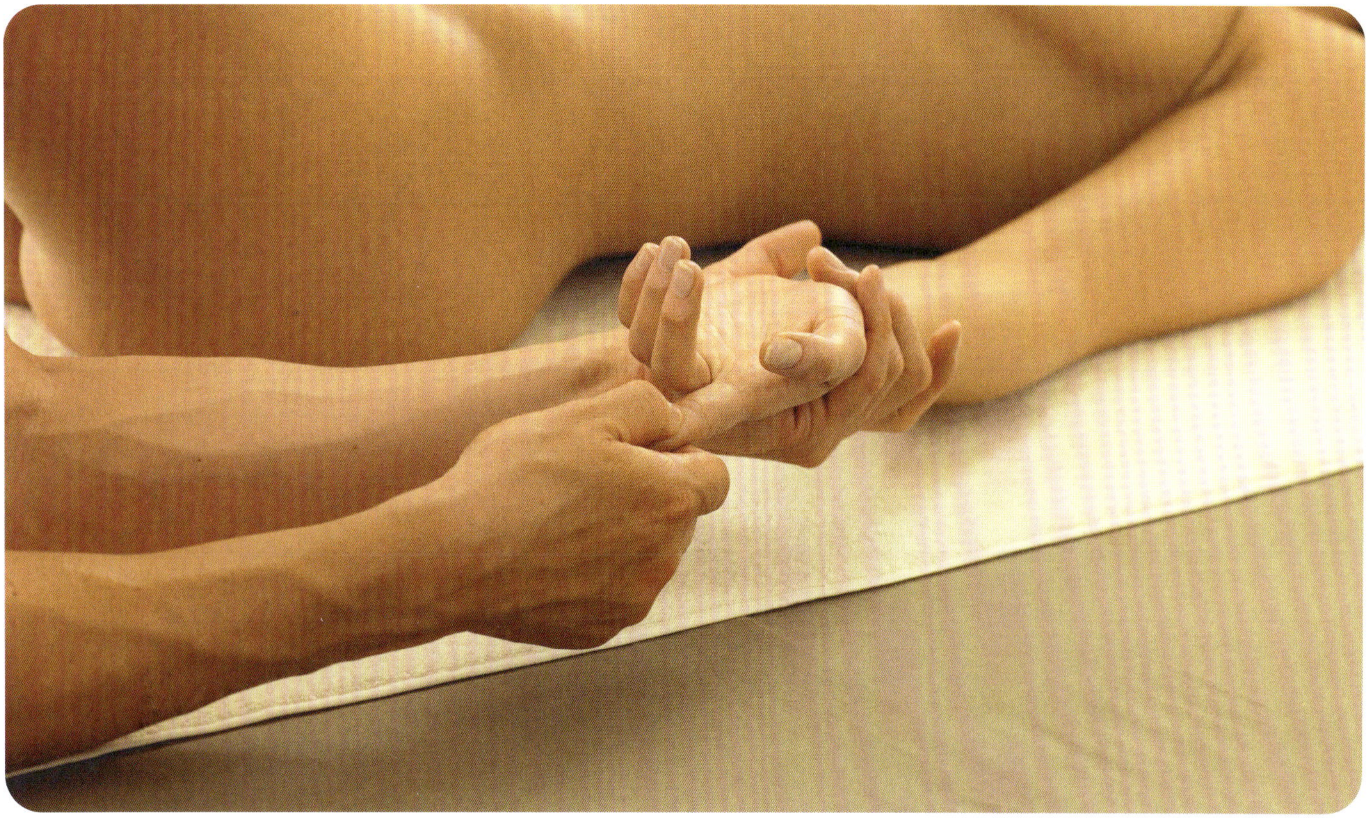

Schritt 3: Auch die Fingerkuppen Ihres Partners werden mit Ihrer Daumenkuppe massiert.

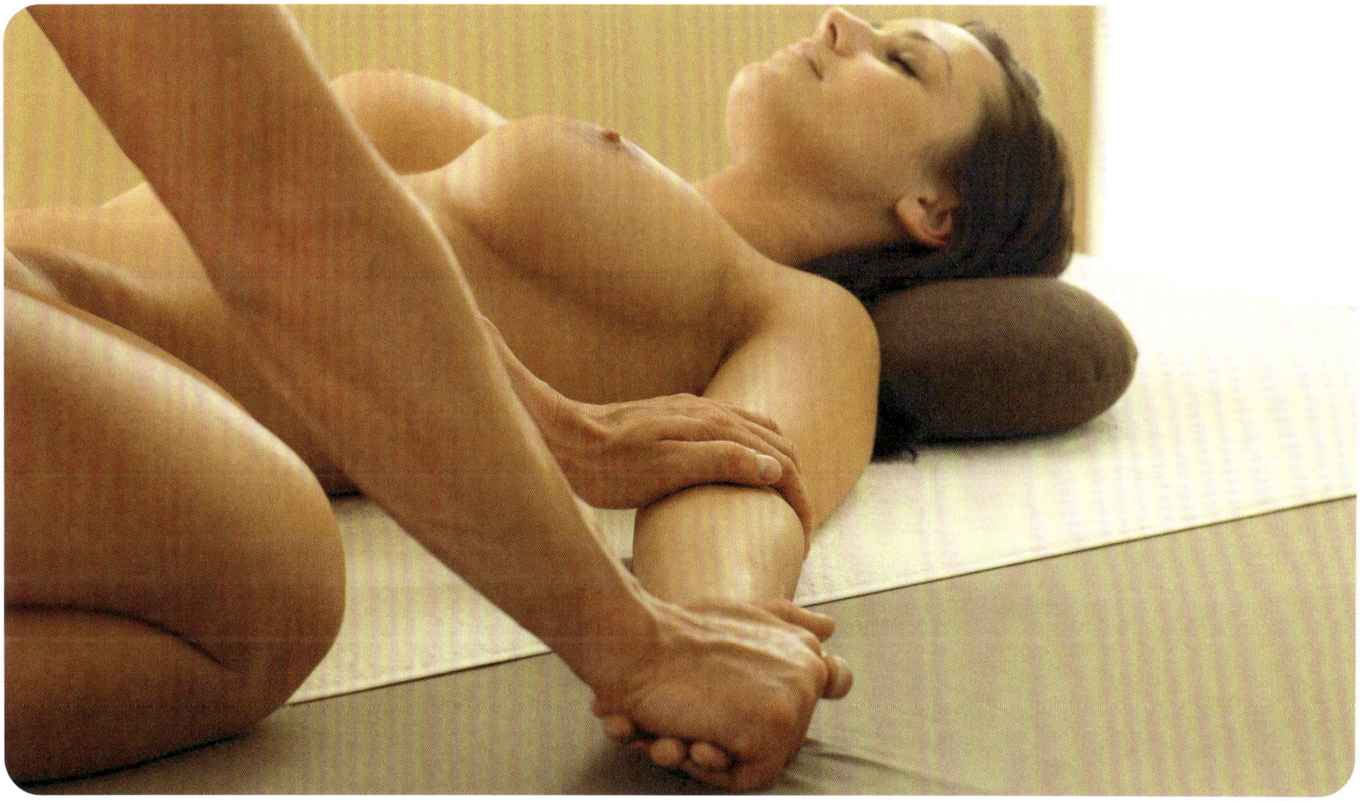

Schritt 4: Eine Hand liegt passiv in der Hand des Partners, die andere streicht über die Arminnenseite.

Schritt 4

- Um den linken Arm zu behandeln, legen Sie eine Hand passiv in die linke Hand Ihres Partners. Umgreifen Sie sie sanft, und lassen Sie sie während der gesamten Armmassage dort liegen.
- Gießen Sie etwas Öl auf den Arm Ihres Partners, und führen Sie zunächst einige lange Striche über die ganze Arminnenseite durch – vom Handgelenk zur Ellenbeuge und von dort weiter hinauf bis zur Achsel. Während Sie mit der Hand nach oben streichen, sollten Sie etwas mehr Druck ausüben – streicht Ihre Hand wieder abwärts in Richtung Handgelenk, sollten Sie dabei federleicht streichen.
- Führen Sie die gleiche Technik auch auf der Außenseite von Unter- und Oberarm durch: Streichen Sie mit einer Handfläche vom Handgelenk zum Ellbogen und weiter bis zur Schulter – führen Sie die Linie rhythmisch und rund weiter bis zum Schlüsselbein. Wiederholen Sie das Auf- und Abstreichen auch hier einige Male.

Schritt 5

- Winkeln Sie den Arm Ihres Partners etwas an. Gießen Sie, falls nötig, noch etwas Öl in Ihre Hand. Mit der folgenden Technik massieren Sie zuerst das Handgelenk, dann den Ellbogen und zuletzt die Schulter: Umgreifen Sie zunächst das Handgelenk mit einer Hand, und lassen Sie sie einige Male um das Handgelenk kreisen beziehungsweise rollen. Führen Sie die gleiche Bewegung dann auch am Ellbogen durch. Zuletzt kreisen Sie mit Ihrer Handfläche um den runden Teil der Schulter, wo Sie

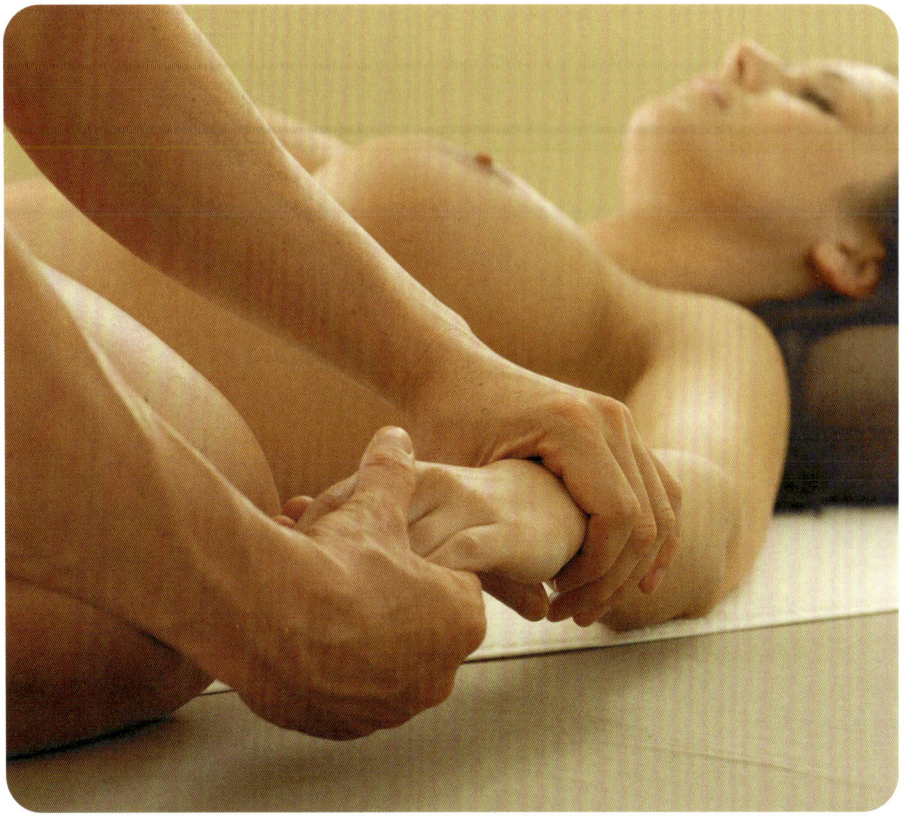

Schritt 5: Zunächst wird das Handgelenk massiert.

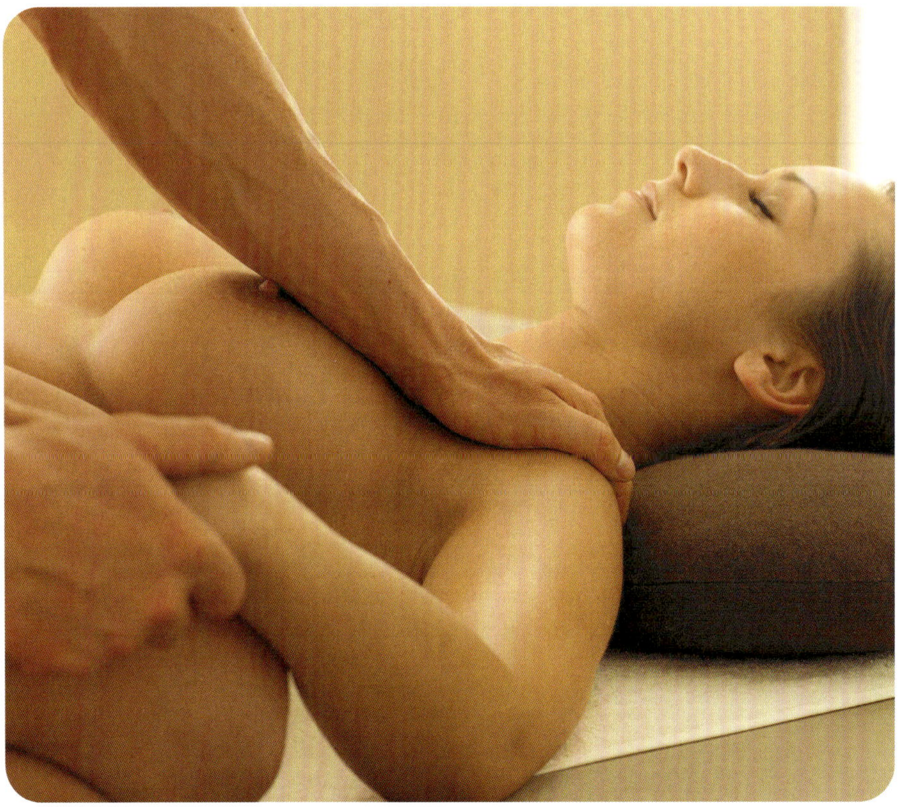

Schritt 5: Abschließend kreist Ihre Handfläche um die Schulter.

Tantra-Massage Tipp

Bleiben Sie während der Tantra-Massage in ständiger Verbindung. Eine Ihrer Hände sollte den Partner möglichst immer berühren, selbst wenn Sie die Position wechseln. Bereiten Sie alles sorgfältig vor, damit Sie zwischendurch nicht aus dem Zimmer gehen und den Körperkontakt unterbrechen müssen.

auch ein wenig fester zugreifen können, um Schulterverspannungen zu lösen. Kreisen Sie sehr langsam, aber ruhig mit sanftem Druck.

Schritt 6

- Legen Sie den Arm Ihres Partners wieder weich auf den Boden, und führen Sie alle Techniken dann auch auf der anderen Seite durch.

Gesicht (Rückenlage)

Eine Gesichtsmassage wird meist als äußerst angenehm empfunden. Sie kann darüber hinaus auch sexuell stimulierend wirken, da viele Energiezonen, die mit den Unterleibsorganen verbunden sind, im Bereich des Gesichts liegen.

Auch die gesundheitlichen Wirkungen der Gesichtsmassage wurden in Indien schon vor vielen Jahrhunderten gelobt – beispielsweise in der folgenden Textpassage aus der »Gheranda Samitha«: »Reibe die Stelle oberhalb der Nasenwurzel auf der Mitte der Stirn (…). Bei täglicher Wiederholung verschwinden so alle Krankheiten, die durch Energiestörungen hervorgerufen werden. Auch werden die inneren Kanäle frei, die Augen klar …«

Schon mit einigen einfachen Massagetechniken lassen sich viele Anspannungen, die im Gesicht festgehalten werden, wieder lösen. Solche Streicheleinheiten für Stirn, Augen und Wangen lösen aber nicht nur Verspannungen – viele Gesichtsbereiche wie Ohren, Lippen, Augenbrauen oder Nasenflügel sind obendrein sehr sensibel, da sie zu den erogenen Zonen gehören.

Vorsicht: Führen Sie im Gesicht ausschließlich weiche und fließende Kreis- und Streichbewegungen aus, und wenden Sie nur sehr wenig Druck an. Achten Sie außerdem darauf, in Augennähe keine ätherischen Öle zu verwenden. Steigen Sie für die Gesichtsmassage auf reines Mandel- oder Jojobaöl um. Falls Sie noch Reste einer Ölmischung mit ätherischen Ölen an ihren Händen haben, dann tauchen Sie diese kurz in die kleine Schale mit dem Seifenwasser, und trocknen Sie sie danach gut ab, bevor Sie das Gesicht behandeln. Die ersten drei Stufen der Gesichtsmassage werden ohne Öl ausgeführt.

Schritt 1

- Um das Gesicht zu behandeln, legen Sie den Kopf Ihres Partners auf ein kleines Kissen, und knien

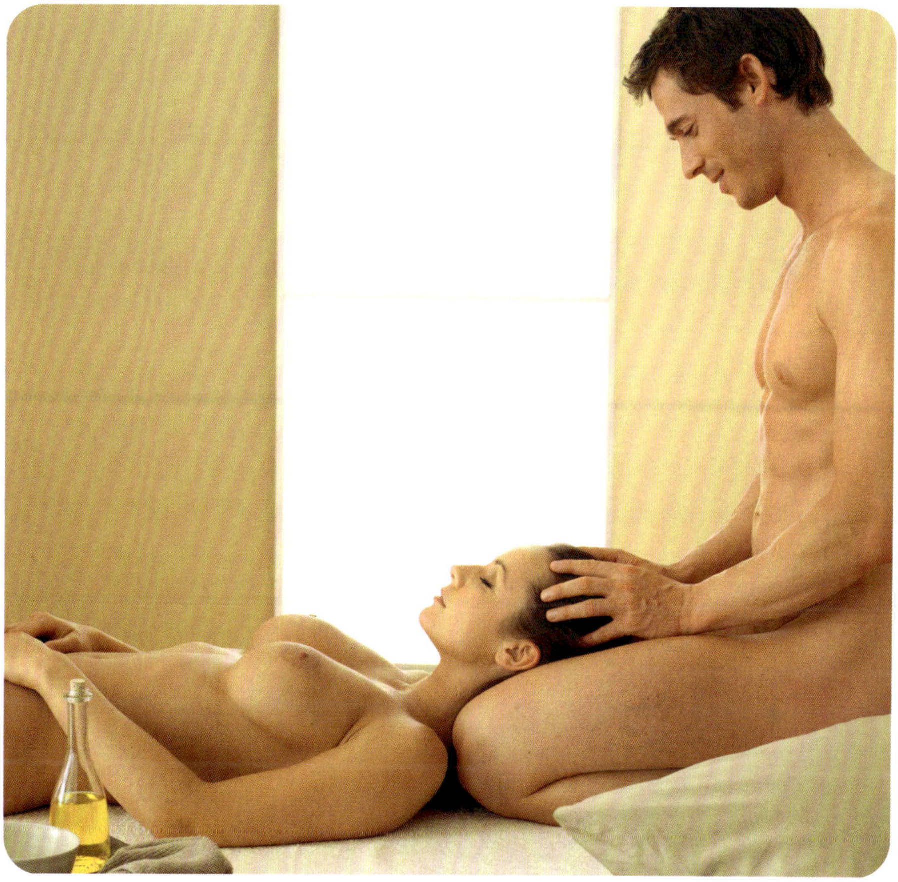

Schritt 1: Beginnen Sie die Gesichtsbehandlung mit einer Kopfhautmassage.

Sie sich im Fersensitz so hinter ihn, dass sein Kopf zwischen oder auf Ihren Beinen liegt.

● Beginnen Sie mit einer kleinen Kopfhautmassage, für die Sie kein Öl verwenden sollten: Greifen Sie Ihrem Partner in die Haare, und führen Sie mit den Fingerkuppen kreisende Bewegungen auf seiner Kopfhaut aus. Stellen Sie sich dabei einfach vor, Sie würden seine Haare gründlich waschen. Kreisen Sie mit allen Fingerkuppen über die hinteren, vorderen und seitlichen Bereiche des Schädeldachs.

Schritt 2 – Das Kronen-Chakra aktivieren

● Widmen Sie sich nun dem Kronen-Chakra. Dieses Zentrum liegt auf dem Scheitel – dem höchsten Punkt des Schädels. Legen Sie Ihre linke Hand diagonal auf den Scheitel Ihres Partners – die Finger sind geschlossen und weisen schräg nach rechts. Die rechte Handfläche legen Sie auf den linken Handrücken, so dass beide Hände die Form eines Andreaskreuzes bilden – die Finger Ihrer rechten Hand zeigen schräg nach links.

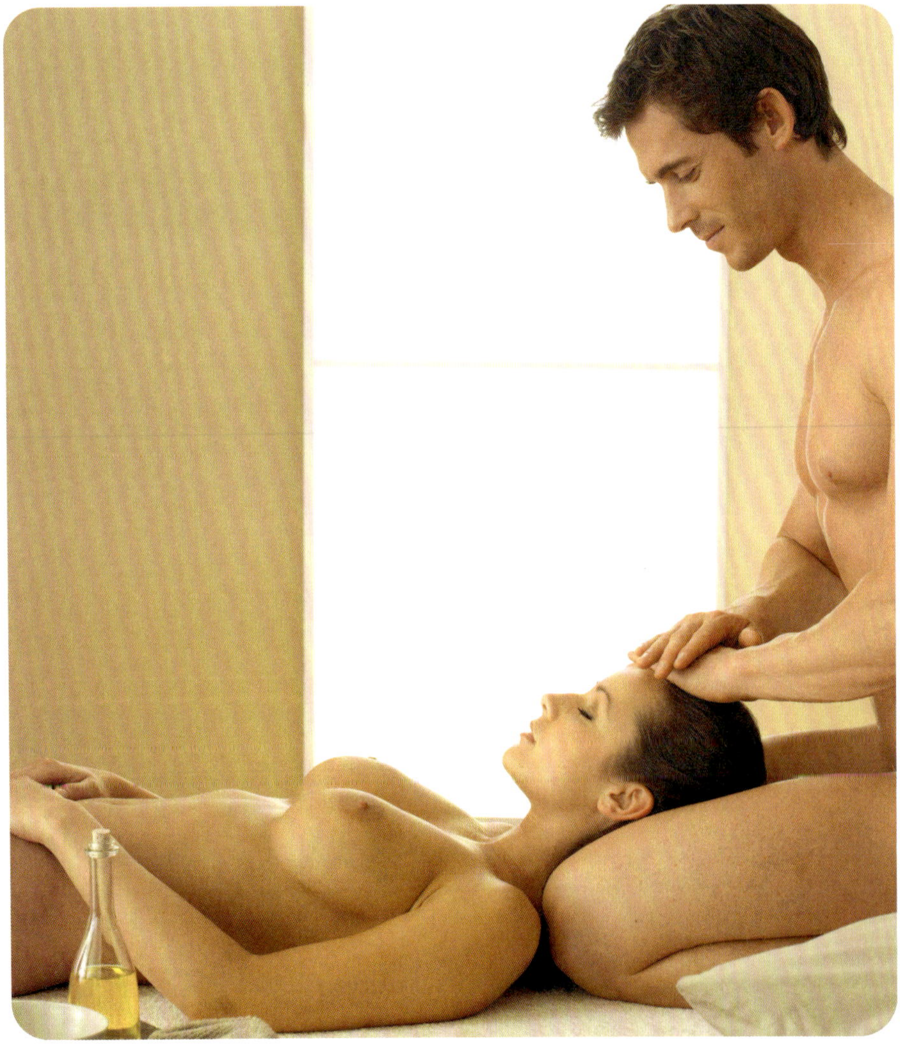

Schritt 2: Zur Aktivierung des Kronen-Chakras legen Sie Ihre Hände auf den Scheitel des Partners.

● Nehmen Sie nun Kontakt zum Kronen-Chakra Ihres Partners auf. Dieses Chakra ist das Zentrum der Spiritualität, und es verbindet uns mit den Kräften des Universums. Lassen Sie die Hände bewegungslos auf dem Scheitel liegen. Atmen Sie einige Male tief durch.

● Stellen Sie sich jetzt vor, wie Sie mit jedem Ausatmen Energie in das Kronen-Chakra schicken. Lassen Sie Prana durch Ihre Hände gebündelt in dieses Chakra der Spiritualität fließen. Sie können auch Ihre Vorstellungskraft nutzen und weiße oder violette Strahlen visualisieren, die von Ihren Händen aus in das Schädeldach Ihres Partners strömen. Bleiben Sie sieben tiefe Atemzüge lang bei dieser Vorstellung, und lösen Sie Ihre Hände dann behutsam vom Scheitel.

Schritt 3

● Bitten Sie Ihren Partner nun, die Augen zu schließen. Legen Sie Ihre Handballen weich auf seine geschlossenen Augenlider. Die Daumen berühren dabei die Nasenflügel – ohne sie zu verschließen! –, und die Finger weisen nach unten. Lassen Sie die Hände einfach passiv auf den Augen liegen – atmen Sie tief und entspannt, und lassen Sie die Wärme Ihrer Hände in die Augenhöhlen Ihres Partners strahlen.

Schritt 4

● Verteilen Sie nun einige wenige Tropfen reines Mandel- oder Jojobaöl in Ihren Handflächen. Legen Sie die Handflächen flach auf die Schläfen Ihres Partners, und benutzen Sie die Daumen, um sanfte Streichbewegungen auf der Stirn durchzuführen.

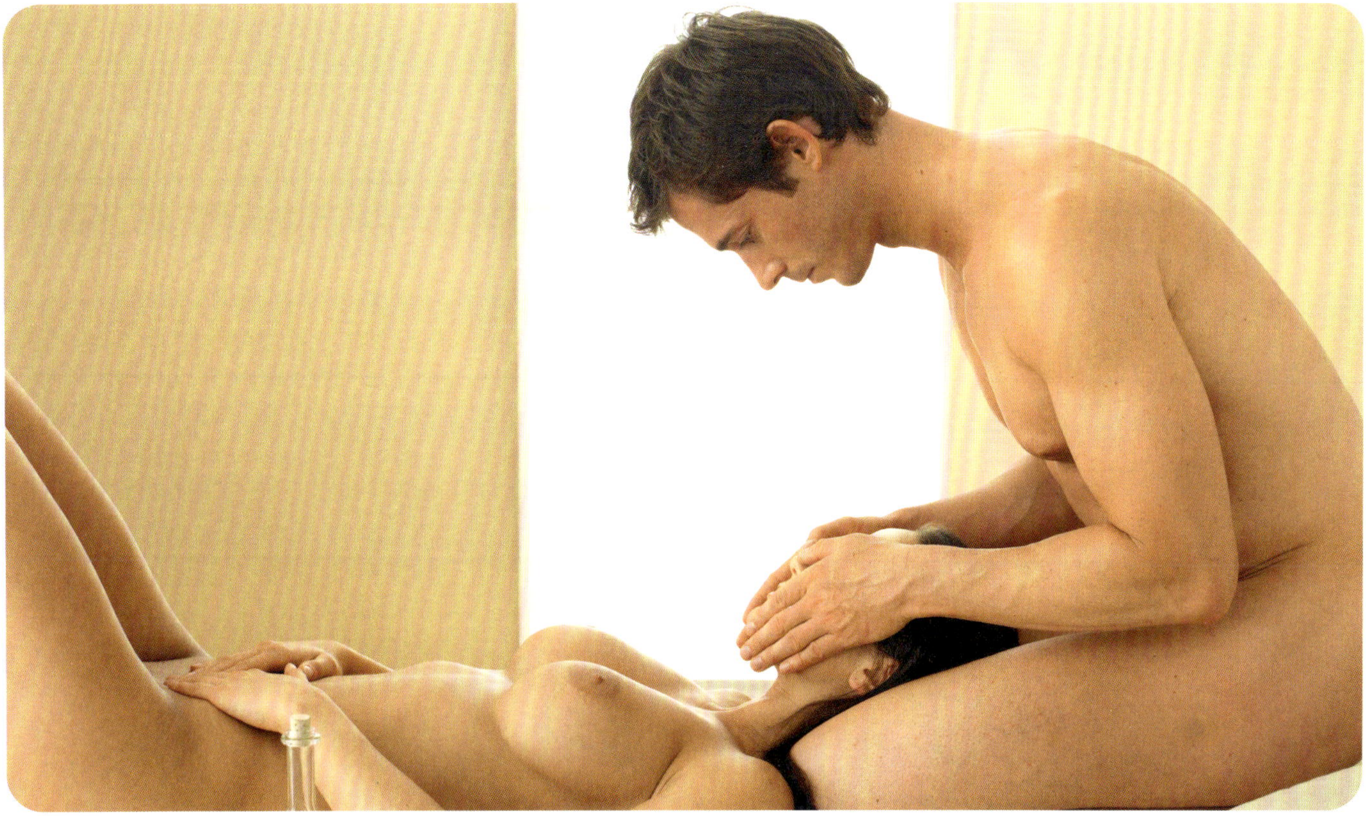

Schritt 3: Ihre Handballen liegen weich auf den geschlossenen Augenlidern des Partners.

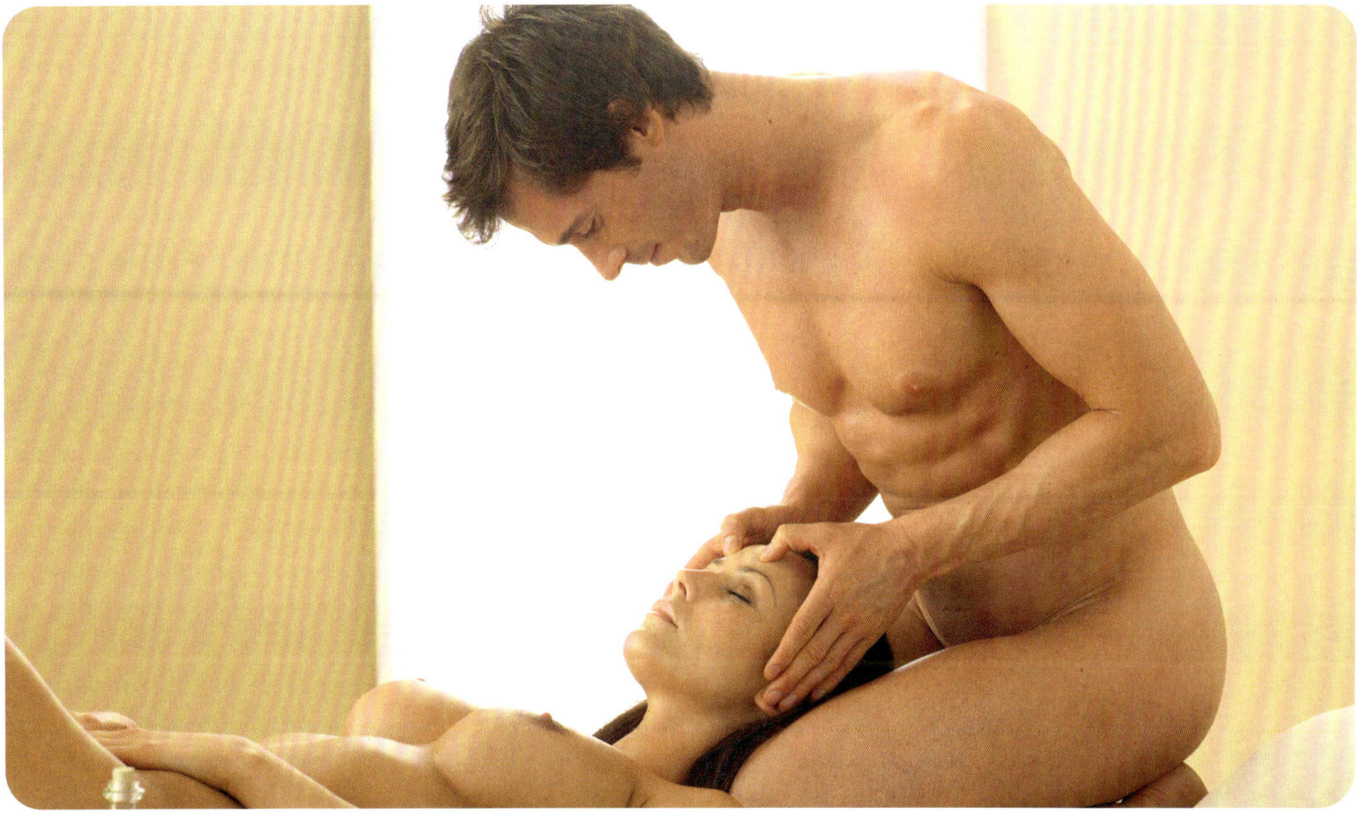

Schritt 4: Die Daumen beschreiben sanfte Streichbewegungen auf der Stirn.

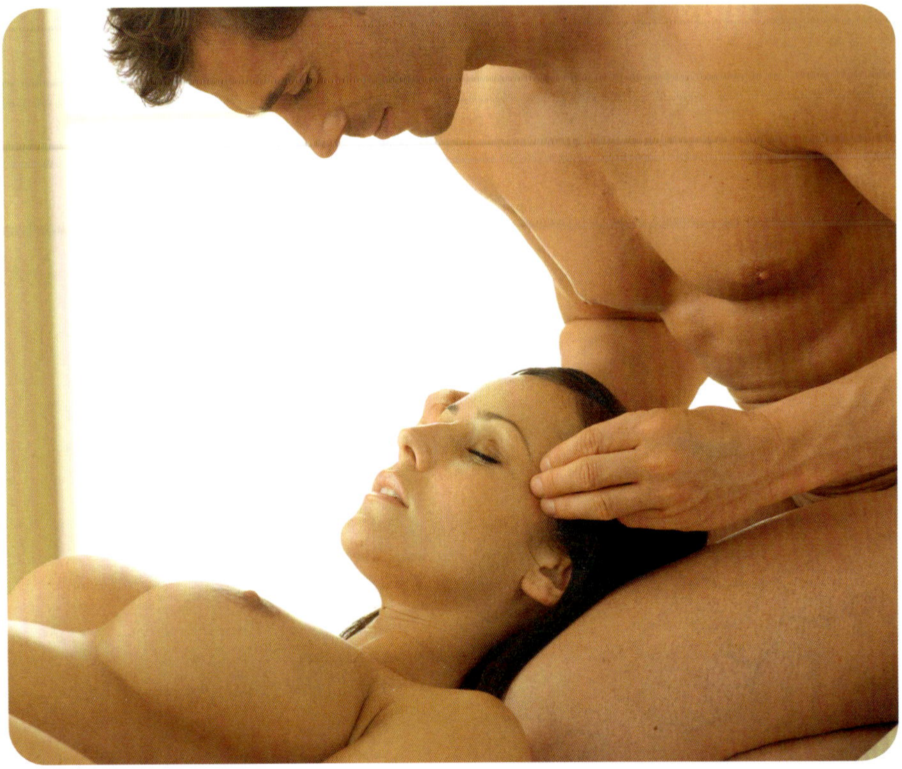

Schritt 4: Mit den Fingerkuppen von Zeige-, Mittel- und Ringfinger massieren Sie beide Schläfen mit sanften, kreisenden Bewegungen.

Intensive Emotionen des Partners auffangen

Während der Massage kann es mitunter geschehen, dass starke Gefühle zum Vorschein kommen, deren Ursachen oft in der Kindheit verborgen liegen. Berührungen können Erinnerungen wachrufen – schöne genauso wie leidvolle. Sie können an das erinnern, was wir bekommen haben, aber ebenfalls an das, was uns gefehlt hat.

Sollte Ihr Partner während der Tantra-Massage emotional stark reagieren, so nehmen Sie ihn einfach in die Arme, und helfen Sie ihm, seinen Gefühlen freien Lauf zu lassen. Ganz gleichgültig ob er weint, lacht oder zittert: Tun Sie nichts Besonderes.

Es reicht, dass Sie einfach für ihn da sind, ihn festhalten und auffangen. Wenn er sprechen will, wird er sprechen; wenn nicht, ist das genauso in Ordnung. Wenn jedoch große Probleme auftauchen oder wenn es öfter zu extremen Reaktionen kommt, sollten Sie gemeinsam an die Möglichkeit denken, sich in gute therapeutische Hände zu begeben.

- Legen Sie nun die Fingerkuppen von Zeige-, Mittel- und Ringfinger aneinander, und massieren Sie beide Schläfen Ihres Partners gleichzeitig mit sanften, kreisenden Bewegungen. Beschreiben Sie zuerst sehr kleine, dann etwas größere Kreise, und wiederholen Sie die Technik sowohl im als auch gegen den Uhrzeigersinn.
- Führen Sie die gleiche Technik ein wenig tiefer aus – dabei sollten Ihre Daumenkuppen direkt über die Augenbrauen gleiten, und zwar von innen nach außen. Wiederholen Sie das wiederum fünfmal.
- Führen Sie beide Daumen in die Mitte der Stirn, etwas oberhalb der Nasenwurzel. Streichen Sie dann mit beiden Daumenkuppen gleichzeitig von der Mitte nach außen zu den Schläfen. Wiederholen Sie diese Stirnmassage von innen nach außen fünfmal.

Schritt 5

- Legen Sie Ihre Handballen ganz sanft rechts und links neben die Nase Ihres Partners auf die Wangenknochen – die Finger zeigen zu den Ohren. Lassen Sie die Handballen jetzt weich über die Wangenknochen abwärts bis über die Ohrmuscheln gleiten. Setzen Sie die Handballen wieder neben der Nase an, und wiederholen Sie die Technik fünfmal.
- Umfassen Sie beide Ohren jeweils mit Daumen und Zeigefinger. Massieren und kneten Sie sowohl die Ohrläppchen als auch die Ohrmuschel zärtlich durch. Wenn die Ohren gut durchblutet und rot sind, wird die Lust in den Geschlechtsorganen auf Umwegen – über verschiedene Reflexzonen – geweckt.

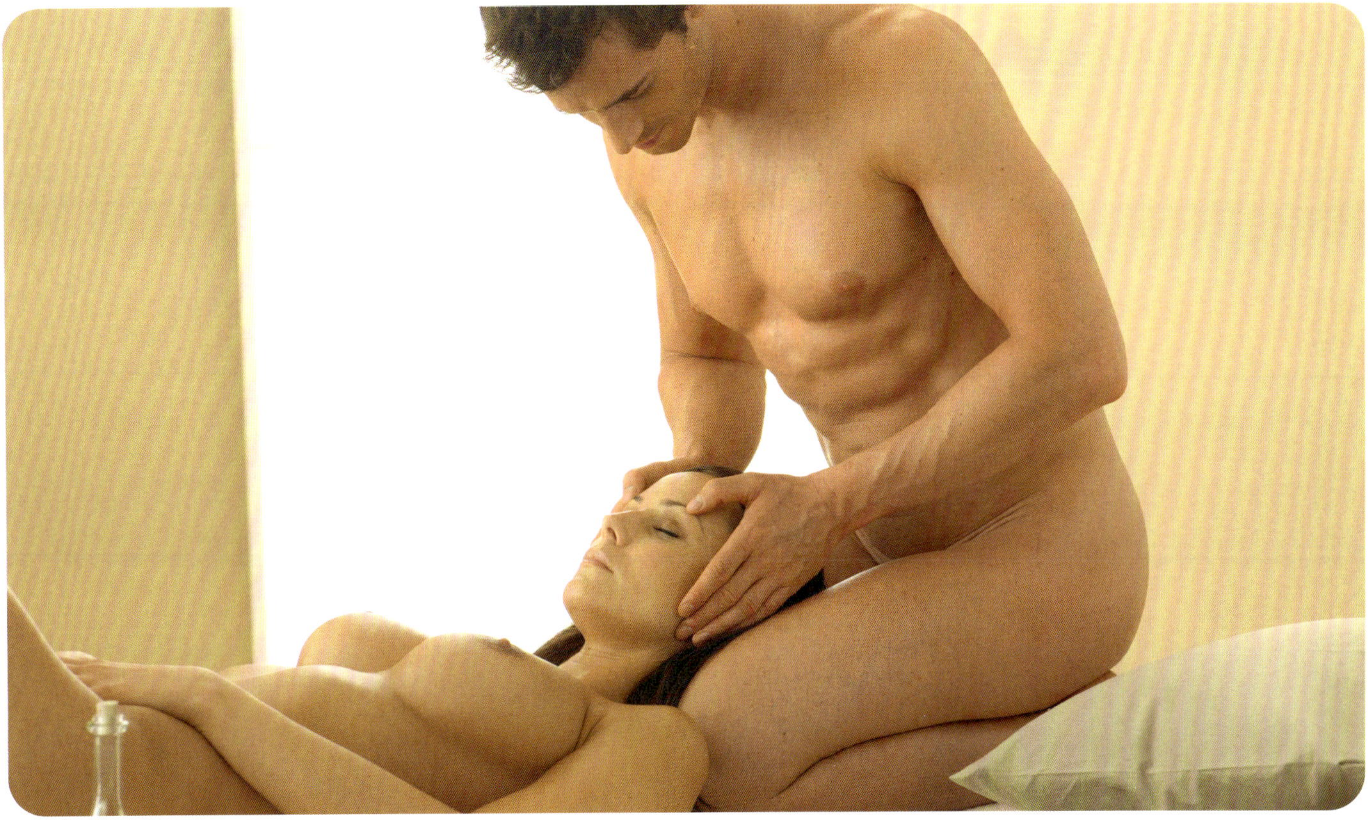

Schritt 4: Dann gleiten die Daumenkuppen von innen nach außen über die Augenbrauen.

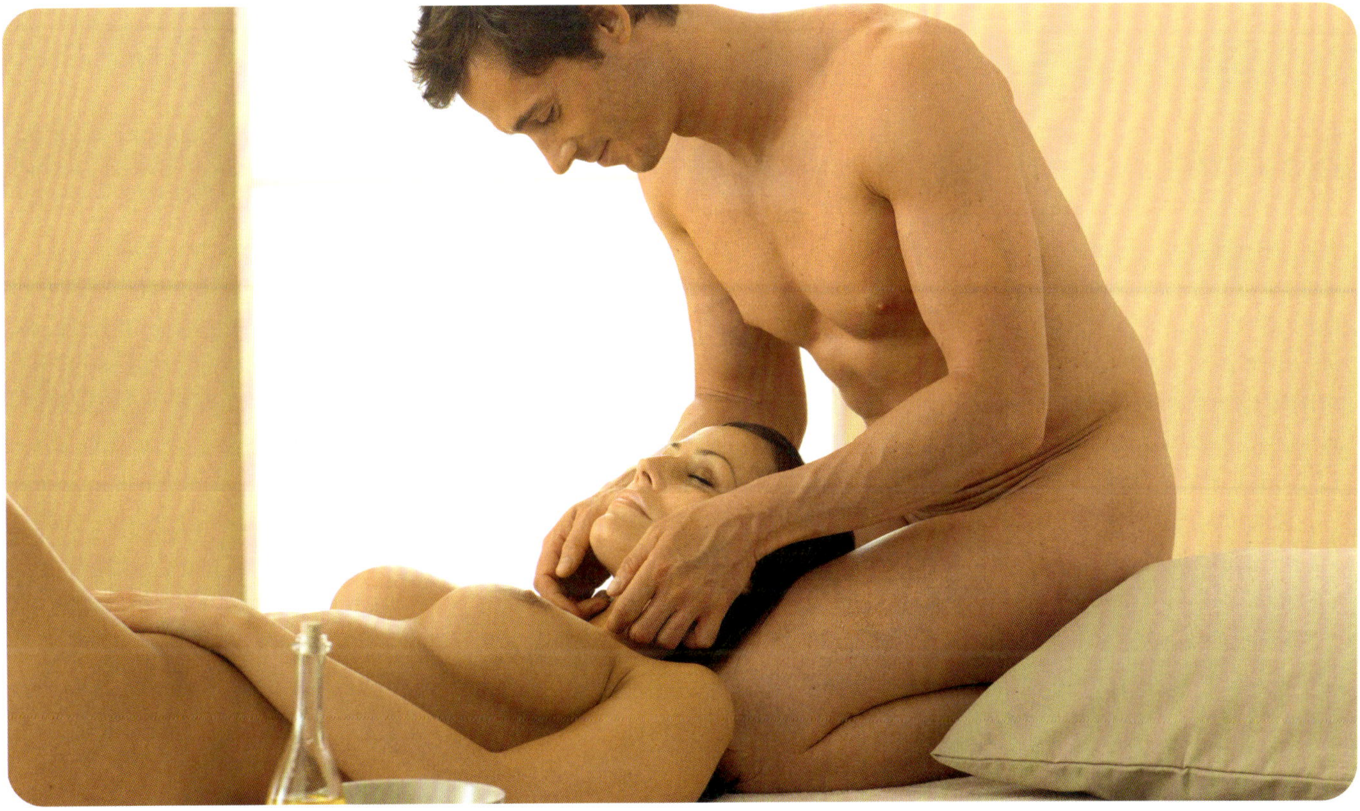

Schritt 5: Die Handballen streichen weich über die Wangenknochen abwärts bis über die Ohrmuscheln.

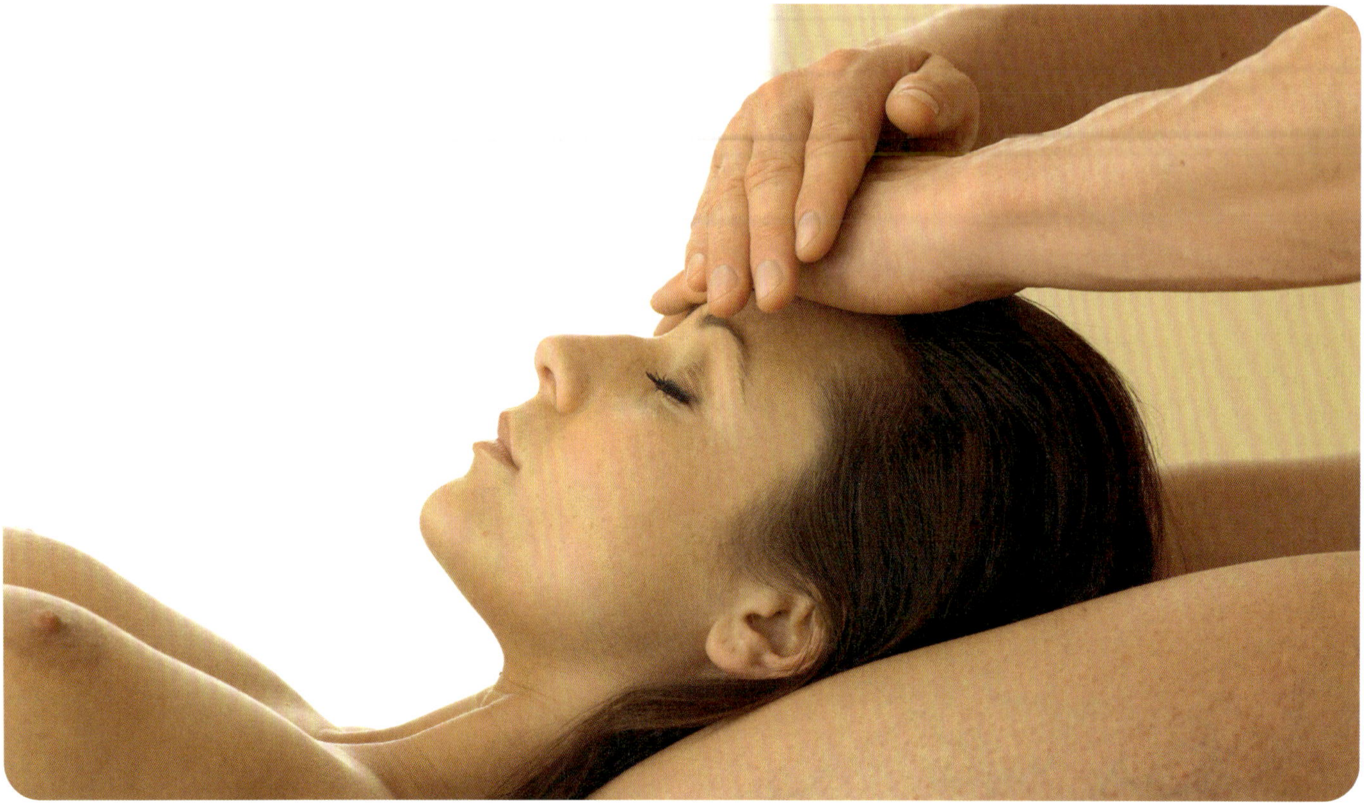

Schritt 7: Zum Aktivieren des Stirn-Chakras liegt die Mitte Ihrer Handfläche genau auf dem Dritten Auge.

Schritt 6

- Tauchen Sie den Zeigefinger Ihrer rechten Hand in etwas Mandel- oder Jojobaöl ein. Legen Sie Ihren Zeigefinger auf die Oberlippe Ihres Partners. Fahren Sie mit dem Zeigefinger mehrmals an seinen Lippen entlang – von der Oberlippe abwärts zur Unterlippe und wieder nach oben zur Oberlippe. Führen Sie diese kreisförmigen Bewegungen äußerst langsam und sehr zart aus.
- Streichen Sie nun mit den Fingerkuppen sanft wie eine Katze von der Stirn über die Schläfen abwärts zum Kinn. Wiederholen Sie dies einige Male. Streicheln Sie dann mit den Fingerkuppen auch die Nasenflügel, die Augenbrauen, den seitlichen Hals und die Ohren Ihres Partners, bevor Sie die Gesichtsmassage beenden.

Schritt 7 – Das Stirn-Chakra aktivieren

- Bitten Sie Ihren Partner, seine Augen geschlossen zu lassen. Sie sitzen noch immer am Kopfende Ihres Partners. Legen Sie Ihre linke Hand auf seine Stirn – dabei sollte die Mitte Ihrer Handfläche genau über dem Punkt zwischen den beiden Augenbrauen, dem so genannten Dritten Auge, liegen. Ihre Finger zeigen schräg nach rechts. Legen Sie Ihre rechte Handfläche auf den linken Handrücken, die Finger der rechten Hand zeigen schräg nach links, und beide Hände bilden ein Andreaskreuz.
- Schließen Sie die Augen und versuchen Sie, innerlich Kontakt zum Stirn-Chakra Ihres Partners aufzunehmen. Dieses Chakra ist das Zentrum der Intuition und der Weisheit. Atmen Sie tief durch. Stellen Sie sich jetzt vor, wie Sie mit jedem Ausatmen Energie in das Stirn-Chakra fließen lassen. Sie können sich dunkelblaue Lichtstrahlen vorstellen, die aus Ihren Handflächen direkt in das Dritte Auge Ihres Partners strömen. Über das Dritte Auge können Sie das Energiefeld Ihres Partners sehr positiv beeinflussen. Nicht umsonst legen Geistheiler Ihre Hände oft im Bereich des Stirn-Chakras auf, um etwa Kopfschmerzen oder Ängste zu behandeln. Legen Sie Ihre Hände hauchzart auf, während Sie blaues Licht visualisieren.
- Führen Sie diese Visualisierung sieben tiefe Atemzüge lang durch, und lösen Sie Ihre Hände dann sehr langsam von der Stirn.

Brust (Bauchlage)

Dass die weibliche Brust sehr empfindsam ist und zugleich zu den wichtigsten erogenen Zonen gehört, ist allgemein bekannt. Weniger bekannt ist, dass auch Männer Brustmassagen sehr erotisch finden, wenngleich sie dazu anfangs oft ein wenig überredet werden müssen.

Für viele Männer gilt es als unmännlich, sich für die Lustgefühle zu öffnen, die die Stimulation der Brust und insbesondere der Brustwarzen auslöst. Doch tatsächlich ist die Brust auch beim Mann ein sehr erotischer Bereich – und die Reaktionen auf eine verführerische Brustmassage sind oft alles andere als unmännlich …

Männer dürfen bei der Brustmassage ruhig ein wenig kräftiger behandelt werden; der weibliche Busen sollte hingegen immer sehr behutsam und zart massiert werden. Eine Ausnahme bilden die Brustwarzen, die hin und wieder recht kräftig stimuliert werden sollten, um dadurch leidenschaftliche Gefühle zu wecken.

Doch Vorsicht: Ihr Partner wird nicht jeden Tag gleich reagieren – gerade die Brustwarzen sind an manchen Tagen sehr empfindlich, an anderen weniger. Achten Sie daher immer auf die Reaktionen Ihres Partners.

Bei der Massage der Brust sollten Sie immer sehr großzügig mit dem Massageöl umgehen. Das gilt erst recht, wenn Sie eine behaarte Männerbrust behandeln. Verzichten Sie im Brustbereich auf Druckpunkt-Massagen, und machen Sie ausschließlich streichende und kreisende Bewegungen.

Schritt 1

- Knien Sie sich über die Taille Ihres Partners – Ihr Po berührt dabei seinen Bauch, und Sie blicken nach oben. Beginnen Sie mit einigen zärtlichen Streicheleinheiten: Mit Ihren Fingerkuppen ziehen Sie lange Striche von oben nach unten. Setzen Sie unterhalb der Ohrläppchen an, führen Sie die Finger seidenweich über den seitlichen Halsbereich und dann über die Mitte der Brust bis zum Oberbauch. Führen Sie das Streicheln mehrmals wie mit Katzenpfoten durch: Nicht nur in der Mitte der Brust, sondern auch über die Schultern und Brustwarzen und von dort nach außen zu den Rippen.

Tantra-Massage Tipp

Vergessen Sie nicht: Während der Tantra-Massage kann jeder Körperbereich zu einer Quelle der Freude, der Ekstase und der Lebenslust werden. Tantra lädt uns ein, offen für Neues zu sein. Mit der nötigen Zuwendung können Sie bei Ihrem Partner sinnliche Feuerwerke auslösen, ganz gleich, ob Sie die Beine, den Rücken oder die Brust behandeln.

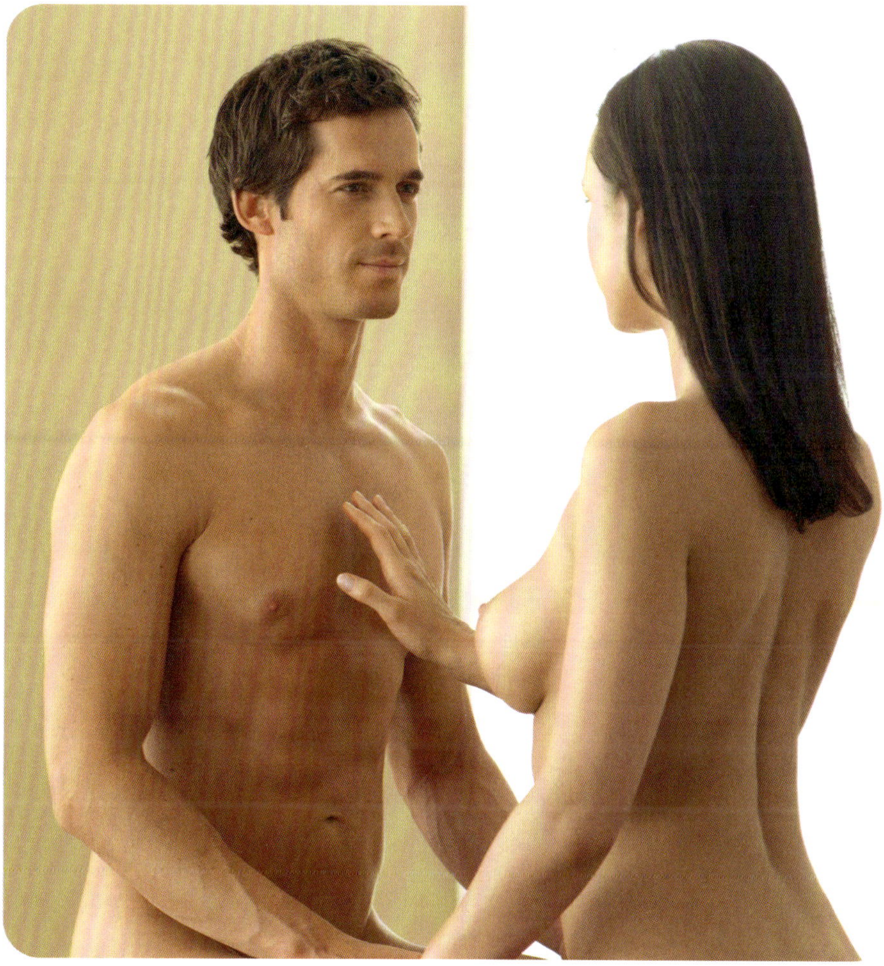

Auch Männer empfinden Brustmassagen als erotisch.

- Wiederholen Sie die gleiche Technik dieses Mal mit den Handflächen. Führen Sie langsame, zarte Striche über die Brust aus – vom Hals und von den Schultern ausgehend abwärts bis zum Oberbauch beziehungsweise zum Rippenbogen. Üben Sie dabei so gut wie keinen Druck aus.

Schritt 2

- Massieren Sie jetzt den oberen Bereich des Brustkastens mit dem rechten Handballen. Führen Sie kleine kreisförmige Bewegungen unterhalb der Schlüsselbeine und auf dem Brustbein durch – sowohl im als auch gegen den Uhrzeigersinn. Sie können beim Kreisen ruhig etwas Druck ausüben. Allerdings sollten Sie darauf achten, nicht den unteren Brustmuskel oder gar den Busen, sondern wirklich nur den obersten Bereich des Brustkorbs zu stimulieren.

Schritt 3

- Behandeln Sie als nächstes die linke Brust Ihres Partners. Gießen Sie nochmals Öl in Ihre rechte Hand, bilden Sie eine Schalenform und legen Sie die Hand zart auf die linke Brust. Führen Sie dann sanfte Kreisbewegungen mit der ganzen Handfläche durch – wenn Ihr Partner es nicht ausdrücklich anders wünscht, sollten Sie dabei sehr behutsam sein. Lassen Sie Ihre Hand jeweils fünfmal im und gegen den Uhrzeigersinn über die ganze Brust kreisen.
- Wiederholen Sie das Ganze dann auch mit der rechten Brust.
- Wenn Sie eine Frau behandeln, sollten Sie auch an die Unterseite des Busens denken, der oft vernachlässigt wird. Führen Sie mit den Handflächen langsam gleitende Bewegungen von innen nach außen durch, und streicheln Sie so die Unterseite der Brüste.

Schritt 4

- Stimulieren Sie nun die Brustwarzen: Dazu benützen Sie die Fin-

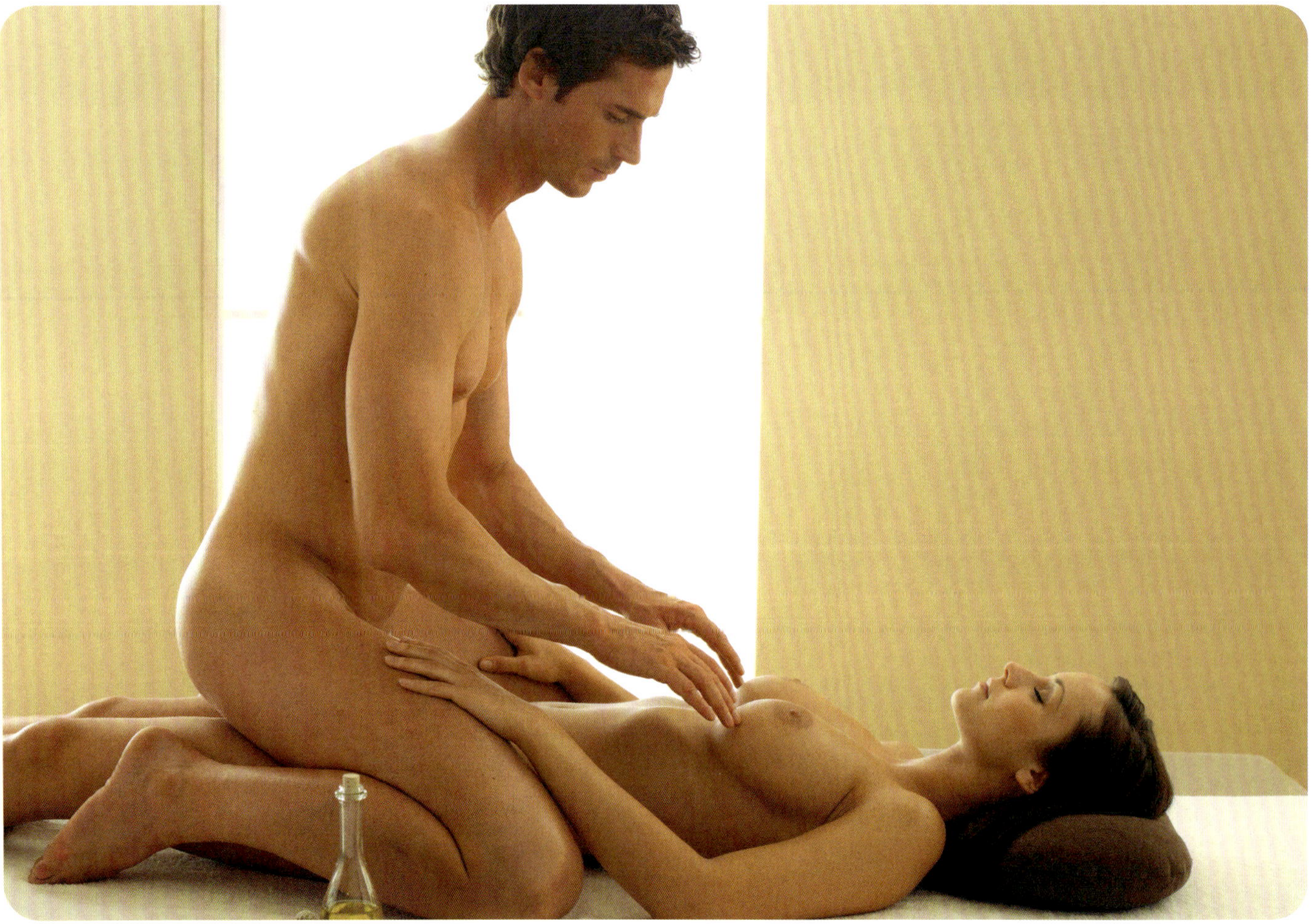

Schritt 1: Bei der Brustmassage streichen Sie mit Ihren Fingerkuppen lang und zart von oben nach unten.

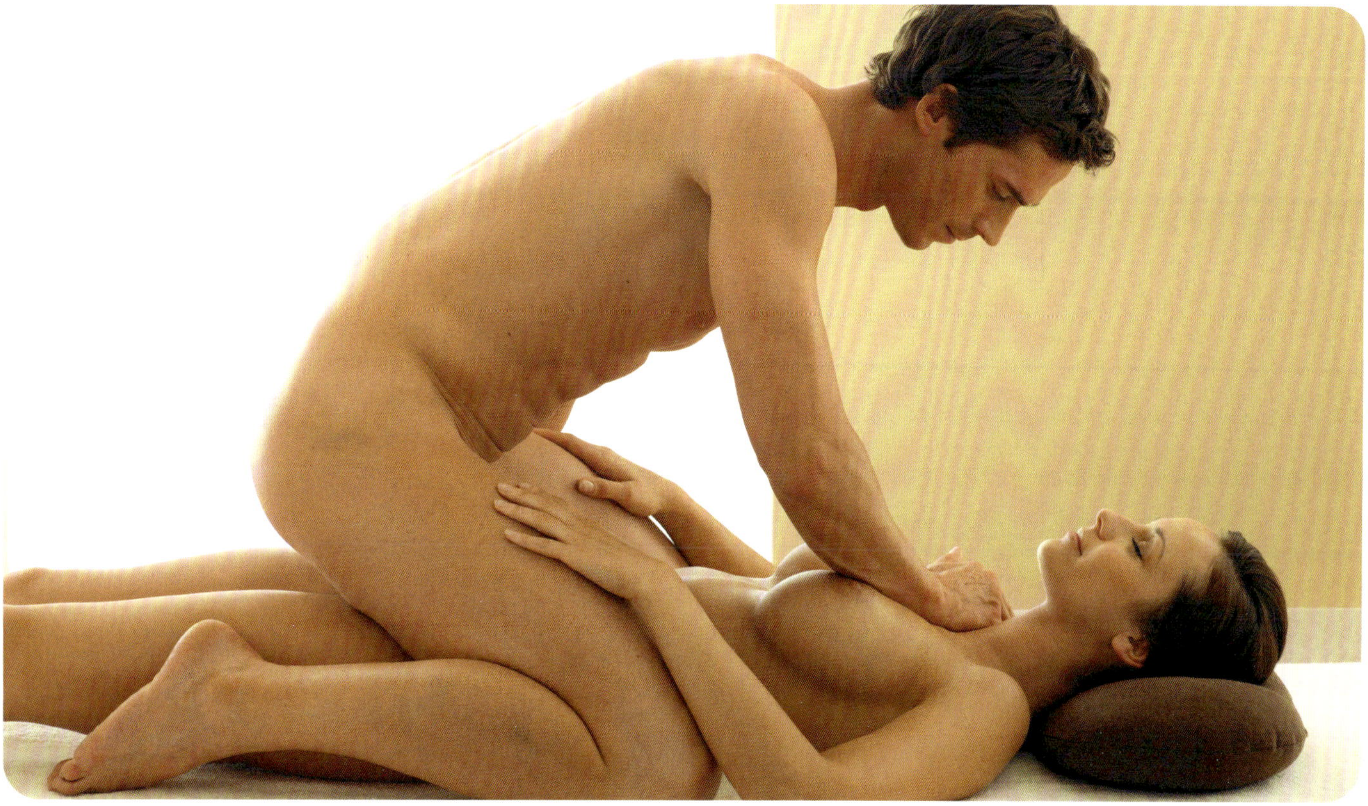

Schritt 2: Mit dem Handballen wird der Bereich unterhalb des Schlüsselbeins kreisend massiert.

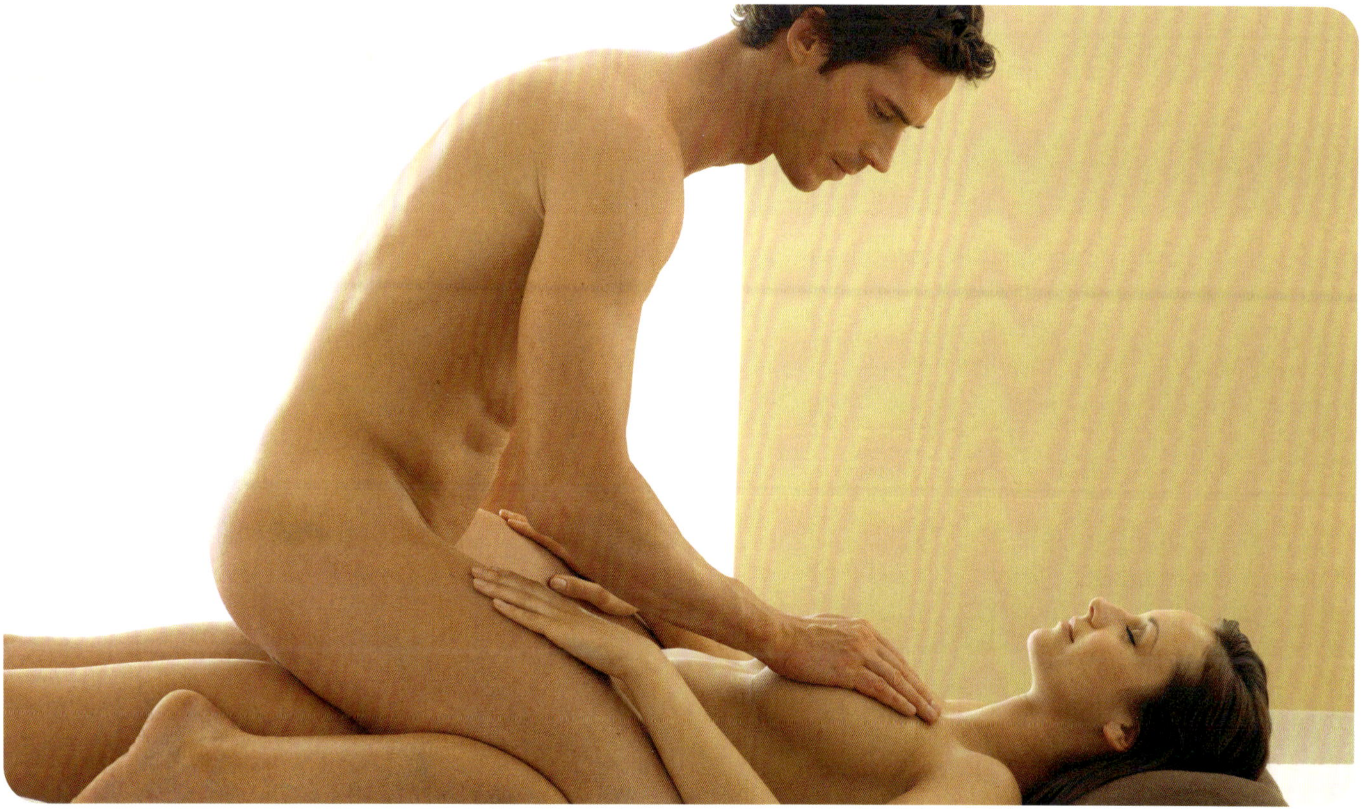

Schritt 3: Die Handfläche bildet eine Schalenform und liegt zart auf der Brust, bevor sie sanft darauf kreist.

gerkuppen von Zeige- und Mittelfinger, die Sie nochmals in Öl eintauchen. Beschreiben Sie langsame Kreise – setzen Sie die Finger ein kleines Stück außerhalb des Warzenvorhofs an, und lassen Sie sie beim Kreisen spiralförmig nach innen wandern, so dass die Kreise immer kleiner werden und sich die Finger der Brustwarze immer mehr nähern.

- Massieren Sie dann zuletzt auch die Brustwarzen selbst – lassen Sie Ihre Fingerkuppen mehrmals darüber gleiten. Umgreifen Sie die Brustwarze dann mit Daumen und Zeigefinger, und rollen Sie diese einige Sekunden lang zwischen Ihren Fingern. Sollten Sie merken, dass Ihr Partner kräftigere Reize verträgt oder wünscht, können Sie dabei ruhig fester zugreifen und zwischendurch auch an der Brustwarze ziehen.

(Die Stimulation der Brustwarzen befreit angestaute sexuelle Energien – die Qualität des Orgasmus verbessert sich daher fast immer, wenn während des Liebesspiels zugleich die Brustwarzen stimuliert und gestreichelt werden.)

- Legen Sie Ihre Hände zum Abschluss sanft auf die Brust Ihres Partners – die rechte Hand auf die rechte, die linke auf die linke Seite. Lassen Sie Wärme und Zuneigung durch Ihre Hände in seine Brust hineinströmen.
- Können Sie die Atembewegung Ihres Partners in seinem Brustkorb spüren? Versuchen Sie, Ihren Atem einige Atemzüge lang mit dem Ihres Partners gleichzuschalten, indem Sie zur gleichen Zeit mit ihm ein- und ausatmen.

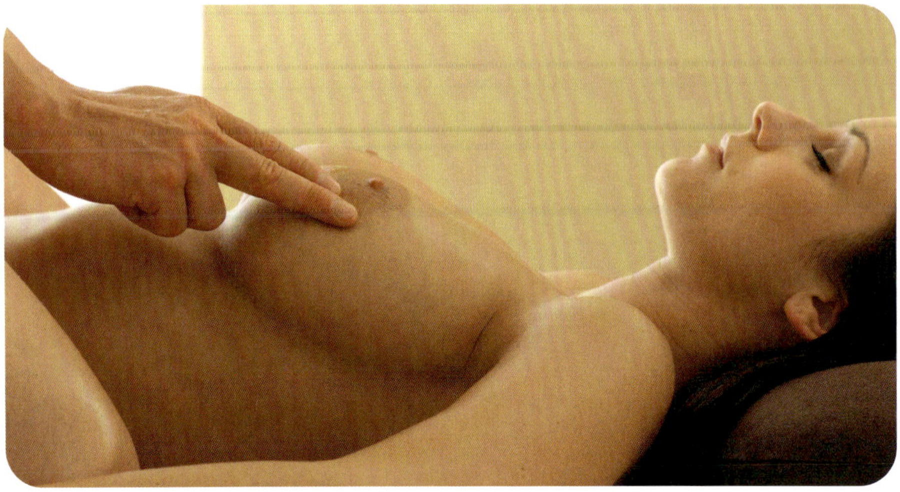

Schritt 4: Mit Zeige- und Mittelfinger werden die Brustwarzen stimuliert.

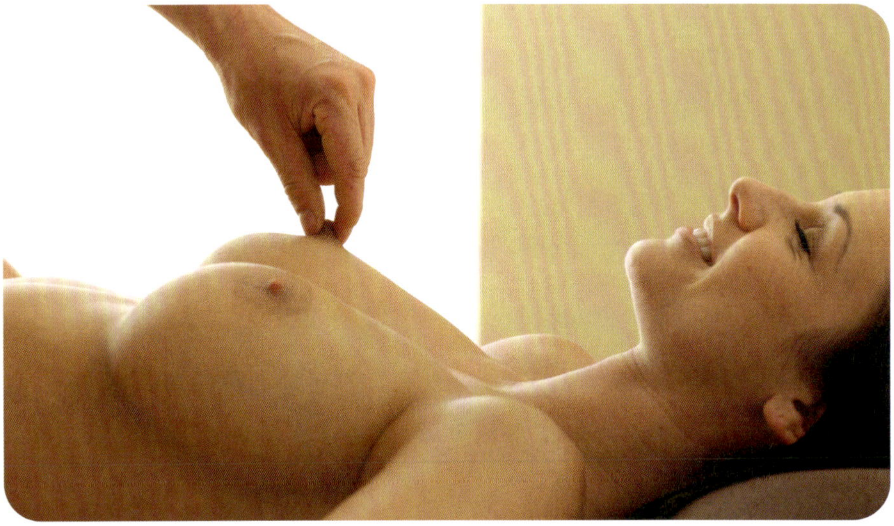

Schritt 4: Die Kuppen von Daumen und Zeigefinger greifen die Brustwarze.

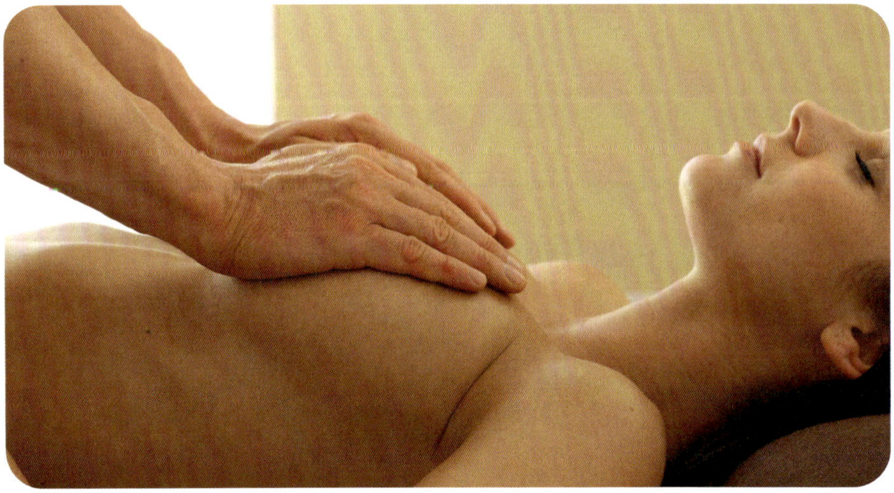

Schritt 4: Zum Abschluss legen Sie Ihre Hände sanft auf die Brust.

Bauch und Hüften (Rückenlage)

Nach der Brustmassage wenden Sie sich als nächstes dem Bauch und den Hüften zu – wobei Sie sich nun langsam dem Intimbereich nähern. Laut Tantra-Mythologie ist der Bauch das Zentrum der Lebensenergie und Vitalität. Hier sitzen vor allem die weiblichen, lebenserhaltenden Energien – die Lebensfreude, die Verbindung zur Erde und zur Natur und nicht zuletzt die sexuellen und emotionalen Kräfte.

Bevor Sie die Geschlechtsorgane stimulieren, sollten Sie unbedingt eine kurze Bauchmassage durchführen und so das nötige Vertrauen aufbauen. Die Berührung von Bauch und Bauchnabel verbindet Paare sehr stark miteinander und vermittelt Geborgenheit.

Da der Bauch sehr verletzlich ist, sollten Sie hier mit viel Wärme und Zärtlichkeit massieren. Ebenso wie bei der Brustbehandlung, ist es darüber hinaus wichtig, genügend Massageöl zu verwenden.

Schritt 1

- Für die Bauchmassagen können Sie sich auf die Seite Ihres Partners knien oder setzen. Oder Sie knien sich in Höhe seiner Oberschenkel im Fersensitz über ihn.
- Legen Sie nun zunächst Ihre Hände auf den Bauch Ihres Partners, ohne sie zu bewegen: Legen Sie eine Hand oberhalb, die andere unterhalb des Bauchnabels sanft auf die Haut – am einfachsten ist das, wenn Sie die Hände dabei nicht senkrecht, sondern eher waagerecht oder schräg halten.
- Lassen Sie die Handflächen weich aufliegen, ohne Druck auszuüben. Schließen Sie die Augen, und spüren Sie den Bauch Ihres

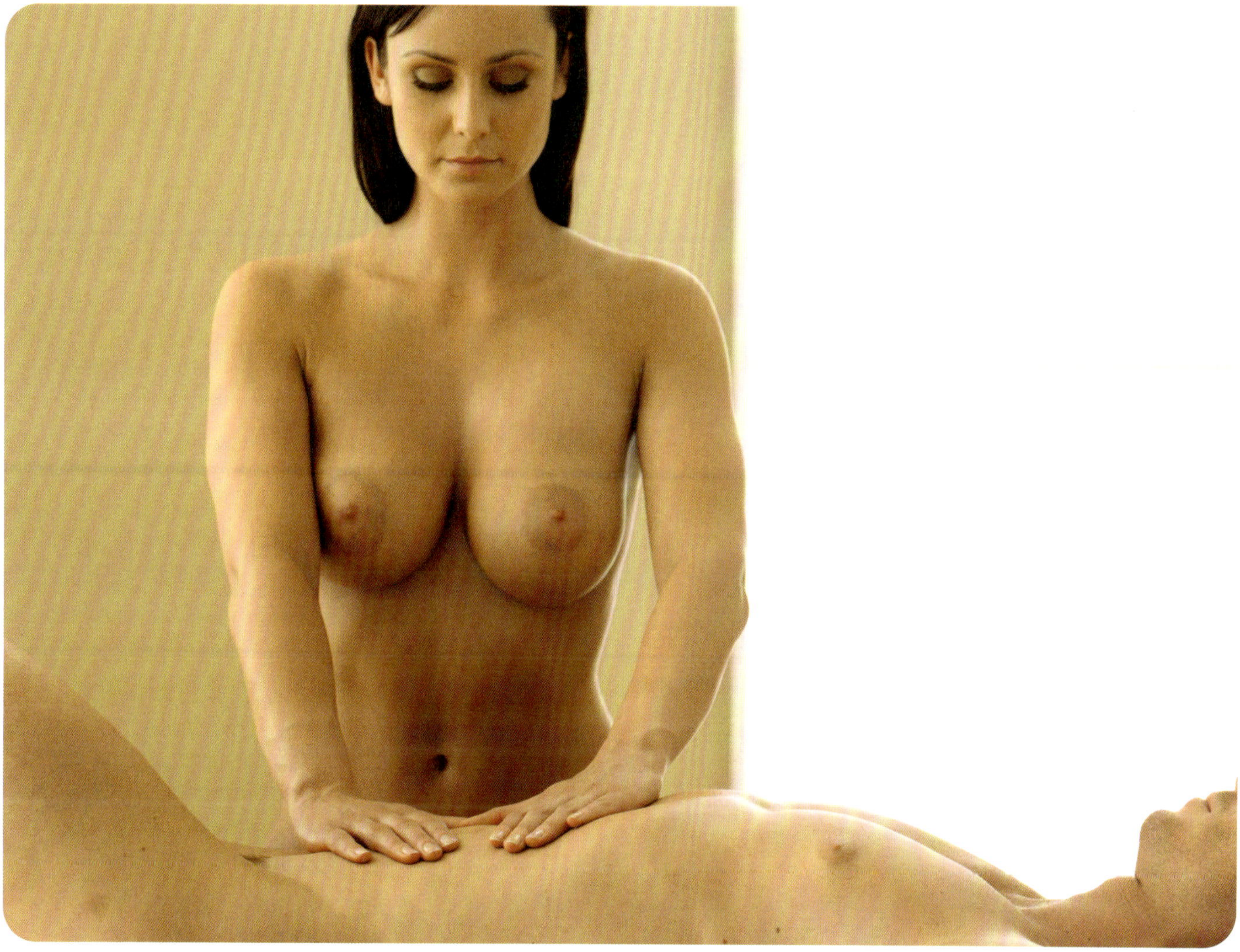

Schritt 1: Legen Sie zunächst eine Hand oberhalb, die andere unterhalb des Bauchnabels sanft auf den Bauch.

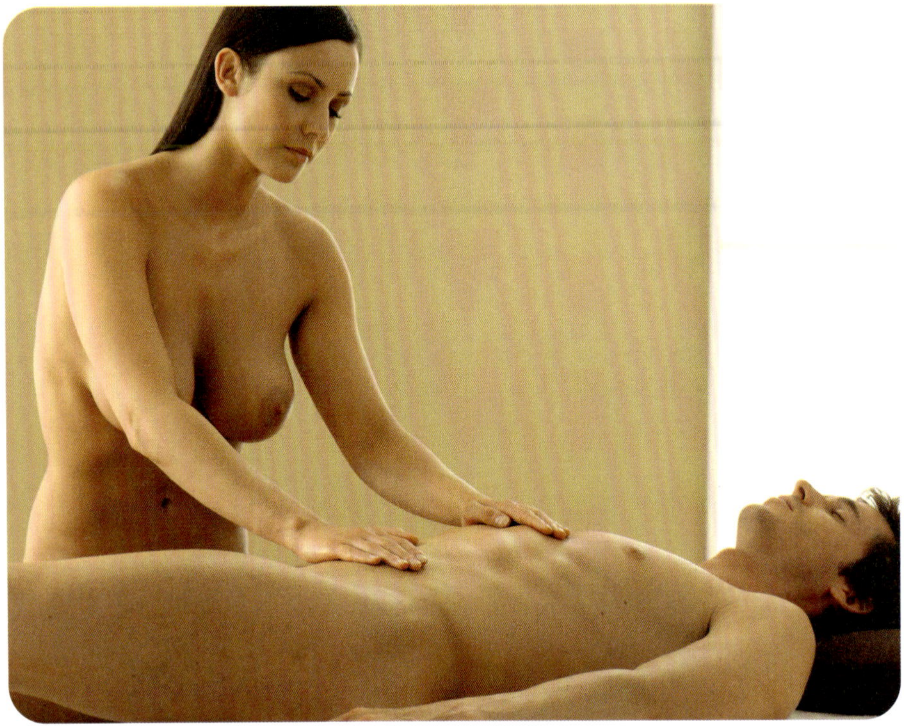

Schritt 2: Lassen Sie beide – gut eingeölte – Hände abwechselnd vom Brustbein bis zum Schambein gleiten.

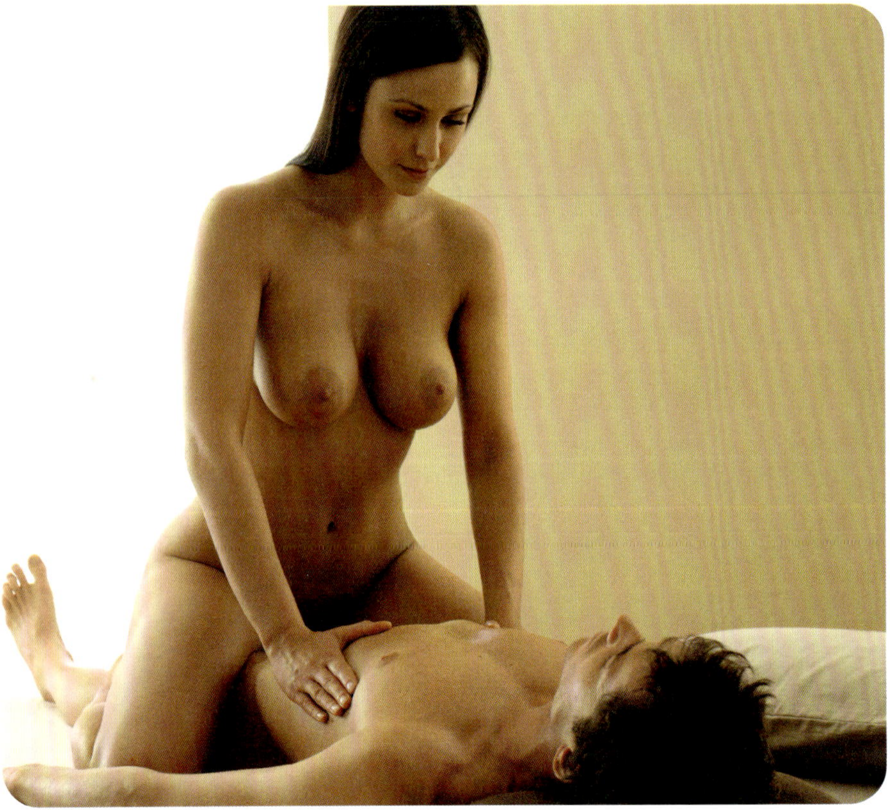

Schritt 3: Legen Sie dann beide Handflächen auf die Rippen, und streichen Sie mit beiden Händen gleichzeitig abwärts zu den Hüftknochen.

Partners. Können Sie seine Atembewegung spüren? Beim Einatmen dehnt sich der Bauch, beim Ausatmen senkt er sich wieder. Sobald Sie seinen Atemrhythmus spüren, sollten Sie Ihren Atem für einige Atemzüge an seinen Rhythmus anpassen, indem Sie gleichzeitig mit ihm ein- und ausatmen.

Schritt 2

- Verteilen Sie nun etwas gewärmtes Öl in Ihren Handflächen. Streichen Sie dann die Körpervorderseite Ihres Partners aus, indem Sie beide Hände abwechselnd vom Brustbein bis zum Schambein gleiten lassen. Stellen Sie sich einfach eine durchgehende Linie vor, die mitten über den Körper verläuft. Beginnen Sie mit der rechten Handfläche, die Sie von der Mitte des Brustbeins aus langsam nach unten gleiten lassen – über Magen, Bauchnabel bis hin zur Intimhaargrenze. Sobald die rechte Hand unten angekommen ist, übernimmt die linke, die wiederum vom Brustbein aus abwärts streicht. Wiederholen Sie diesen Teil der Massage mit jeder Hand fünfmal.

Schritt 3

- Legen Sie nun beide Handflächen parallel auf die Rippen Ihres Partners – die rechte liegt auf den rechten Rippenbogen, die linke auf den linken. Die Finger zeigen nach oben. Streichen Sie mit beiden Händen gleichzeitig abwärts bis zu den Hüftknochen. Führen Sie dann die Hände im großen Bogen gleich wieder nach oben. Wiederholen Sie dieses fließende Abwärtsstreichen langsam und rhythmisch. Damit alle Bereiche des Bauchs massiert werden, sollten Sie die Hände mal sehr eng und dann wieder weiter voneinander entfernt über den Bauch gleiten lassen.

Schritt 4

● Behandeln Sie nun die seitlichen Bauchpartien Ihres Partners. Um seine linke Taille und Hüfte zu massieren, sollten Sie auf seiner rechten Körperseite sitzen – und umgekehrt. Streichen Sie abwechselnd mit beiden Handflächen von der Hüfte beziehungsweise Taille aus zur Bauchmitte. Umgreifen Sie die Hüft- und seitlichen Bauchmuskeln sanft, und ziehen Sie sie abwechselnd rhythmisch zur Körpermitte hin. Die eine Hand folgt der anderen dabei in langsamen Gleitbewegungen. Wenden Sie die Technik mehrmals an – zunächst im Bereich der unteren Rippen und dann auch tiefer an Taille und Hüften.

Schritt 5

● Machen Sie abschließend sanfte Kreisbewegungen um den Bauchnabel Ihres Partners. Benutzen Sie dazu den Handballen: Setzen Sie den Handballen Ihrer rechten Hand etwa eine Handbreit oberhalb des Bauchnabels weich auf die Haut. Beschreiben Sie sieben Kreise um den Nabel, wobei die Kreise immer kleiner werden und sich spiralförmig nach innen ziehen, bis Ihr Handballen auf dem Bauchnabel liegt. Gießen Sie ausreichend Öl auf den Bauch, und kreisen Sie sehr sanft und ohne Druck. Wiederholen Sie dies, indem Sie in die andere Richtung kreisen.

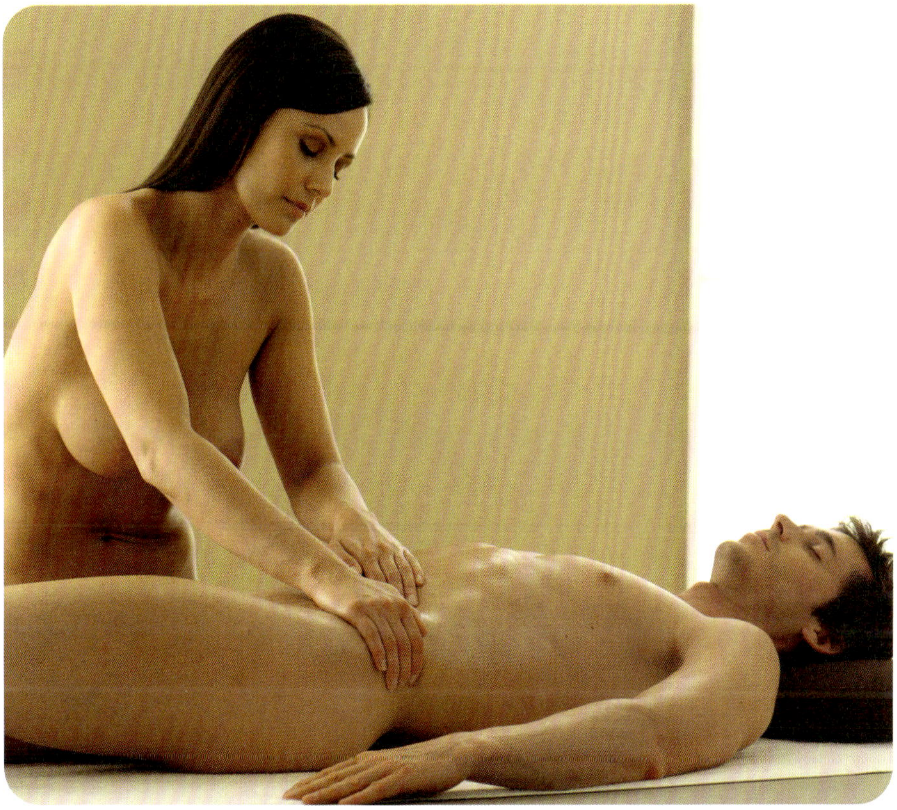

Schritt 4: Beim Massieren der seitlichen Bauchpartien streichen Sie abwechselnd mit beiden Handflächen von der Hüfte zur Bauchmitte.

4. Yoni- und Lingam-Massage

Im Tantra endet die sinnliche Massage mit der Stimulation der Geschlechtsorgane. Das bedeutet nicht automatisch, dass Sie Ihren Partner befriedigen sollen, denn im Tantra geht es um mehr als um den Orgasmus. Natürlich spricht nichts dagegen, Ihre Liebste oder Ihren Liebsten am Ende der Massage zum Orgasmus zu führen oder von der Massage nahtlos zum Liebesspiel überzugehen. Wichtig ist aber vor allem, dass Sie nicht dem Leistungsdenken verfallen oder sich zu irgendetwas verpflichtet fühlen. Der Orgasmus ist eine Möglichkeit, aber kein Muss.

Die Stimulation der Geschlechtsorgane hat im Tantra einen mythologischen Hintergrund – die Verehrung von Yoni – den weiblichen Genitalien – und Lingam – den männlichen Geschlechtsorganen. Yoni ist das Symbol der »Großen Göttin«, während der Lingam als Phallussymbol den höchsten männlichen Gott Shiva repräsentiert.

Yoni und Lingam gelten im Tantra als Sitz magischer, lebensspendender Kräfte. Der Tantriker sieht in den Genitalien keine Geschlechtsorgane, sondern heilige Symbole der weiblichen und männlichen Ur-Energie. Entsprechend respektvoll wurden früher Yoni und Lingam in tantrischen Zeremonien durch Salbungen, Verneigungen, das Darbringen von Blüten sowie Liebkosungen mit Händen und Mund verehrt.

Denken Sie bei der Massage von Yoni und Lingam daran, dass es dabei nicht nur um Sex geht. Das Liebkosen der männlichen oder weiblichen Genitalien bietet sowohl dem Gebenden als auch dem Empfangenden die Möglichkeit, spirituelle Geheimnisse der Sexualität zu ergründen. Männer können dabei erfahren, wie der Kontakt zum Ur-Weiblichen auch den Zugang zu ihrem eigenen Körper und ihrer eigenen Lust verändert – und für Frauen gilt umgekehrt dasselbe.

Bevor Sie beginnen – einige Tipps

- Klären Sie Grenzen ab: Sie können den Großteil der Tantra-Massage auch mit einem Partner ausüben, den Sie – noch – nicht sehr gut kennen. Für die Stimulierung der Geschlechtsorgane gilt jedoch, dass Sie vorher klären sollten, ob Ihr Partner mit der Behandlung einverstanden ist. Und Sie sollten seine Grenzen unbedingt beachten.
- Verzichten Sie auf Massageöl-Mischungen: Die meisten ätherischen Öle reizen die Schleimhäute – das gilt selbst dann, wenn sie stark verdünnt sind. Im Bereich der Genitalien sollten Sie daher keine Massageöle verwenden, die ätherische Öle oder andere Zusätze enthalten. Falls Ihr Partner eine sehr empfindliche Haut hat, ist es am besten, im Intimbereich ausschließlich eine gute Gleitcreme auf Wasserbasis zu verwenden. Normalerweise wird aber auch reines Mandel- oder Jojobaöl gut vertragen. Bedenken Sie, dass Sie im Bereich der Intimbehaarung sehr viel Öl benötigen.
- Achten Sie auf Sauberkeit und Hygiene: Saubere Hände und Fingernägel sollten bei der Tantra-Massage selbstverständlich sein. Das gilt erst recht für den Intimbereich, wo streng auf die Hygiene geachtet werden muss. Wenn Sie von der Körper-Massage zur intimen Massage übergehen, sollten Sie Ihre Hände kurz in ein Schälchen mit Seifenwasser tauchen, das Sie zuvor bereitgestellt haben. Mit den Ölresten waschen Sie auch die ätherischen Öle ab und vermeiden dadurch Reizungen. Trocknen Sie Ihre Hände gründlich ab, bevor Sie mit der Yoni- oder Lingam-Massage beginnen.
- Nehmen Sie eine bequeme Stellung ein: Um den Intimbereich Ihres Partners zu stimulieren, sollte er entspannt auf dem Rücken liegen. Sie können sich in Hüfthöhe neben ihn oder zwischen seine leicht gespreizten Beine setzen.

Die Yoni-Massage

- Beginnen Sie mit der Innenseite der Oberschenkel: Führen Sie mit den Handflächen langsame Striche vom Knie bis zur Leiste durch. Ölen oder cremen Sie die Innen-, Unter-

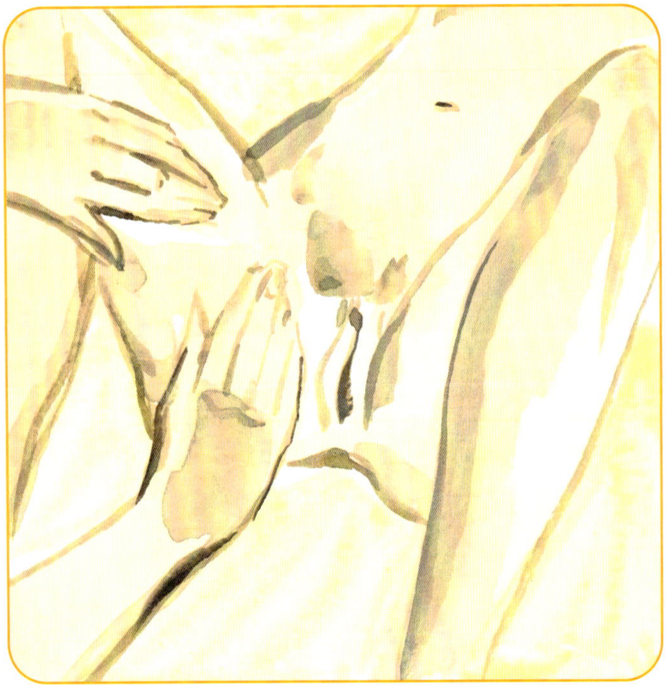

Streichen Sie an der Innenseite der Oberschenkel mit den Handflächen langsam vom Knie bis zur Leiste.

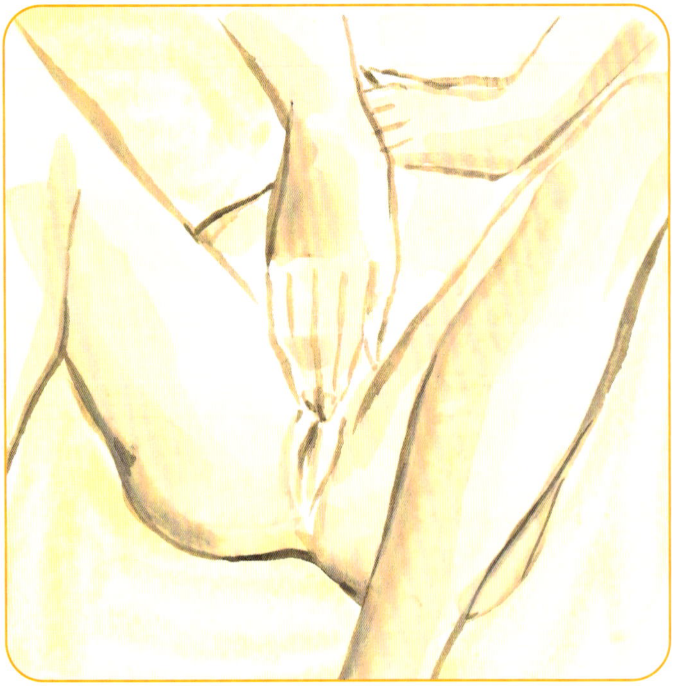

Eine Hand liegt auf dem Bauchnabel, die andere auf dem Venushügel. Die Finger weisen nach unten.

und Oberseite der Oberschenkel ein – das klappt allerdings nur, wenn Ihre Partnerin die Füße aufstellt und die Beine leicht spreizt.

- Führen Sie die Strichbewegungen vom Knie abwärts dann auch mit den Fingerkuppen durch. Wiederholen Sie dies mehrmals, ohne die Vulva Ihrer Partnerin zu berühren.
- Legen Sie eine Hand auf ihren Bauchnabel, die andere Hand legen Sie über den Venushügel, so dass die Finger nach unten weisen und Ihr Mittelfinger auf der Klitoris Ihrer Partnerin ruht. Lassen Sie die Hände passiv liegen. Beobachten Sie den Atem Ihrer Partnerin, und atmen Sie einige Male gemeinsam mit ihr ein und aus.
- Geben Sie nun etwas Gleitcreme oder reines Mandelöl in Ihre Handfläche. Massieren Sie das Öl mit der ganzen Handfläche über den Venushügel und die äußeren Venuslippen. Führen Sie dabei kreisende Bewegungen mit wenig Druck aus, und gehen Sie großzügig mit dem Öl beziehungsweise der Creme um.
- Umfassen Sie zunächst die linke äußere Venuslippe mit Daumen und Zeigefinger, und fahren Sie mehrmals zärtlich auf- und abwärts. Lassen Sie die Finger immer wieder sanft nach oben und unten rollen – dabei können Sie die Venuslippe auch leicht nach außen ziehen. Wenden Sie diese Technik auch auf der rechten Seite an.
- Legen Sie beide Hände übereinander auf den Venushügel Ihrer Partnerin – alle Finger weisen nach unten. Mit der unteren Hand, die direkt auf dem Venushügel liegt, spreizen Sie die Venuslippen Ihrer Partnerin nun leicht auseinander – legen Sie dazu Zeige- und Mittelfinger an die äußeren Venuslippen, und ziehen Sie die beiden Finger etwas auseinander. Mit dem Mittelfinger der oberen Hand stimulieren Sie nun die Klitoris. Führen Sie dazu kleine

Tantra-Massage Tipp

Bei der Massage der sehr empfindlichen Klitoris sollten Sie Druck, Geschwindigkeit und die Kreisrichtung immer wieder variieren. Indem Sie auf den Atem Ihrer Partnerin achten, können Sie herausfinden, was ihr besonders gut tut. Für viele Frauen ist das Streicheln der Klitoris noch lustvoller, wenn zugleich ein oder mehrere Finger in die Vagina eingeführt werden. Auch sanfte Vibrationen können dabei sehr anregend wirken.

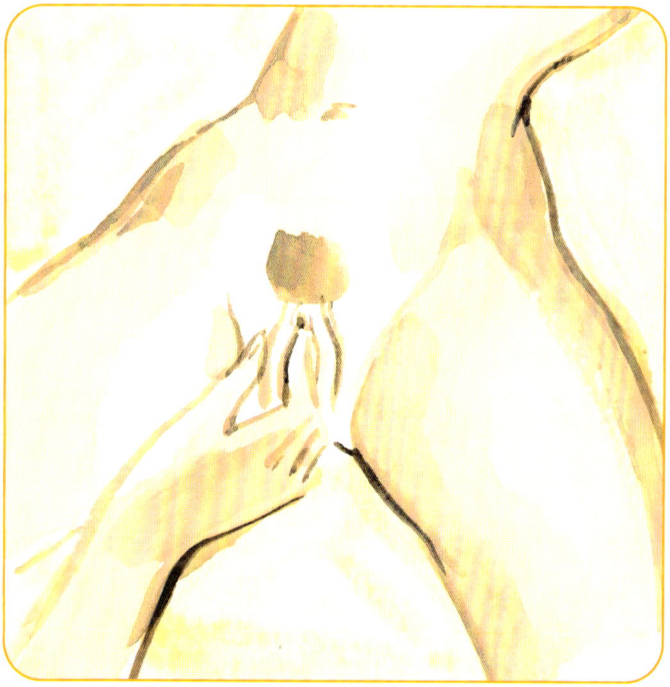

Fahren Sie mehrmals zärtlich mit Daumen und Zeigefinger die äußere Venuslippe auf- und abwärts.

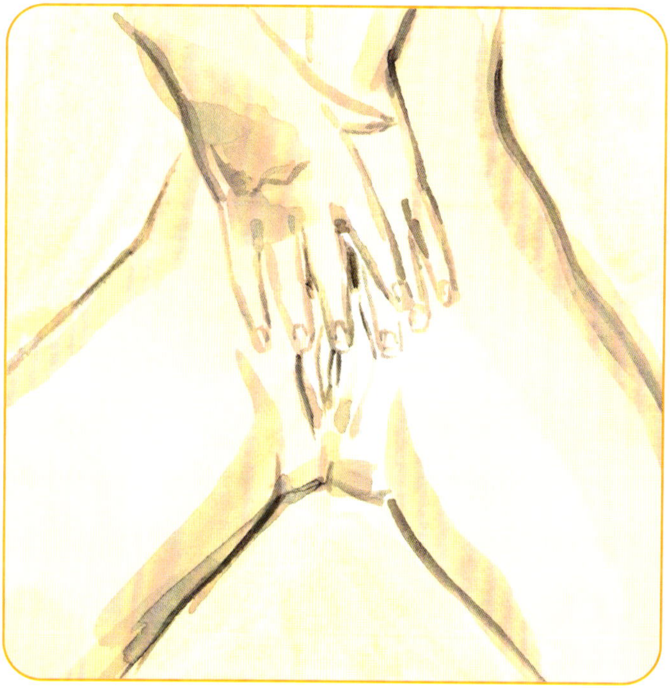

Die Hände liegen übereinander auf dem Venushügel. Der Mittelfinger der oberen Hand stimuliert die Klitoris.

Kreisbewegungen durch – variieren Sie dabei sowohl den Druck als auch die Geschwindigkeit.

- Legen Sie Zeige- und Mittelfinger eng aneinander, und führen Sie sie vorsichtig in die Yoni ein. Ihre Handfläche sollte dabei nach oben zeigen. Krümmen Sie die Finger leicht, und führen Sie sie mehrmals langsam ein und wieder aus. Um die Bewegung zu variieren, können Sie die Hand dabei zwischendurch etwas hin und her drehen.
- Üben Sie mit den Fingerkuppen von innen sanften Druck in Richtung Bauchdecke aus, und führen Sie vorsichtige kreisende Bewegungen durch – gleichzeitig können Sie den Unterbauch Ihrer Partnerin mit der anderen Hand von außen, und zwar oberhalb des Schambeins, sanft nach innen drücken. Vermindern Sie den Druck, falls die Massage für Ihre Partnerin unangenehm wird.
- Ziehen Sie dann die Finger wieder langsam aus der Yoni, und behandeln Sie abschließend noch einmal die Klitoris Ihrer Partnerin mit sanften, kreisenden Bewegungen.
- Beenden Sie die Massage, indem Sie wie am Anfang eine Handfläche auf den Bauchnabel und die andere auf die Vulva legen – der Mittelfinger ruht dabei auf der Klitoris Ihrer Partnerin. Atmen Sie einige Sekunden lang synchron.

Die Lingam-Massage

- Beginnen Sie mit der Innenseite der Oberschenkel: Führen Sie mit den Handflächen langsame Striche vom Knie bis zur Leiste durch. Ölen oder cremen Sie die Innen-, Unter und Oberseite der Oberschenkel ein – Ihr Partner sollte dazu seine Füße aufstellen und die Beine leicht spreizen.
- Führen Sie die Strichbewegungen vom Knie abwärts dann auch mit den Fingerkuppen durch. Wiederholen Sie dies mehrmals, ohne jedoch den Intimbereich Ihres Partners dabei zu berühren.

Tantra-Massage Tipp

Manche Männer vertragen am Hoden erstaunlich starke Reize, während andere sehr zart angefasst werden sollten, so dass Sie immer auf die Reaktionen Ihres Partners achten sollten. Die Stimulation des Hodens wird beim Sex meist vernachlässigt, was schade ist, da Frauen Ihrem Partner dadurch unvergessliche Lustgefühle schenken können.

- Legen Sie eine Hand auf seinen Bauchnabel, die andere Hand legen Sie flach über den Penis, so dass die Finger nach unten in Richtung der Hoden weisen. Lassen Sie die Hände passiv liegen und nur das Gewicht wirken. Beobachten Sie den Atem Ihres Partners, und synchronisieren

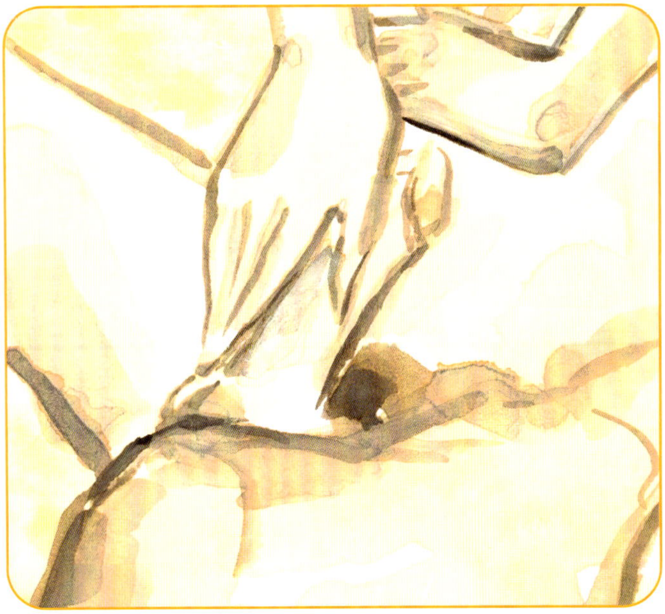

Eine Hand liegt auf dem Bauchnabel, die andere Hand flach über dem Penis. Die Finger weisen nach unten.

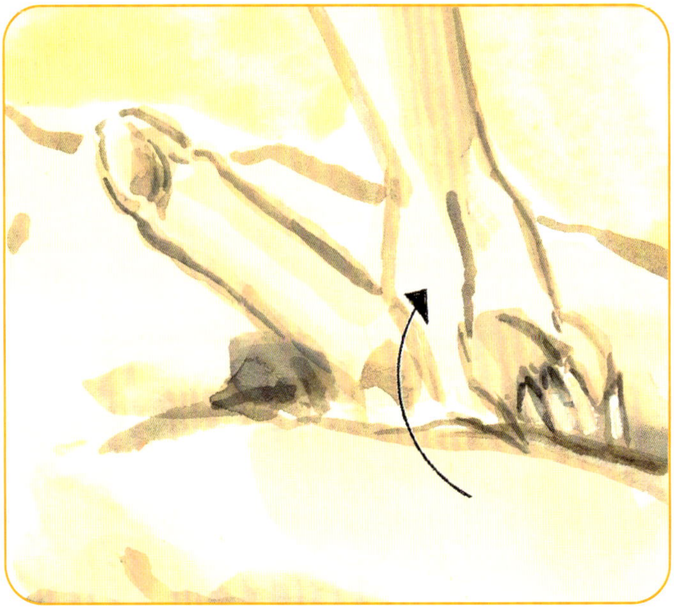

Daumen, Zeige-, Mittel- und Ringfinger umschließen einen Hoden und lassen ihn mit wenig Druck kreisen.

Sie die Atembewegung, indem Sie versuchen, gemeinsam mit ihm ein- und auszuatmen.

- Verwenden Sie etwas Mandelöl oder Gleitcreme, um Penis und Hoden gleichmäßig einzuölen beziehungsweise einzucremen. Benutzen Sie dazu beide Handflächen, die abwechselnd zart vom Damm aus aufwärts über seinen Lingam streichen.
- Legen Sie eine Hand auf den Unterbauch Ihres Partners. Mit Mittel- und Zeigefinger der anderen Hand massieren Sie den Dammbereich mit kreisenden Bewegungen. Der Damm – auch als Perineum bezeichnet – liegt zwischen Anus und dem unteren Ansatz des Hodens. Hier befindet sich ein wichtiges Marma, dessen Stimulation sexuelle Blockaden löst. Lassen Sie die Finger mehrmals sowohl im als auch gegen den Uhrzeigersinn kreisen, und üben Sie mäßig starken Druck aus.
- Ölen oder cremen Sie den gesamten Hodenbereich mit kreisenden Bewegungen ein – lassen Sie dazu sowohl die flache Hand als auch die Fingerkuppen an beiden Hoden entlangkreisen.
- Schließen Sie Daumen, Zeige-, Mittel- und Ringfinger ringförmig um den linken Hoden Ihres Partners. Lassen Sie den Hoden zwischen Ihren Fingern mit wenig Druck kreisen – behandeln Sie auf diese Weise auch den rechten Hoden.
- Umschließen Sie den linken Hoden sanft mit der linken Hand, den rechten mit der rechten Hand. Üben Sie dann einen leichten Zug aus, und lassen Sie die Hände anschließend locker vibrieren.
- Wenden Sie sich nun dem Penis Ihres Partners zu: Hier dürfen Sie ruhig relativ viel Druck anwenden – zwischendurch sollten Sie allerdings auch sehr sanfte, streichelnde Techniken einsetzen, denn es ist gerade die Abwechslung, die von vielen Männern als besonders erregend empfunden wird.
- Fassen Sie den Lingam zunächst mit einer Hand wie eine Kerze, die vor Ihnen auf dem Tisch steht – die Handkante zeigt dabei nach unten, der Daumen nach oben. Führen Sie die Hand mehrmals auf und ab.
- Drehen Sie die Hand dann andersherum – so, als wollten Sie ein Glas Wasser ausschütten – Ihr Daumen zeigt dabei nach unten, und Ihr kleiner Finger liegt an der Eichel an. Lassen Sie die Hand wiederum einige Male auf und ab gleiten.
- Bilden Sie einen Fingerring, indem Sie mit Daumen und Zeigefinger einen Kreis bilden und die anderen Finger abspreizen. Umfassen Sie den Lingam knapp unterhalb der Eichel, und schließen Sie den Fingerring, um die Vorhaut auf und ab zu schieben – variieren Sie dabei Druck und Geschwindigkeit.
- Verteilen Sie noch einmal eine größere Menge Gleitmittel oder Mandelöl in Ihrer rechten Handfläche. Halten Sie den Lingam mit

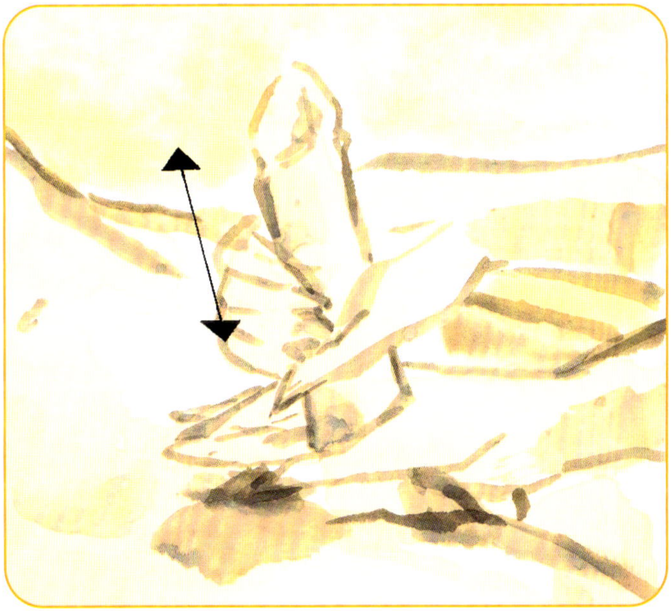

Lassen Sie die Hand auf und ab gleiten. Ihr Daumen zeigt nach unten, Ihr kleiner Finger liegt an der Eichel.

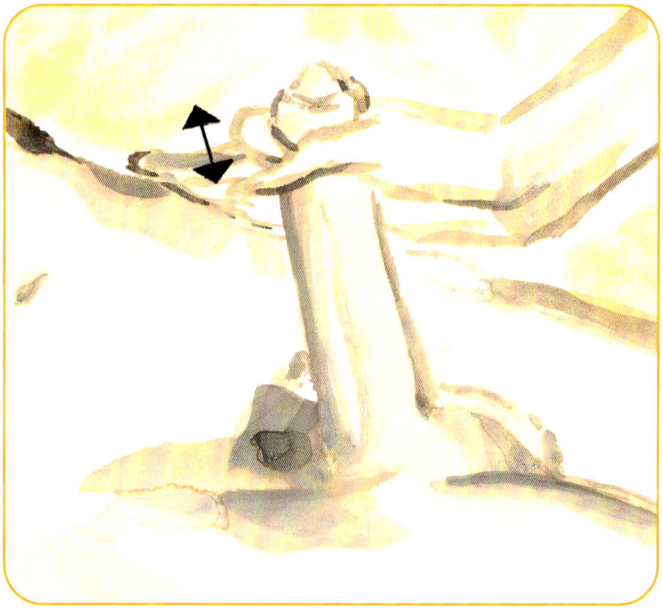

Daumen und Zeigefinger umfassen den Lingam unterhalb der Eichel und schieben die Vorhaut auf und ab.

Tantra-Massage Tipp

Die Tantra-Massage bietet die Chance, festgefahrene Rollen zu durchbrechen. Achten Sie darauf, dass nicht immer – oder immer öfter – ein Partner die aktive und der andere die passive Rolle einnimmt. Im Tantra sollten beide Partner gleichermaßen ihren eigenen Körper wie den ihres Liebsten erkunden.

der linken Hand am Schaft fest, und ziehen Sie die Vorhaut nach unten. Mit der rechten Handfläche formen Sie eine kleine Schale und machen kleine Kreisbewegungen direkt auf der Eichel – führen Sie dies sehr zart durch, und wechseln Sie zwischendurch die Kreisrichtung.

- Beenden Sie die Massage, indem Sie nochmals eine Hand auf seinen Bauchnabel, die andere Hand über den Penis legen. Lassen Sie die Hände passiv liegen, und beobachten Sie den Atem Ihres Partners. Atmen Sie mit ihm im gleichen Rhythmus, indem Sie immer wieder gemeinsam ein- und ausatmen.

5. Die Chakras verbinden

Die Tantra-Massage endet mit der fünften Stufe, bei der es darum geht, die drei wichtigsten Chakras miteinander zu verbinden: das Sexual-, das Herz- und das Stirn-Chakra. Diese drei Zentren, die im Westen oft nur als »Bauch«, »Herz« und »Kopf« bezeichnet werden, spielen im Tantra eine besondere Rolle.

Die folgenden Techniken dienen dazu, einen guten Kontakt zwischen Bauch, Herz und Kopf herzustellen und die drei Zentren, falls nötig, miteinander zu versöhnen. Das Ziel der letzten Stufe besteht darin, das Gleichgewicht zwischen diesen drei Haupt-Chakras wiederherzustellen und zu pflegen.

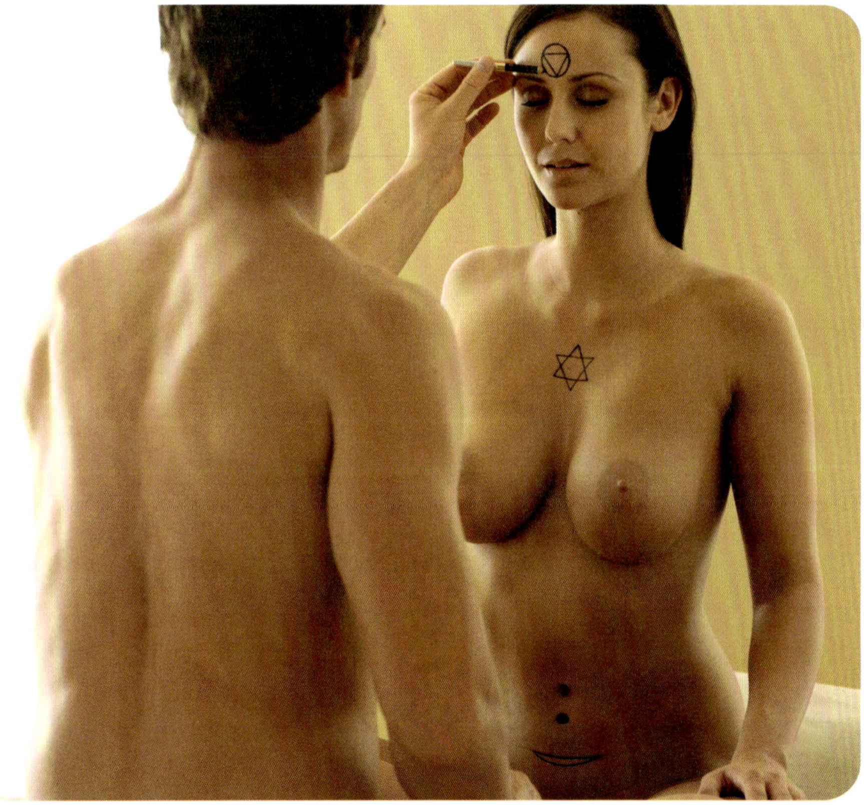

Sie können die drei Haupt-Chakras als Schutzzeichen auf die Haut malen.

Die drei Haupt-Chakras und ihre Bedeutung

- Das Nabel-Chakra repräsentiert den Bauch und somit die Sexualität und die vitale Lebensenergie.
- Das Herz-Chakra repräsentiert die Liebe und die Zuneigung – nicht nur zum eigenen Partner, sondern zu allen Mitmenschen. Dieses Chakra hängt außerdem mit der Fähigkeit zusammen, positiv auf seine Außenwelt zuzugehen.
- Das Stirn-Chakra repräsentiert die Weisheit, die Intuition und die Verbundenheit zu allem Seelischen.

Um die Energie zwischen den Chakras zum Fließen zu bringen, brauchen Sie vor allem innere Ruhe, Gelassenheit und etwas Übung im Visualisieren und Einfühlen. Wenn die Energie zu fließen beginnt, was sehr schnell passieren kann, wird sie sich aufwärts bewegen, also von den unteren in die höheren Zentren. Auch wenn Sie sich bei dieser Technik nur auf drei der sieben Chakras konzentrieren, werden dadurch letztlich sämtliche Chakras aktiviert, da die Energie einfach von Zentrum zu Zentrum aufsteigt und weiterströmt.

Das Aufsteigen der Energie geht mit einer tief greifenden Transformation der Sexualität einher: Anstatt sich ausschließlich von den Geschlechtsorganen lenken zu lassen und nur an die eigene Triebbefriedigung zu denken, erweitert sich die Sexualität dadurch um wesentliche partnerschaftliche Aspekte wie Herzenswärme und Weisheit.
Ziele dieser inneren Verwandlung sind nicht nur eine bessere Gesundheit, mehr Lebenslust oder intensivere Orgasmen – es geht um mehr: Wie überhaupt im Tantra dreht es sich auch bei der energetischen Stufe der Tantra-Massage darum, die Sexualität mit Seele zu füllen. Die Berührung von Körper zu Körper kann – und sollte – eine tiefe seelische Verbindung zwischen zwei Menschen ermöglichen und die Partnerschaft auf eine höhere Stufe als die rein biologische erheben.

Bevor Sie beginnen

Sie können das Verbinden der Chakras sowohl als letzte Stufe der Ganzkörperbehandlung als auch für sich genommen anwenden. Bei dieser Technik, die viel mehr eine innere als eine äußere Technik ist, ist es wichtig, dass beide Partner sich gut konzentrieren.

Eine Frage der Konzentration …
Da Sie während der Massage möglichst wenig sprechen sollten, ist es günstig, mit Ihrem Partner schon vorher zu besprechen, worauf er sich während der Chakra-Verbindung konzentrieren soll, während Sie ihn behandeln. Hier dafür einige Anhaltspunkte. Sie können Ihren Partner zum Beispiel bitten:

- tief und entspannt zu atmen und zu spüren, wie mit jedem Atemzug Energie von den unteren Chakras aufwärts strömt;
- seine Energien zu sammeln und zu visualisieren, wie sie durch den ganzen Körper fließen;
- sich auf das Zentrum seiner Lust zu konzentrieren und zu spüren, wie sich dieses Zentrum im Beckenbereich auch auf die höheren Zentren ausdehnt;
- sich genug Zeit zu lassen, um Erfahrungen zu sammeln – es muss nicht alles von Anfang an klappen.

Schutzzeichen aufmalen
Wenn Sie möchten, können Sie das Verbinden der Chakras unterstützen, indem Sie Schutzzeichen auf die Haut Ihres Partners malen. Zur Hautbemalung wird in Indien traditionell Henna verwendet – Henna gibt es als Paste und auch in Form von speziellen Stiften. Sie können aber auch einen Kajalstift verwenden. Wichtig ist nur, dass die Farben zu 100 Prozent aus natürlichen Substanzen bestehen.
Die Schutzzeichen entsprechen elementaren Chakra-Symbolen. Sie helfen nicht nur dabei, die Energie zu bewahren und den Energiefluss anzuregen, sondern bieten laut Tantra auch einen Schutz vor negativen Einflüssen. Die magischen Zeichen schützen die Energie der Chakras, fördern die Lebenskraft, erhalten die Gesundheit und regen die sexuelle Vitalität und die spirituelle Entwicklung an. Hier ein Überblick über die Schutzzeichen:

- **Sexual-Chakra:** Das Schutzzeichen ist eine liegende, nach oben geöffnete Mondsichel mit einem darüber liegenden Punkt. Das Zeichen wird einige Fingerbreit unterhalb des Bauchnabels auf den Unterbauch gemalt.
- **Herz-Chakra:** Dieses Schutzzeichen setzt sich aus zwei Dreiecken zusammen, die sich überdecken. Das noch oben weisende Dreieck symbolisiert den männlichen Pol, während das nach unten gerichtete für den weiblichen Pol steht. Daraus ergibt sich ein Hexagramm. Dieses Hexagramm ist ein zentrales Symbol im tantrischen Hinduismus, das bereits um 800 v. Chr. beschrieben wurde.

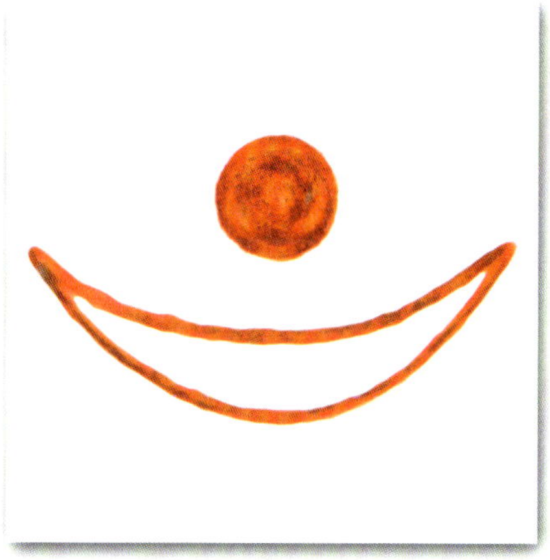

Schutzzeichen des Sexual-Chakras.

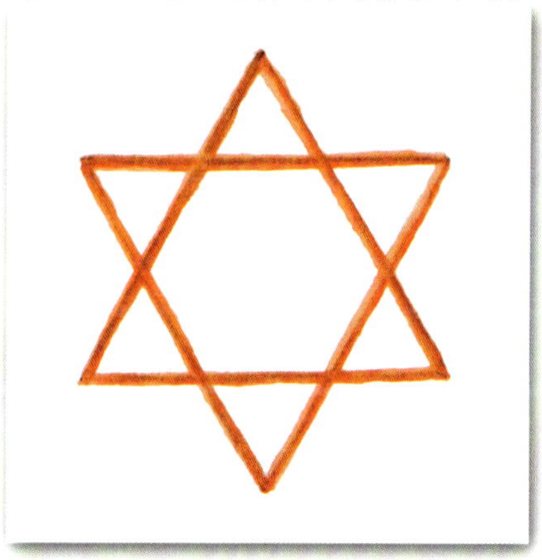

Schutzzeichen des Herz-Chakras.

Dieses Schutzzeichen wird in die Mitte der Brust auf Höhe des Brustbeins aufgemalt.

- **Stirn-Chakra:** Das Schutzzeichen ist ein nach unten gerichtetes Dreieck in einem Kreis. Es wird auf die Mitte der Stirn oberhalb der Nasenwurzel auf die Haut gemalt.

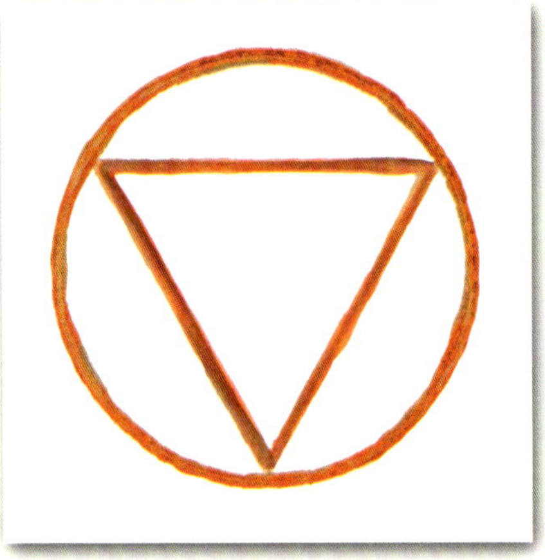

Schutzzeichen des Stirn-Chakras.

Die Praxis

Bitten Sie Ihren Partner, sich flach auf den Rücken zu legen, die Augen zu schließen und Körper und Geist zu entspannen. Knien oder setzen Sie sich auf seine rechte Seite, etwa in Höhe der Rippen. Schließen Sie kurz die Augen, und lassen Sie Ihre Gedanken zur Ruhe kommen. Öffnen Sie die Augen, und malen Sie die Schutzzeichen für das Sexual-, Herz- und Stirn-Chakra auf Unterbauch, Brust und Stirn, sofern Sie dies nicht bereits vor der Chakra-Behandlung getan haben – wie auf Seite 96 beschrieben.

1. Das Sexual-Chakra mit dem Herz-Chakra verbinden

- Legen Sie die rechte Hand auf den Unterbauch Ihres Partners: Ihr Handballen liegt dabei zwei bis drei Fingerbreit unterhalb des Nabels – die Finger weisen nach unten und berühren die Vagina beziehungsweise den Penis. Die linke Hand legen Sie flach auf die Mitte der Brust.
- Schließen Sie die Augen, und bitten Sie Ihren Partner, sich auf Ihre Hände und den Energiefluss zu konzentrieren. Es ist hilfreich, wenn er dabei durch die Nase ein- und durch den Mund ausatmet. Erspüren Sie den Atemrhythmus Ihres Partners, und versuchen Sie, gemeinsam mit ihm zu atmen.
- Bleiben Sie sieben Atemzüge lang bei dieser Übung, und stellen Sie sich dabei vor, wie die Lebensenergie in Ihrem Partner mit jedem Ausatmen sanft von der unteren Hand aufwärts zur oberen strömt.

2. Das Herz-Chakra mit dem Stirn-Chakra verbinden

- Legen Sie die linke Hand nun auf die Stirn Ihres Partners; Ihr Handballen sollte dabei direkt auf der Stirnmitte liegen, während die Finger sich sanft an die Schädeldecke anschmiegen. Die rechte Hand legen Sie flach auf die Mitte der Brust, die Finger sind geschlossen.
- Schließen Sie die Augen, und bitten Sie Ihren Partner, sich auf Ihre Hände zu konzentrieren und den Energiefluss zu visualisieren, der vom Herzen zur Stirn aufsteigt.
- Achten Sie auf den Atemrhythmus Ihres Partners, und versuchen Sie, Ihren Atem mit seinem zu synchronisieren.
- Bleiben Sie sieben Atemzüge lang bei dieser Übung, und stellen Sie

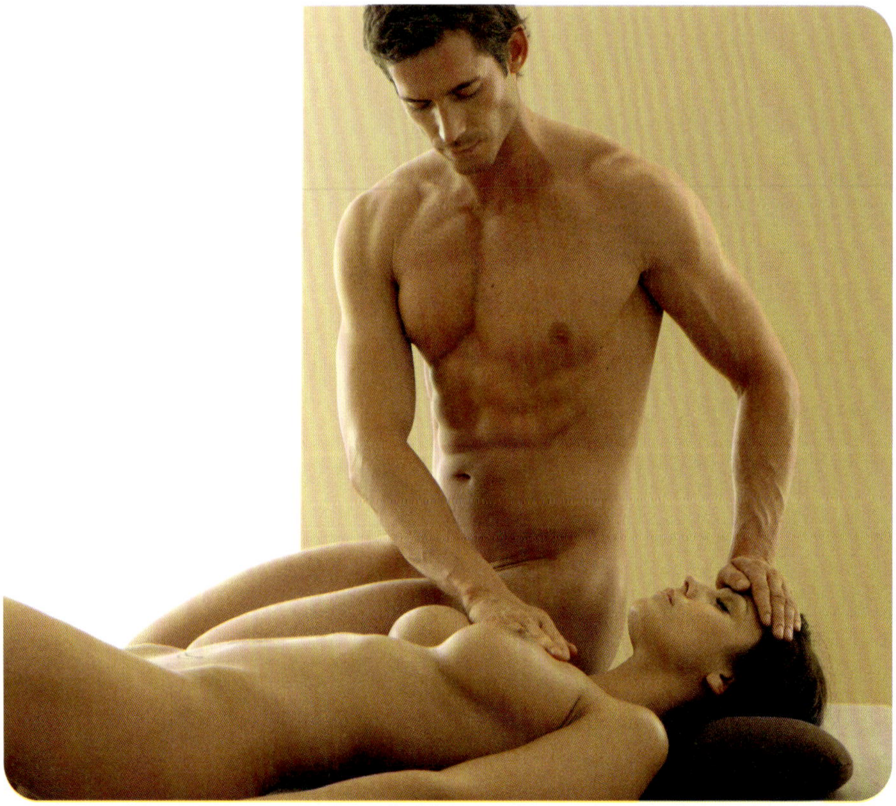

Beim Verbinden des Herz-Chakras mit Stirn-Chakras legen Sie den linken Handballen auf die Mitte der Stirn, die rechte Hand liegt flach auf der Brust.

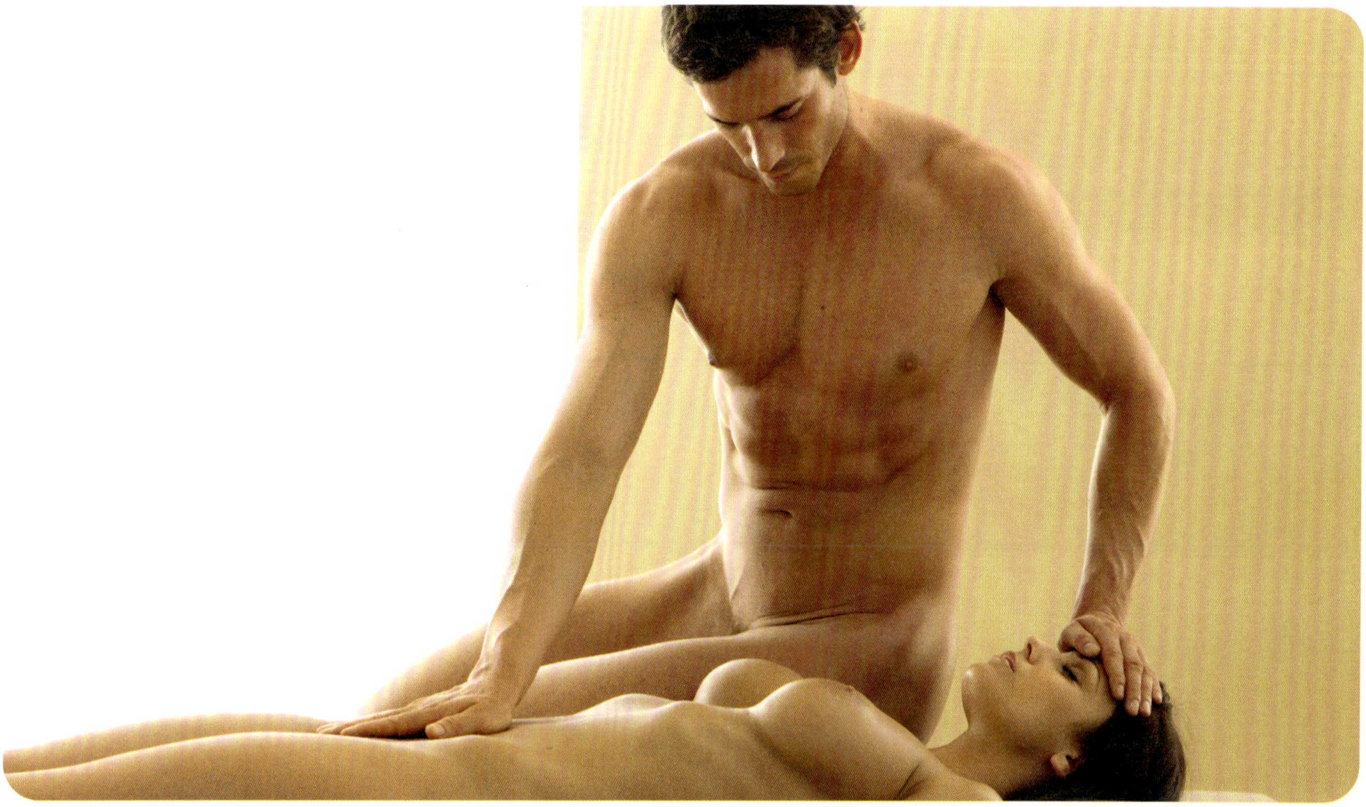

Zum Verbinden des Sexual-Chakras mit dem Stirn-Chakra liegen die Hände auf Geschlecht und Schädeldecke.

sich vor, wie die Lebensenergie in Ihrem Partner sanft von der unteren zur oberen Hand fließt.

3. Das Sexual-Chakra mit dem Stirn-Chakra verbinden

- Legen Sie die rechte Hand nochmals auf den Unterbauch Ihres Partners – der Handballen liegt etwas unterhalb des Nabels auf, die Finger zeigen nach unten und berühren das Geschlecht. Die linke Hand lassen Sie mit dem Handballen auf der Stirnmitte liegen – die geschlossenen Finger legen sich weich und entspannt auf die Schädeldecke.
- Schließen Sie die Augen, und bitten Sie Ihren Partner nochmals, sich einfach nur auf das Gewicht Ihrer Hände zu konzentrieren und dann einen Energiestrom zu visualisieren, der von unten nach oben durch alle Chakras fließt, so dass sich die Lebensenergie im ganzen Körper verteilen kann.
- Beobachten Sie wieder den Atemrhythmus Ihres Partners, und versuchen Sie, gemeinsam mit ihm zu atmen. Bleiben Sie sieben Atemzüge lang bei dieser Übung, und stellen auch Sie sich vor, wie die Lebensenergie von Ihrer unteren zur oberen Hand fließt.

Abschluss der Tantra-Massage

Um das Verbinden der Chakras und damit die Tantra-Massage zu beenden, lösen Sie die Hände vorsichtig und behutsam von Ihrem Partner. Geben Sie ihm etwas Zeit, die Berührungsimpulse zu verarbeiten und sich zu entspannen. Ein schöner Abschluss: Umarmen Sie sich im Sitzen oder Liegen, und spüren Sie den Wirkungen der Tantra-Massage gemeinsam nach.

Wenn Sie möchten, können Sie sich anschließend noch etwas Zeit nehmen, um miteinander über Ihre Erfahrungen zu sprechen. Auch wenn Sie während der Massage möglichst wenig sprechen sollten – im Anschluss daran ist die richtige Zeit, um zu sagen, was besonders schön war und was sich möglicherweise nicht so gut angefühlt hat. Aber bedenken Sie: Im Tantra gibt es keine Fehler – es geht vielmehr um Austausch und darum, die Massage und die Zweisamkeit im Laufe der Zeit immer schöner und inniger zu gestalten.

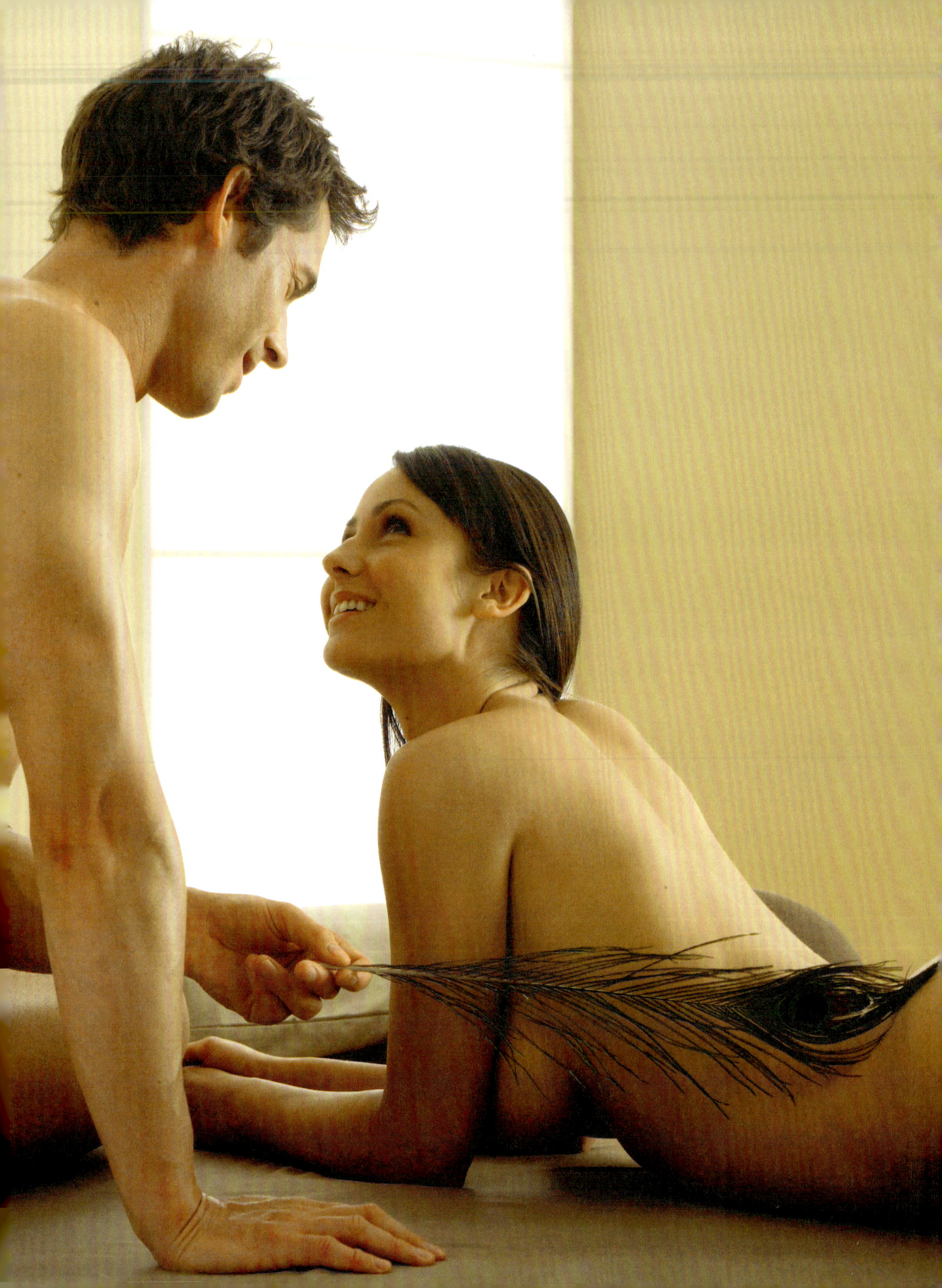

Erotische Streicheleinheiten

für zwischendurch

Manchmal reicht die Zeit für eine ausgiebige Massage einfach nicht aus. Das ist jedoch kein Grund, auf die Tantra-Massage zu verzichten, denn es gibt auch Minimassagen – Variationen für zwischendurch, die die sexuelle Energie stärken, die Leidenschaft wecken und Lust auf Mehr machen.

Minimassagen für mehr Lust und Leidenschaft

Wenn Sie sich für die Tantra-Massage wirklich viel Zeit lassen, kann dieses Ritual einige Stunden lang dauern – das gilt erst recht, wenn Sie sich gut vorbereiten, vorher ausgiebig baden, eine komplette Tantra-Massage genießen und anschließend vielleicht noch zum Liebesspiel übergehen.

Obwohl es schön wäre, sich häufig so viel Zeit nehmen zu können, um das gesamte Trantra-Massageprogramm mit allen dazugehörigen Schritten durchzuführen, wird das im Alltag nicht immer realistisch sein. Das ist allerdings kein Grund, ganz auf Berührungen und Massagen zu verzichten. Die einfachste Möglichkeit für eine Minimassage: Suchen Sie sich einen bestimmten Abschnitt aus der Ganzkörper-Massage aus, die auf den Seiten 54 bis 91 beschreiben wird, und verwandeln Sie ihn in eine kurze Teilmassage. Besonders gut eignen sich dafür

- die Fußmassage (ab Seite 55)
- die Rückenmassage (ab Seite 65)
- die Gesichtsmassage (ab Seite 79)
- die Massage von Yoni beziehungsweise Lingam (ab Seite 91)
- das Verbinden der Chakras (ab Seite 95).

Darüber hinaus werden Sie im Folgenden einige Möglichkeiten für Streicheleinheiten kennen lernen, die nicht so viel Zeit in Anspruch nehmen. Diese Massagen können Sie – auch wenn Sie nur wenig Zeit zur Verfügung haben – ausgezeichnet zwischendurch einmal anwenden, um die körperliche und seelische Berührung zwischen Ihnen und Ihrem Partner im Alltag zu pflegen und zu vertiefen.

Tantra-Massage Tipp

Für Minimassagen eignen sich einige Hilfsmittel besonders gut, zum Beispiel Federn – vor allem Pfauenfedern –, Federboas, seidige Stoffe, Blumen und Edelsteine.

Federn, Samt und Seide

Sie müssen Ihren Partner nicht unbedingt mit den Händen behandeln: Sie können auch sinnliche Stoffe für zarte Streichelmassagen einsetzen. Bei Massagen mit Federn, Samt und Seide geht es darum, Ihren Partner immer wieder mit neuen Berührungsreizen zu überraschen. Als Hilfsmittel für die Massage eignen sich:

- Federn – ganz besonders zu empfehlen sind weiche und gereinigte Pfauenfedern;
- Seidentücher, Samtstoffe, Federboas oder Seidenhandschuhe;
- Blumen mit weichen Blütenblättern wie Tulpen oder Rosen;
- Ihre Haare, sofern diese lang genug sind.

Tantra-Massage Tipp

Um gezielt erogene Zonen wie Ohren, Lippen, Brustwarzen, Bauchnabel oder Yoni und Lingam zu stimulieren, können Sie auch weiche Pinsel verwenden. Kreisen Sie mit dem Pinsel und malen Sie Spiralen und Längsstriche auf die Haut. Sie können den Pinsel zuvor auch in Öl eintauchen.

Erotische Massagen mit Samt und Seide werden noch aufregender, wenn Sie Ihrem Partner zuvor die Augen verbinden oder ihn darum bitten, die Augen während der ganzen Zeit geschlossen zu lassen. Alles, was ihm dabei hilft, sich ganz und gar auf das Spüren zu konzentrieren, steigert die Intensität der Massage. Um der Lust Ihres Partners Flügel – oder besser gesagt Federn – zu verleihen, sollten Sie zwei Dinge beachten:
1. Führen Sie alle beschriebenen Massagetechniken hauchzart und ganz ohne Druck durch.

2. Konzentrieren Sie sich auf Längsstreichungen – führen Sie vor allem lange, fließende Bewegungen über die Haut durch.

Anregungen für die Massage

Streicheln Sie mit einer großen Pfauenfeder oder mit ein bis zwei Seidentüchern zunächst die Körperrückseite Ihres Partners. Er oder sie liegt dabei auf dem Bauch. Streicheln Sie

- von den Schultern über die Arme bis in die Handflächen
- von den Schultern über den Rücken bis zum Gesäß und wieder zurück
- vom Po über die Beinrückseiten bis zu den Fußsohlen.

Falls Sie Ihren Partner dabei kitzeln, ist das halb so schlimm, da über den Fußkitzel oft auch der erotische Kitzel stark angeregt wird. Allerdings sollten Sie das Ganze selbstverständlich nicht übertreiben.
Behandeln Sie dann die Körpervorderseite – Ihr Partner legt sich dazu auf den Rücken. Streicheln Sie

- vom Handrücken über die Arme zu den Schultern aufwärts;
- von den Schultern abwärts über die Brust zum Bauch;
- von den Zehen über die ganze Länge der Beine hinauf bis zum Intimbereich.

Chakra-Massage mit Edelsteinen

Die Heilkraft der Edelsteine war nicht nur im Alten Ägypten und in der Antike, sondern auch im Alten Indien bekannt. Viele Heilsteine und Kristalle wirken sich über den Hautkontakt auf die Chakras aus und können eingesetzt werden, um Blockaden zu lösen.
Wenn es darum geht, die unteren Chakras anzuregen und die sexuelle Energie zu aktivieren, sind einige Steine besonders empfehlenswert. Dazu gehören Goldtopas, Koralle, Bernstein, Tigerauge sowie Gelber Jaspis. Aber auch Bergkristall eignet sich gut für die Behandlung, da er eine sehr ausgleichende Wirkung auf die Energieströme im Körper hat.
Edelsteine und Halbedelsteine gibt es im Fachhandel nicht nur als Rohsteine, sondern beispielsweise auch als Handschmeichler – etwa als Trommelsteine – und in Form von Massagestäben und Massagegriffeln.
Für die folgende Behandlung eignen sich Massagestäbe besonders gut – Sie können jedoch Handschmeichler ebenso verwenden.

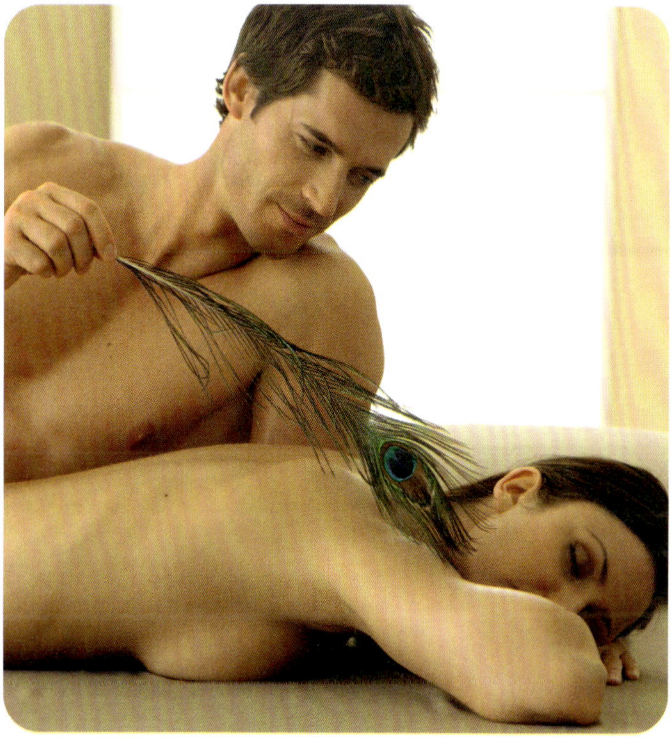

Streicheln Sie mit der Pfauenfeder zunächst die Körperrückseite Ihres Partners.

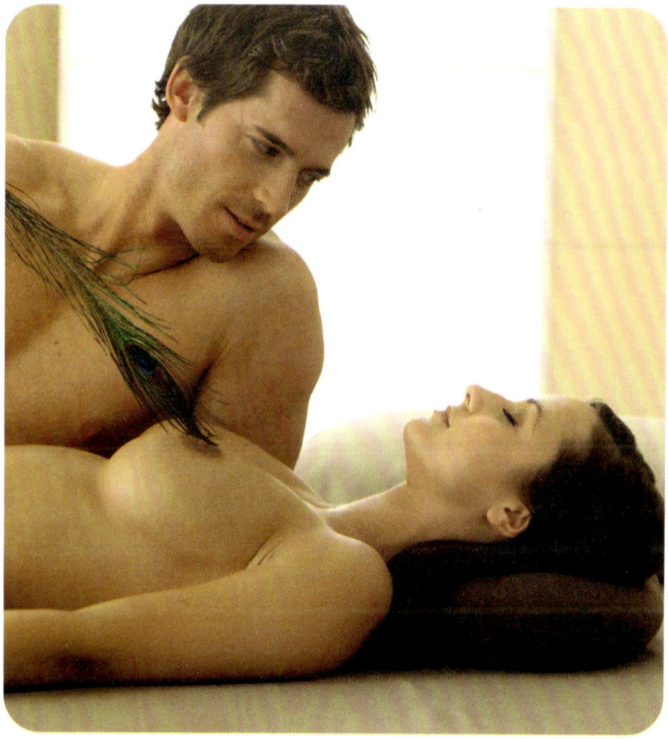

Anschließend streicheln Sie mit der Feder oder einem Seidentuch seine Körpervorderseite.

Anregungen für die Chakra-Massage

- Bitten Sie Ihren Partner, sich auf den Bauch zu legen und tief und entspannt zu atmen.
- Führen Sie den Massagestab – oder Handschmeichler – zunächst über die fünf Chakras, die Sie gut von der Körperrückseite aus stimulieren können. Die Technik ist immer die gleiche: Beschreiben Sie mit dem Edelstein jeweils sieben Kreise im und gegen den Uhrzeigersinn. Beginnen Sie mit sehr kleinen Kreisen, die Sie langsam spiralförmig vergrößern. Stimulieren Sie folgende Chakras:

1. Chakra: Das Basis-Chakra liegt im Bereich des Beckenbodens am untersten Ende des Steißbeins.

2. Chakra: Das Sexual-Chakra liegt auf Höhe des Kreuzbeins kurz oberhalb der Pofalte.

3. Chakra: Das Nabel-Chakra liegt am unteren Rücken, dort wo die Lenden- in die Brustwirbelsäule übergeht – das bedeutet etwas oberhalb des Nabels.

4. Chakra: Das Herz-Chakra liegt zwischen den Schulterblättern in der Mitte des Rückens.

5. Chakra: Das Hals-Chakra liegt im Bereich der Halswirbelsäule, ungefähr auf Höhe des Kehlkopfes.

- Nachdem Sie die ersten fünf Chakras mit sanften, kreisenden Bewegungen behandelt haben, bitten Sie Ihren Partner, sich auf den Rücken zu drehen.

6. Chakra: Das Stirn-Chakra – auch als Drittes Auge bezeichnet – liegt in der Mitte der Stirn, ein wenig oberhalb der Nasenwurzel.

7. Chakra: Das Kronen-Chakra liegt genau in der Mitte des Schädeldachs – es befindet sich direkt am Scheitel, das bedeutet, am höchsten Punkt des Kopfes.

Tantra-Massage Tipp

Die Edelsteinmassage ist eine Energiemassage. Üben Sie dabei keinerlei Druck aus, sondern streifen Sie die Haut nur ganz sanft. Wenn Sie einen Handschmeichler verwenden, können Sie ihn auf die jeweiligen Hautstellen legen und Ihre Handfläche sanft darüber legen. Lassen Sie dann einfach die Hand je siebenmal in beide Richtungen kreisen.

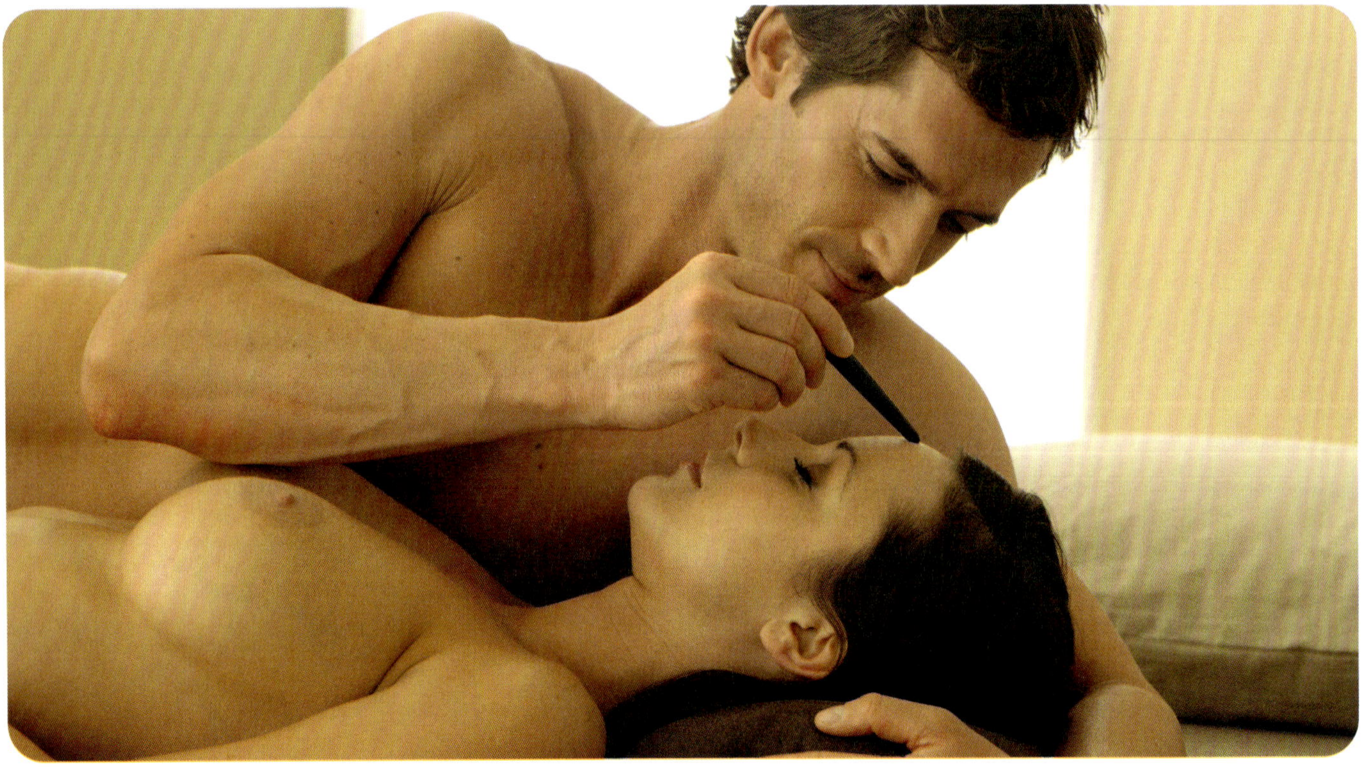

Bei der Chakra-Massage mit einem Edelsteinstab oder -handschmeichler werden die sieben Chakras stimuliert. Der Partner sollte dabei zuerst auf dem Bauch und danach auf dem Rücken liegen.

Die Haut-auf-Haut-Massage

In der Thai-Massage wird weniger mit den Händen als vielmehr mit dem ganzen Körper massiert. Auch im Tantra sind ähnliche Techniken bekannt. Der Hautkontakt ist dabei sehr direkt und umfassend. Die Massage von Körper zu Körper ist so intim, dass sie nur für Paare in Frage kommt, die genug Vertrauen zueinander haben.
Aus energetischer Sicht ist die Massage, bei der mit Bauch, Brust, Po und Oberschenkeln gearbeitet wird, ideal, denn dabei findet ein intensiver Austausch zwischen den männlichen und weiblichen Energien statt. Diese Massage hilft Paaren, sich aufeinander einzuschwingen und Yin und Yang in Einklang zu bringen.

Anregungen für die Massage

- Bitten Sie Ihren Partner, sich auf den Bauch zu legen, die Beine zu schließen, die Arme nach oben zu legen und die Augen zu schließen.
- Ölen Sie sich selbst mit sehr viel Öl ein – vor allem Brust, Bauch, Po und Oberschenkel sollten reichlich mit Öl bedeckt werden, denn das Öl muss schließlich für beide reichen.
- Legen Sie sich mit Ihrem Oberkörper auf die Oberschenkel Ihres Partners. Stützen Sie sich mit den Armen ab, und gleiten Sie mit dem Körper mehrmals auf und ab – Ihr Bauch und Ihre Brust sollten dabei über seine Beine, den Po und den unteren Rücken gleiten. Führen Sie alle Bewegungen sehr langsam und verführerisch durch.

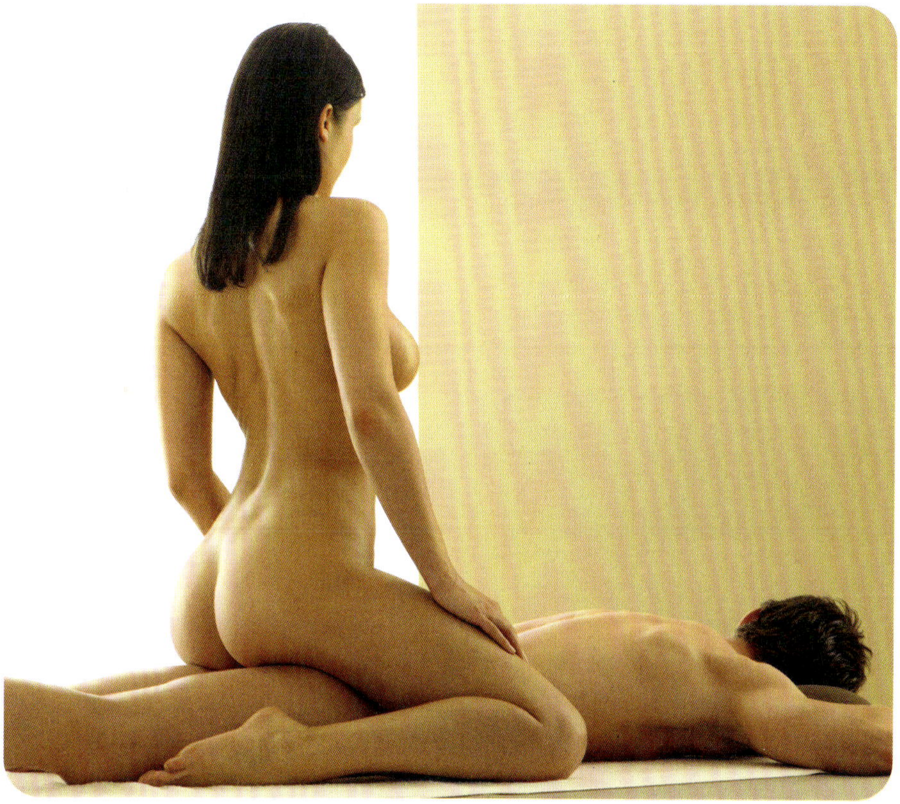

Im Fersensitz auf dem Po des Partners lassen Sie das Becken kreisen.

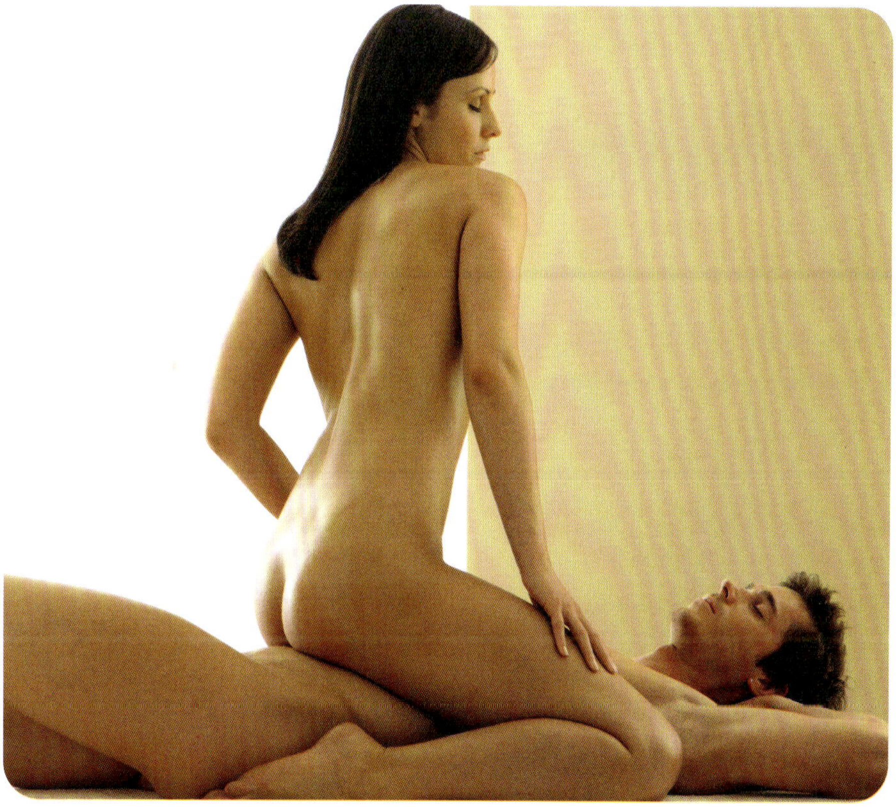

Sehr erotisch: Sie kreisen mit Ihrem Becken auf seinem Unterbauch.

Tantra-Massage Tipp

Verwöhnen Sie Ihren Partner während der Tantra-Massage ruhig auch einmal mit Lippen und Zunge. Küssen, knabbern und saugen Sie die Haut vor allem im Bereich der erogenen Zonen – an Hals, Nacken, Ohrläppchen, Brustwarzen und natürlich auch im Intimbereich. Durch zärtliche Küsse können Sie das erotische Abenteuer noch intensiver gestalten.

- Rutschen Sie nun etwas höher, bis Sie genau auf Ihrem Partner liegen – Ihre Brust berührt seinen Rücken, Ihr Becken sein Becken, und Ihre Beine sind leicht gespreizt. Stützen Sie sich wieder mit den Unterarmen und den Knien ab, und lassen Sie Ihren Körper einige Male über seinem auf und ab gleiten. Sie können bei dieser Massage auch leicht kreisende Bewegungen durchführen.
- Knien Sie sich nun so über Ihren Partner, dass Sie im Fersensitz aufrecht über seinem Po sitzen – Ihr Po sollte dabei seinen Po berühren. Lassen Sie Ihr Becken mehrmals kreisen und langsam auf und ab gleiten. Setzen Sie auch die Oberschenkel ein, um an seinen Hüften sanften Druck auszuüben.
- Bitten Sie Ihren Partner dann, sich auf den Rücken zu legen – seine Beine sollten geschlossen und die Arme im Nacken verschränkt sein. Ölen Sie sich Brust, Bauch und Oberschenkel nochmals ein, und legen Sie sich dann bäuchlings mit leicht gespreizten Beinen über Ihren Partner.
- Gleiten Sie mit Ihrem Körper auf und ab – massieren Sie mit Ihrer Brust die seine, mit Ihrem Bauch seinen und mit Ihren Hüften seine Hüften. Verlagern Sie einen Teil Ihres Körpergewichts auf die Unterarme und Hände sowie auf Ihre Knie. Variieren Sie den Druck, indem Sie mal sehr sanft über seine Haut gleiten und dann wieder für einen sehr engen Hautkontakt sorgen.
- Ein besonders erotischer Abschluss: Setzen Sie sich aufrecht auf Ihren Partner, und kreisen Sie mit Ihrem Becken auf seinem Unterbauch und seinen Hüften.

Falls die Massage Lust auf Mehr weckt, können Sie sie nahtlos in das Liebesspiel übergehen lassen und mit Ihrem Partner schlafen. Sie können sich aber auch einfach etwas Zeit nehmen, um Haut an Haut aufeinander zu liegen und die Wärme und die Energie des anderen zu spüren.

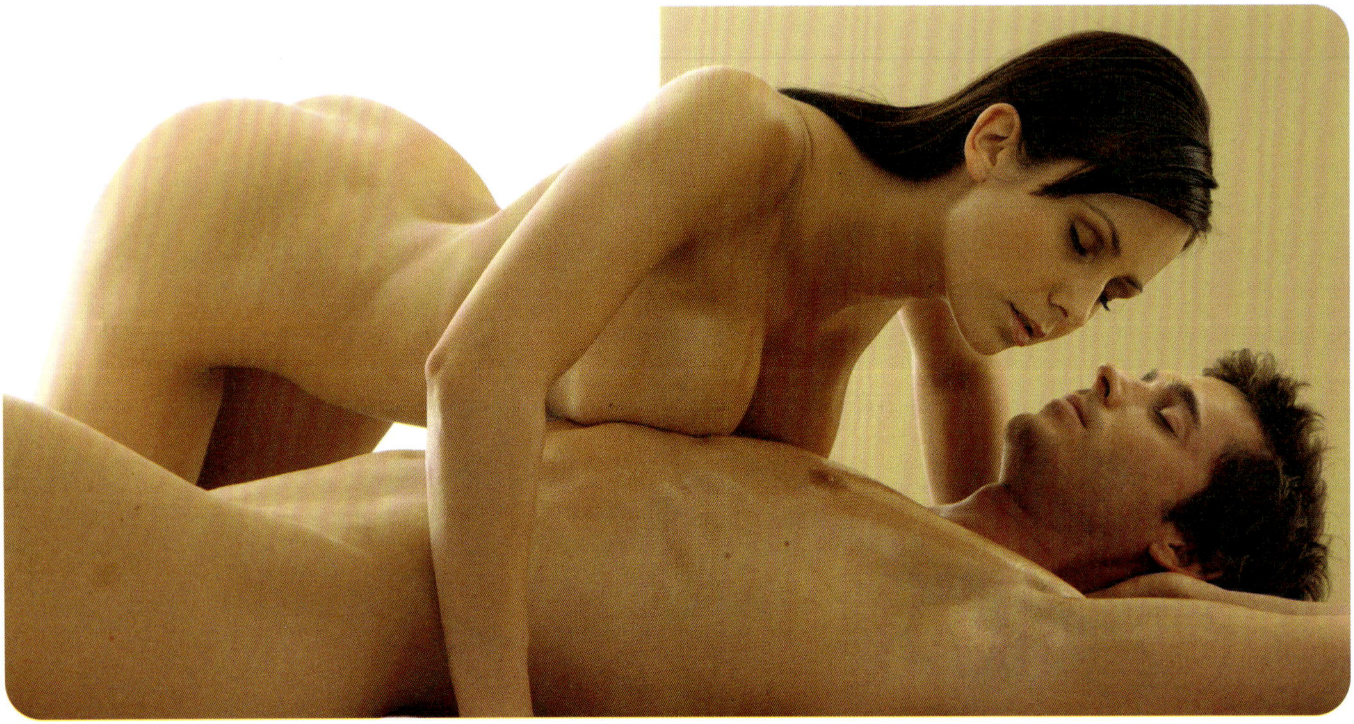

Sie gleiten mit Ihrem Körper am Körper des Partners auf und ab und massieren mit der Brust seine Brust.

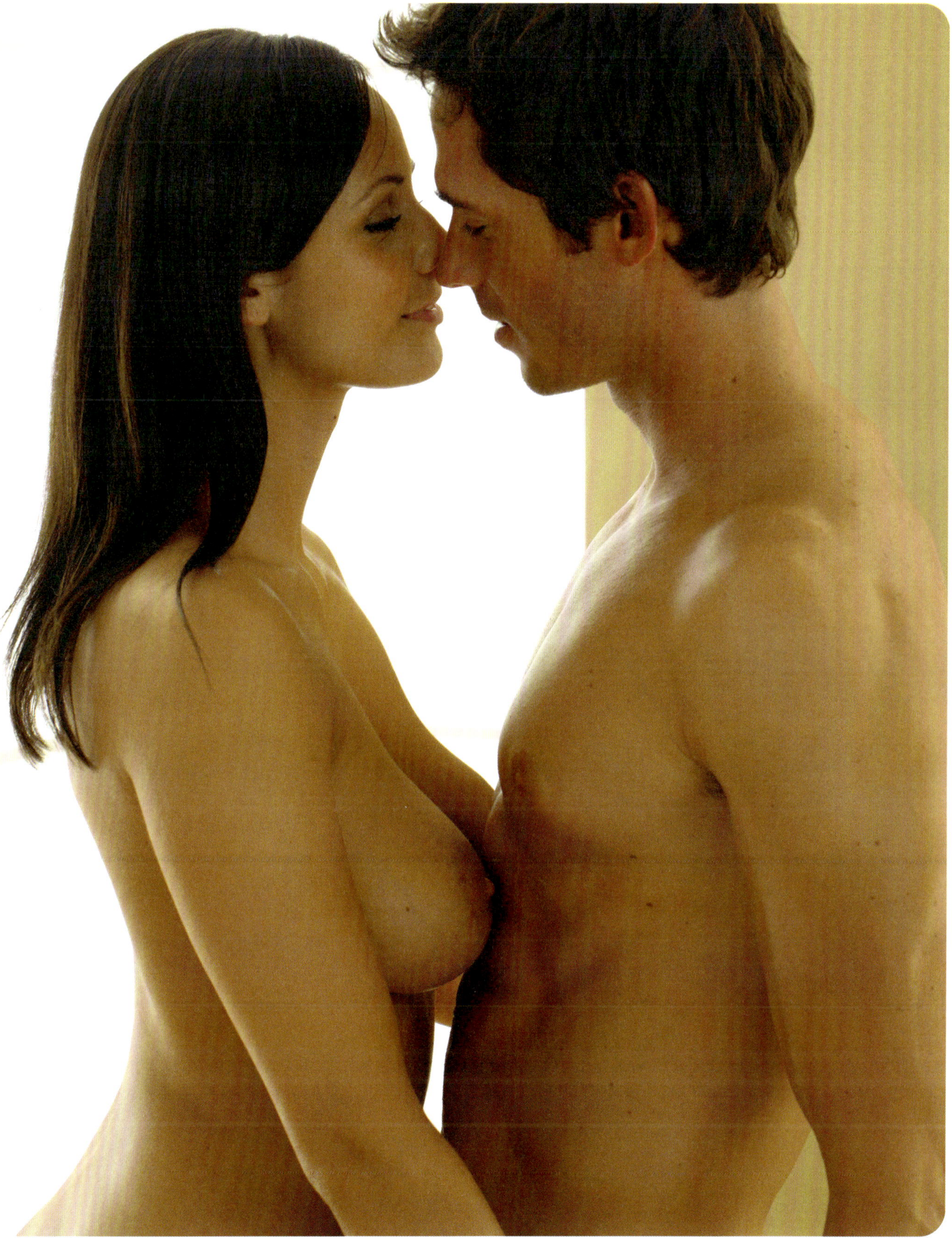

Durch Tantra-Massagen werden blockierte Energien befreit und sexuelle Lust entfaltet.

Glossar

Chakra sanskr., wörtlich Rad oder Wirbel. Feinstoffliche Energiezentren im Körper, die der Aufnahme und Speicherung von Lebensenergie dienen.

Kamasutra sanskr., bekannteste der Hauptschriften über die Kunst der Liebe im alten Indien; Kama ist der Hindu-Liebesgott.

Kundalini sanskr., Schlangenkraft, Spiralkraft, Urkraft. Von Kunda (sanskr.): Tümpel oder Sammelbecken. Die Kundalini ruht so lange im Wurzel-Chakra, bis sie durch spezielle Übungen erweckt wird, um dann zum Scheitel-Chakra aufzusteigen und die Verbindung mit dem kosmischen Bewusstsein herzustellen.

Lingam sanskr., Phallus, Symbol des Gottes Shiva, der Fruchtbarkeit und des kosmischen Prinzips der Transzendenz.

Marmas sanskr., Energiezonen, die Körper und Seele verbinden und besonders sensibel auf Massagereize reagieren.

Prana sanskr., Atem, Lebensenergie, Hauch des Lebens. Prana ist feinstoffliche Energie, die vorwiegend mit dem Atem aufgenommen wird. Sie dient den Zellen als Lebensenergie und ruht in der Herzregion. Das indische Prana entspricht weitgehend dem chinesischen Chi.

Samadhi sanskr., Zustand tiefer Meditation, in dem die Dualität zwischen Subjekt und Objekt aufgehoben ist. Auflösung des Ich im kosmischen Überbewusstsein.

Shakti sanskr., göttliche Gefährtin Shivas, Geschlechtspartnerin im rituellen Tantra. Allgemein das schöpferische, alles durchdringende weibliche Prinzip.

Shiva sanskr., der Gnädige. Neben Vishnu und Brahma eine der drei Hauptgottheiten des Hinduismus. Von vielen Hindus als höchster Gott verehrt, verkörpert er die Aspekte des Schaffens und Zerstörens.

Tantra sanskr., Fäden, Gewebe. Die Hindu-Tantras, eine Gruppe religiöser Schriften, beschreiben in Form eines Dialogs zwischen Shiva und Parvati die tantrischen Prinzipien und Rituale, mit deren Hilfe sexuelle Energie in psychische Energie transfomiert werden und infolgedessen Kundalini erweckt werden kann. Die rituelle körperliche Vereinigung wird zur göttlichen Verschmelzung.

Tantrika sanskr., Anhänger des Tantra.

Veda sanskr., Wissen. Die älteste religiöse Literatur Indiens. Der aus vier Hymnensammlungen bestehende Veda begründet die vedische Religion und ist Bestandteil der heiligen Schriften des Hinduismus. Die vier Veden wurden in Vedisch, einer frühen Form des Sanskrit, verfasst. Die ältesten Teile entstanden in der Zeit zwischen 1300 bis 1000 v. Chr.

Yang chin., das männliche, positive Prinzip mit den Qualitäten: hell, stark, schöpferisch, fest, oben (Himmel), Bewegung, Ratio.

Yin chin., das weibliche, negative Prinzip mit den Qualitäten: dunkel, schwach, ruhig, kontemplativ, nachgiebig, unten (Erde), Ruhe, Intuition.

Yoga sanskr., Anspannen, Einschirren, Joch (gemeint ist das Einschirren der Seele an Gott). Die verschiedenen Arten des Yoga zielen darauf, körperlich-geistige Grenzen zu überschreiten, um sich in einem Zustand der Kontemplation von den Täuschungen der Sinne und den Irrungen der Gedanken zu befreien. In der Vereinigung mit dem Gegenstand der Erkenntnis liegt der einzig wahre Weg zur Erkenntnis.

Yoni sanskr., das weibliche Geschlechtsteil. In Indien heiliges Symbol des weiblichen Geschlechts.

Literaturempfehlungen

Anand, Margo: Tantra oder Die Kunst der sexuellen Ekstase. Gold-mann. München 1996

Chang, Jolan: Das Tao der Liebe. Rowohlt. Reinbek 2004

Douglas, Nik / Slinger, Penny: Das große Buch des Tantra. Ariston. München 2004

Govinda, Kalashatra: Tantra – Die hohe Schule spiritueller Erotik. Irisiana. München 2013

Govinda, Kalashatra: Atlas der Chakras. Irisiana. München, 2013

Govinda, Kalashatra: Chakra-Praxisbuch. Irisiana. München 2012

Govinda, Kalashatra: Kamasutra – Liebe, Achtsamkeit, Erfüllung. Irisiana. München 2015

Govinda, Kalashatra: Yoni – Die spirituelle Dimension weiblicher Sexualität entdecken. Irisiana. München 2017

Lacroix, Nitya: Partnermassage – erotisch und zärtlich. Tosa. Wien 2005

Osho: Tantra, Spiritualität und Sex. Innenwelt. Köln 2005

Osho: Tantra – Energie und Ekstase. Goldmann. München 1999

Pirc, Karin: Abhyanga – Die Ölbehandlung des Ayurveda. Haug. Stuttgart 2004

Schnellbach, Veronika: Energiezonen-Massage. Urania. Stuttgart 2004

Seitz, Anand: Kundalini-Yoga. Rowohlt. Reinbek 1999

Stubbs, Kenneth Ray: Erotische Massage mit dem Zauber des Tantra. Goldmann. München 2003

Register

Abhyanga 38
Aggressivität 21
Ajna-Chakra 22
Albträume 21
Amber 30
Anahata-Chakra 22
Angina pectoris 22
Ängste 21, 23
existentielle 21
Arterhaltung 23
Asthma 22
Atem 22, 23, 52
-beschwerden 22
-störungen 23
synchronisieren 52
Atmosphäre, erotische 9
innere 32
Atmung 22
Attraktivität 21
Augen 22, 23
-kontakt 47
-leiden 22
Aura 6, 8,
reinigen 9
Ausdauer 21
Ausdruck, künstlerischer 22
Ausscheidungsorgane 21
Avocadoöl 34
Ayurveda 12, 33, 34, 35, 38, 39
-Ölmischung 38 – 39

Basis-Chakra 21, 104
aktivieren 63
-Ölmischung 37
Basisöle 34
Bauchhöhle 21
Bauchmassagen 89 – 91
-schmerzen 21
-speicheldrüse 21
Bauch und Hüften, Ölmassagen von 89 – 91
Beckenboden 21
Beckenraum 21
Beine, Ölmassage der 58
Berührung 6, 10
Beziehungen heilen 6
Bindegewebsmassage 13
Blasenerkrankungen 21
Blockaden, sexuelle 10
Blumen 28
Blut 22
Erkrankungen von 21
-armut 21
Blutdruck, zu hoher 22
zu niedriger 22
-schwankungen 21
Schmerzen im Brustbereich 22
Brust, Ölmassage der 85 – 88
Brustkorb 22
Brustwarzen, Stimulieren der 86 – 88
Brustwirbelsäule 22
Buddhismus 18

Chakra 15, 20 – 23, 29, 37
Chakra-Öle 37
Chakras verbinden 96
Chi 48

Daoismus 18
Dammbereich 21
Darmerkrankungen 21
Daumendruck (Massagetechnik) 44
Denken, rationales 22
Depression 21, 23
Dickdarm 21
Dosha 38
-Test 38 – 39
Druckmassage 33
Düfte 29
Duftöl 36
Dumpfheit 23
Durchsetzungsvermögen 21

Edelsteinmassage 103 – 104
Egoismus 22
Ehrgeiz 22
Eifersucht 21
Eigenliebe 22
Einsamkeit 22
Angst vor 22
Emotionalität 21
Empathie 21
Enddarm 21
Endorphine 8, 9
Energie 14
-blockaden 15
heilende 21, 22
mentale 22
schöpferische 22
sexuelle 6, 9
schwache sexuelle 21
Erdung 21
Erkenntnisse, geistige 22
Erkrankungen, chronische 23
Erleuchtung 22
Erogene Zonen 56
Erschöpfung, geistige 23

Farben 28
Federn (für Streichelmassagen) 102 – 103
Fortpflanzung 21
Fuß-Chakras 55
Füße, Ölmassage der 55 – 57
Fußmassage 55 – 57
Fußreflexzonenmassage 13

Gallenblase 21
Erkrankung der 21
Ganzheit, Erfahrung der 22
Ganzkörpermassage 8, 13
Gedankenflucht 23
Gefühle 21
Gefühlskälte 21, 22
-wärme 22
Gehirnerkrankungen 22
Geisteskrankheiten 22
geistiger Welten, Erfahrung 23
Gereiztheit 21
Gesäßes, Ölmassage des 60
Geschlechtskrankheiten 21
-organe 21
Gesicht 22
Gesichts, Ölmassage des 79 – 85
Glückshormone 8, 9
Gruppenbewusstsein 22

Hals 22
-Chakra 22, 104
-Chakra aktivieren 73 – 74
Halsschmerzen 22
-wirbelsäule 22
Handauflegen (Massagetechnik) 44 – 45
Handballen- und Daumendruck (Massagetechnik) 44
Hand-Chakras 48 – 49
wecken 48 – 49
Hände, Arme und Schultern, Ölmassage der 74 – 79
Hände, zärtliche 9
Handeln, selbstverantwortliches 22
verantwortungsloses 22
Hara 33
Härte 22

Haupt-Chakras 96 – 99
Haut 8
-aut-Haut-Massage 105 – 106
-erkrankungen 21
-kontakt 6, 7, 8
Hemmungen 22
Herz 22
-beschwerden 22
-Chakra 22, 96, 97, 104
-Chakra aktivieren 72 – 73
-Chakra mit dem Stirn-Chakra verbinden 98 – 99
-klopfen 22
-rhythmusstörungen 22
Hingabe 6
Hippokrates 13
Hirnanhangdrüse 22
Hormonsystem 22

Ichauflösung 23
Ichbewusstsein, harmonisches 22
Ichgefühl 21
Illusion 22
Interesse 22
Immunsystem 9, 14, 23
Impotenz 21
Individualität, Bewusstsein von 22
Intellekts, Überbetonung des 22
Intoleranz 22
Intuition 22
Isolation, Angst vor 22
Isoliertseins, Gefühl des 22

Jasmin 30
Jojobaöl 34

Kali 19
Kamasutra 18
Kapha-Typ 38 – 39
Kapha-Ölmischung 39
Kehlkopf 22
Keimdrüsen 21
Kiefer 22
Kleinhirn 22
Knochen 21
-erkrankungen 21
Kokosöl 35
Kommunikation 22
Kommunikationsfähigkeit 22
Konarak 18
Kontakt herstellen, seelischen 47
Kontaktschwierigkeiten 22
Konzentrationsschwäche 23
Kopfschmerzen 22, 23
Körperbewusstsein 21
-haltung während der Massage 33
-pflege 46
Kraft, geistige 23
Kraftlosigkeit 21, 23
Kreativität 21
Krebs 23
Kreisen (Massagetechnik) 43
Kreislauf 22
Kreuzbein 21
Kronen-Chakra 23, 104
– aktivieren 80 – 84
Kundalini 19
Kuschelhormon 8

Lavendel 29
Lebensfeindlichkeit 21
Lebensfreude 21
Mangel an 23
Lebenskraft 21
-wille 21
Leber 21
-erkrankungen 21
Leidenschaft 21
Licht 28
Liebe 22
Liebeskunst des Tantrismus 12
Lieblosigkeit 22
Lingam-Massage 91, 94 – 96
Luftröhre 22
Lungenerkrankungen 22
Lust, sexuelle 21
Lustabhängigkeit 21
Lympherkrankungen 21
Lymphfluss anregen 14

Machtbesessenheit 21
Machtstreben 22
Magen 21
-beschwerden 21
Magie, schwarze 23
Mandelentzündung 22
Mandelöl 34
Manipulation anderer 22
Manipura-Chakra 21
Marmas 44, 56, 67 – 69
Massage 10
aphrodisische 13
erotische 6
schwedische 13
-öl 33 – 39
-öl dosieren 48
-platz 26
-techniken 42 – 45
Meditation 10
zu zweit 10, 15
Menschlichkeit 22
Menstruationsbeschwerden 21
Meridian 15
Migräne 22
Milz 21
-erkrankung 21
Mitgefühl 21
Mittelhirn 23
Muladhara-Chakra 21
Musik 31
Meditations- 31
klassische 31
klassische indische 31
Myrrhe 29

Nabel-Chakra 21, 96, 104
– aktivieren 70
-Ölmischung 37
Nächstenliebe 22
Nackenmassage 70
Nackenschmerzen 22
Nase 22
Naturverbundenheit 21
Nebenhöhlen 22
Nebennieren 21
Nebenschilddrüsen 22
Nelke 29
Nervenerkrankungen 21
Nervensystem 22
Erkrankungen des 22, 23
vegetatives 21
Nieren 21
-erkrankungen 21

Ohren 22
Öle, ätherische 29, 30, 35, 36, 37
Avocado- 34
Basis- 34
Duft- 36
duftende 9
Jojoba- 34
Kokos- 35
Mandel- 34
naturreine 36

naturidentische 36
Sesam- 34, 35, 39
Träger- 34
Ölmassage 54 – 91
Ölmischungen 13
Ayurveda- 38 – 39
Organismus, gesamter 23
Orientierung im Leben, Mangel an 23
Oxytocin 8, 9

Partnermassage, erotische 13
Parvati 18, 19
Patchouli 30
Pfeffer 29
Pitta-Typ 38– 39
Pitta-Ölmischung 39
Prana 14, 15, 48
übertragen 48
Prostataleiden 21

Ragas 31
Ranga, Ananga 47
Räucherritual 30, 31
Räucherstäbchen 30
Räucherung, erotisierende 30
Realitätsflucht 22
Religiosität 23
Rezeptoren 8
Rhythmus 21
Ritual 9, 14
für die Liebe 46 – 48
Rollen tauschen 16
Rose 30
Rosenblätter, Getrocknete 30
Rosmarin 29
Rückenmassage 65 – 69
Rückenschmerzen 21
Rücken und Nacken, Ölmassage von 65 – 74
Rücksichtslosigkeit 21
Rückzug 23
Ruhmsucht 22

Sahasrara-Chakra 23
Samadhi 17
Samitha, Charaka 6
Samitha, Gheranda 79
Samitha, Sushruta 10, 56
Sandelholz 29, 30
Scheitel-Chakra 23
Schilddrüse 22
Schilddrüsenleiden 22
Schlafstörungen 21
Schmetterlinge, Die sechs 52 – 54
Schüchternheit 22
Schulterschmerzen 22
Schutzzeichen 96 – 98
Seelenverbundenheit 22
Sehnsucht 21
Selbsterhaltung 21
-bewusstsein 22
-mitleid 21
-sucht 21, 22
-verherrlichung 22
-wertgefühl 21, 22
Sensibilität 21
Sentimentalität 21
Sesamöl 34, 35, 39
gereiftes 39
geröstetes 39
Sexual-Chakra 21, 97, 104
aktivieren 64
mit dem Herz-Chakra verbinden 98
mit dem Stirn-Chakra verbinden 99
-Ölmischung 37
Sexualität 21
Shakti 17, 18, 19
-Ölmischung 36 – 37
Shiva 17, 18, 19
-Ölmischung 37
Sinne 9
Sinnesorgane, nachlassende Funktion der 22
Sinnlosigkeit, Gefühl von 23
Sonnengeflecht 21
Speiseröhre 22
Spiritualität 23
Sprache 22
Sprachstörungen 22
Steißbein 21
Stimme 22
Stirn-Chakra 22, 96, 98, 104
aktivieren 84 – 85
Streichen (Massagetechnik) 42 – 43
Streicheln (Massagetechnik) 42 – 43
Svadhisthana-Chakra 21
Synchronatmen 52

Tantra, Ursprung des 18
Tantra-Räuchermischung 30
Tastkörperchen 8
Tastsinn 6
Thymusdrüse 22
Trägeröle 34
Trägheit 21
Triebhaftigkeit 21
Ton 22

Übergewicht 21
Überheblichkeit 22
Überleben 21
Universum, Verbundenheit mit dem 23
Unlust, sexuelle 21
Unterleibsorgane 21
Unterscheidungskraft 22
Ur-Energie 21, 48
Urvertrauen 21

Vanille 29, 30
getrocknete 30
Vata-Typ 38 – 39
-Ölmischung 39
Veden 13
Verdauungsstörungen 21
Verstopfung 21
Vertrauen, Mangel an 21
Verwirrung 22
Vibrationstechnik (Massagetechnik) 44
Vitalität 21
Vishuddha-Chakra 22
Vorstellungskraft 22

Wärme 27
Wechselstreichungen 43 – 44
Weihrauch 30
Weisheit 22
Weltlichen, Desinteresse am 23
Wirkung, energetische 8
Wortbeherrschung 22
Wut 21

Yang 18
Yin 18
Yoga 10, 12, 17
Yoni-Massage 91, 92 – 94

Zahnschmerzen 22
Zeugungskraft 21
Zirbeldrüse 23
Zitrone 29

Impressum

10. Auflage 2022

Gesamtproducing und Layout
Veronika Moga, vm-grafik, München

Bildredaktion
Sabine Kestler

Umschlag
Geviert, Grafik und Typografie

Druck und Bindung
DZS Grafik d. o. o.

Printed in Slovenia

MIX
Papier aus verantwortungsvollen Quellen
FSC
www.fsc.org
FSC® C106600

Penguin Random House
Verlagsgruppe FSC® N001967

ISBN: 978-3-424-15163-3

Klimaneutral
Druckprodukt
ClimatePartner.com/14044-1912-1001

Hinweis für unsere Leser

Die Informationen in diesem Buch sind von Autor und Verlag sorgfältig erwogen und geprüft, dennoch kann eine Garantie nicht übernommen werden. Eine Haftung des Autors bzw. des Verlags und seiner Beauftragten für Personen-, Sach- und Vermögensschäden ist ausgeschlossen.

Bildnachweis

Fotos: Nicolas Olonetzky, München
Styling: Jacqueline Weber, München
Haare/Make up: Shannah Pryatel

AKG, Berlin: 12/13 (Werner Forman); Corbis, Düsseldorf: 16, 39 (lizenzfrei); Wolfgang Pfau, Baldham: 97, 98 (Illustrationen); Südwest Verlag, München: 20 / Illustration (Sabine Lauf), 21, 22, 23 / Illustrationen (Anja Schwarz), 38 (Michael Holz), 68, 92/93, 94/95 / Illustrationen (Beate Brömse)